基于工作过程的眼视光教材

屈光与验光技术

（第2版）

主编 刘意 刘宁

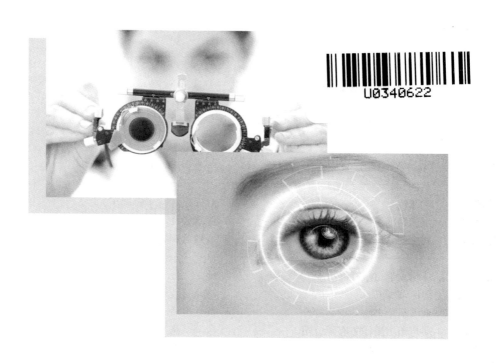

郑州大学出版社

图书在版编目(CIP)数据

屈光与验光技术／刘意，刘宁主编. —2 版. — 郑州：郑州大学出版社，2023. 8
基于工作过程的眼视光教材
ISBN 978-7-5645-9752-8

Ⅰ. ①屈…　Ⅱ. ①刘…②刘…　Ⅲ. ①屈光学 – 教材②验光 – 教材　Ⅳ. ①R778

中国国家版本馆 CIP 数据核字(2023)第 102743 号

屈光与验光技术

QUGUANG YU YANGUANG JISHU

策划编辑	李龙传	封面设计	曾耀东
责任编辑	张彦勤	版式设计	苏永生
责任校对	刘 莉 杨 鹏	责任监制	李瑞卿

出版发行	郑州大学出版社	地　址	郑州市大学路 40 号(450052)
出版人	孙保营	网　址	http://www.zzup.cn
经　销	全国新华书店	发行电话	0371-66966070
印　刷	郑州印之星印务有限公司	印　张	12.75
开　本	787 mm×1 092 mm　1 / 16	字　数	297 千字
版　次	2015 年 4 月第 1 版 2023 年 8 月第 2 版	印　次	2023 年 8 月第 3 次印刷

书　号	ISBN 978-7-5645-9752-8	定　价	39.00 元

作者名单

主　编　刘　意　刘　宁

副主编　赵小蕊　史宗立

编　委　（以姓氏笔画为序）
　　　　王　宁　王彦君　史宗立
　　　　刘　宁　刘　意　李盈盈
　　　　吴绵绵　谷中秀　陆丹梅
　　　　赵小蕊

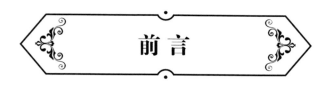

前言

　　《屈光与验光技术第 2 版》以眼视光技术临床基本检测流程为线索，以"全面、全程眼睛保健医疗"的概念作为一条主线贯穿始终，依照屈光学理论和验光技术理论知识，从视力检测、初始检查、客观验光、主观验光、老视验光、特殊人群验光、科学下处方等科学流程介绍相关知识。每一章均以理论阐述为基础，结合相关的检测技术介绍为特点，充分利用示意图、流程图，提炼临床经验和思维，力图使理论和机制的阐述深入浅出、通俗易懂。

　　《屈光与验光技术第 2 版》可作为高职高专眼视光技术专业教材，也可作为眼镜行业、眼视光中心、眼科门诊等从业人员的培训用书。结合目前我国眼视光教育情况和2021 年国家卫生健康委员会出台的"眼视光职称考试大纲"，我们对上一版《屈光与验光技术》进行了修订和调整。在修订之前，编委们充分听取了各大高校和临床机构的反馈意见和建议，更加强调了高职教育的实用性、实践性。

　　本书的编写、修订和出版得到了各编写单位的大力支持。本书编写项目一主要由吴绵绵老师完成；项目二主要由王彦君、李盈盈老师完成；项目三主要由陆丹梅、王宁老师完成；项目四主要由谷中秀老师完成；项目五主要由刘宁、刘意、赵小蕊老师完成；项目六主要由刘意、史宗立老师完成。谨在本书再版发行之际，在此一并表示诚挚的谢意！

　　由于时间紧迫及编委水平有限，书中难免存在不足之处，欢迎各位专家和老师批评指正。

编者

2023 年 4 月

目录

项目一

屈光与视觉问题分析

【项目简介】

人类眼睛的屈光系统是一个相当复杂的光学系统,进入眼内的光线在成像时可形成各种光学缺陷。模型眼和简化眼可以简化我们对于屈光系统成像原理的理解,便于对屈光不正和老视的成像原理进行说明。

屈光不正的形成与屈光系统的屈光作用有关。人眼的屈光系统由角膜、房水、晶状体、玻璃体四部分组成,这四部分在屈光成像中起着重要作用,尤其是角膜和晶状体。屈光不正按照屈光成像的位置不同可分为不同类型;老视的形成与人眼的调节力下降有关,晶状体与眼结构中的睫状肌和晶状体悬韧带共同参与对人眼的调节。

【项目实施】

学习屈光系统、屈光不正及老视,熟练掌握眼球屈光系统的组成及各结构的作用和特点;掌握屈光不正的分类、临床表现、治疗方案等;熟悉目前最新的近视防控手段;了解各种屈光不正的发病原因,能说出各种屈光不正的临床特点,会根据不同的视觉状态分析患者的屈光问题,并给出相应的处理方案。

任务一　眼的屈光系统

【任务目标】

掌握眼球屈光系统的构成及特性;熟悉模型眼与简化眼的光学参数;了解眼球的生理光学缺陷及视觉环境因素对眼球成像的影响。培养学生利用线上资源自主学习的能力。培养学生理论联系实际的能力,为学习专业操作技能奠定理论基础,培养学生的仁爱之心。

【岗位实例】

某女童,3岁,先天性双眼白内障。手术后植入人工晶状体,女童主诉近距离阅读困难,前来视光门诊就诊。

客观验光结果：

OD：+1.00 DS/+2.75 DC×175

OS：+1.25 DS/+2.25 DC×125　　PD＝48 mm

请问：该如何进行处理？人工晶状体眼和正常眼存在什么区别？

　　角膜、房水、晶状体、玻璃体等透明组织是眼内的屈光介质，外界物体发出的光通过它们进入眼球，并在瞳孔、睫状体等配合和巩膜的支撑、保护下，使被屈折的光在视网膜的感光层聚焦起来结成清晰的物像。视网膜感受到清晰的物像后产生神经冲动，经过视神经、视交叉、视束、视放射等传至大脑枕叶视中枢从而完成整个视觉过程。眼的屈光介质加上辅助的瞳孔、睫状体、巩膜等构成了眼的光学成像系统，也称为眼屈光系统。

一、眼屈光系统的形成

　　眼屈光组织是随胚眼的发育形成，胚眼是由神经外胚叶、表皮外胚叶和中胚叶发育形成。视网膜、视神经、虹膜色素上皮、瞳孔括约肌和开大肌、睫状体上皮、玻璃体由神经外胚叶发育形成。晶状体、角膜上皮由表皮外胚叶发育形成。巩膜、角膜实质及内皮、虹膜实质、睫状肌、脉络膜、原始玻璃体由中胚叶发育形成。

二、眼屈光系统的构成组织

1. 角膜

　　（1）角膜的组织结构：角膜完全透明，约占纤维膜的前 1/6，从后面看角膜为正圆形，从前面看为横椭圆形。角膜横径平均值：成年男性为 11.04 mm，成年女性为 10.05 mm。角膜竖径平均值：成年男性为 10.13 mm，成年女性为 10.08 mm。3 岁以上儿童的角膜直径已接近成人。中央瞳孔区约 4 mm 直径的圆形区内近似球形，其各点的曲率半径基本相等，而中央区以外的中间区和边缘部角膜较为扁平，各点曲率半径也不相等。角膜厚度各部分不同，中央部最薄，平均为 0.5 mm，周边部约为 1 mm。

　　角膜分为 5 层，由前向后依次为上皮细胞层、前弹力层（又称 Bowman 膜）、基质层、后弹力层（又称 Descemet 膜）、内皮细胞层。上皮细胞层厚约 50 μm，占整个角膜厚度的 10%，由 5～6 层细胞所组成，角膜周边部上皮增厚，细胞增加到 8～10 层。过去认为前弹力层是一层特殊的膜，电镜显示该膜主要由胶原纤维所构成。基质层由胶原纤维构成，厚约 500 μm，占整个角膜厚度的 90%，实质层共包含 200～250 个板层，板层相互重叠在一起。板层与角膜表面平行，板层与板层之间也平行，保证了角膜的透明性。后弹力层是角膜内皮细胞的基底膜，很容易与相邻的基质层及内皮细胞层分离，后弹力层坚固，对化学物质和病理损害的抵抗力强。内皮细胞层为一单层细胞，约由 500 000 个六边形细胞所组成，细胞高 5 μm，宽 18～20 μm，细胞核位于细胞的中央部，为椭圆形，直径约 7 μm。

　　（2）光学参数分析。曲率半径：从角膜前面测量，水平方向曲率半径为 7.8 mm，垂直方向为 7.7 mm，后部表面的曲率半径为 6.22～6.80 mm。折射率：角膜的折射率为 1.376。

角膜屈光力的分析:角膜的屈光力即角膜对光线的屈折能力,用屈光度 D 来表示,即 m。下面以 Gullstrund 1 号精密模型眼为例进行计算分析。

已知角膜的前表面曲率半径为 7.7 mm,角膜后表面的曲率半径为 6.8 mm,角膜中心厚度为 0.5 mm,角膜前表面的折射率近似取为 1,角膜的折射率 1.376,角膜后面房水的折射率为 1.336,求角膜的屈光力 F。

前表面屈光力:$F_1 = \dfrac{1.376 - 1}{0.007\ 7} = +48.83\ D$

后表面屈光力:$F_2 = \dfrac{1.336 - 1.376}{0.006\ 8} = -5.88\ D$

角膜的等效屈光力:$F = F_1 + F_2 - \dfrac{0.5 \times 10^{-3}}{1.376} F_1 F_2 = +43.05\ D$

由以上计算可知,角膜的屈光力为+43.05 D。因此角膜是眼的屈光介质中屈光力最大的部分,约占整个眼屈光力的 2/3 左右。

(3)角膜的反射像:外界光线投射到角膜上,当光线经过角膜的前后两个表面时,会分别形成反射像,我们将这两个反射像称为第一 Pukinje 像和第二 Pukinje 像。Pukinje 像的大小与角膜的曲率半径成线性正比的关系。

18 世纪,Pukinje 和 Sanson 发现,在暗室中将烛火置于被检眼 45°处,从另一侧观察,可以看到眼内的第一 Pukinje 像最明亮,为一个正立的、缩小的虚像,在眼角膜后表面大约 3.85 mm 处。眼内的第二 Pukinje 像暗许多,比第一 Pukinje 像略微小一些,为一个正立的、缩小的虚像,在眼角膜后表面大约 3.77 mm 处。

2. 房水 房水乃充满前后眼房中的无色透明澄清液体,为眼球屈光系第二介质。系由睫状体之睫状突起所分泌,泌出后先注入后房,然后经瞳孔、前房、巩膜静脉窦(又称莱姆管),继经静脉排出眼球外,如此川流不息。前房的中部深度为 2 mm,每只眼睛房水的总量为 0.16 mL,前房中水的含量为 0.1 mL,后房中水的含量约为 0.06 mL。每 50~60 min 更新一次。房水供给晶状体、玻璃体、角膜等营养代谢所必需物质及代谢物的运输排泄。维持眼内压及眼球正常紧张形态(正常眼内压平均为 18~23 mmHg)。

房水折射率:房水屈光率为 1.336,角膜构成了房水透镜的前曲面,角膜的前曲率半径和房水的折射率等是构成角膜屈光力的重要因素。

3. 晶状体 从组织学上可以观察到晶状体具有很多层次,晶状体的介质愈向中央,其密度越大,因而大大增强了它的聚光力量。从组织学上还可看到晶状体各层并非精确地按照均等的曲度呈向心性弯曲,而是外层皮质的弯曲度较小,中央核的弯曲与周围皮质比较起来更接近于球形。因而使晶状体形成了一个由周边向中央逐渐增加其屈光力的凸透镜。晶状体的光学参数如下。

(1)曲率半径:晶状体内有核,故晶状体有 4 个曲面,即晶状体的前表面、核的前表面、核的后表面及晶状体的后表面。后表面的弯曲度比前表面要大一些,前表面的弯曲半径约为+10.00 mm,后表面则约为-6.00 mm;核的前表面曲率半径为+7.911 mm,核的后表面曲率半径为-5.76 mm;晶状体的中心厚度为 3.6 mm。

晶状体是黏弹性体,其形状是可以调节变化的。当晶状体处于最大调节力状态时,其形状近似于球状。此时晶状体的前表面曲率半径为+5.33 mm,后表面则约为

−5.33 mm;核的前表面曲率半径为+2.655 mm,核的后表面曲率半径为−2.655 mm;晶状体的中心厚度为+5.06 mm。

(2)折射率:晶状体是由多层不同折射率的物质组成,其折射率自核中心向周边逐渐减小,呈梯度变化,即中心部位的折射率最大。核的屈折率为1.406,周边部为1.385。

(3)晶状体屈光力分析:在屈光静止状态,晶状体的屈光力计算和角膜屈光力计算类同,在此不再详细计算,屈光力值为+19.11 D。当眼睛进行调节时,晶状体屈光力随着晶状体前后表面曲率的增加而增加,最大调节时晶状体的屈光力值可达+33.11 D。

(4)晶状体的反射像分析:光线投射到晶状体上,当经过晶状体的前后两个表面时,会分别形成反射像,我们将这两个反射像称为第三 Pukinje 像和第四 Pukinje 像。Pukinje 像的大小与晶状体的曲率半径成线性正比的关系。

Pukinje 和 Sanson 在暗室中发现,眼内的第三 Pukinje 像更暗,为一个正立的、缩小的虚像,在眼角膜后面大约 10.59 mm 处;眼内的第四 Pukinje 最小,为一个倒立的、缩小的实像,在眼角膜后大约 3.96 mm 处(表1-1)。

表1-1　4 个 Pukinje 像的对比

名称	亮度	像的虚实	像的方向	位置	大小	亮度
第一 Pukinje 像	大	虚像	正立	在晶状体里 3.85 mm	1.00 mm	1.000
第二 Pukinje 像	小	虚像	正立	在晶状体里 3.77 mm	0.88 mm	0.010
第三 Pukinje 像	小	虚像	正立	在玻璃体里 10.59 mm	1.96 mm	0.008
第四 Pukinje 像	小	实像	倒立	在玻璃体里 −3.96 mm	−0.75 mm	0.008

4.玻璃体　玻璃体系无色透明凝胶状组织,填充于眼球的后 4/5 内腔,为眼屈光系终末的屈光介质;光线透经至此,为最后的屈光成分,一经屈折后,立可透射于视网膜上成像而引起光化作用。玻璃体除有确定性的屈光生理功能外,尚具保持眼球正常形态与眼内压平衡的职能。玻璃体内并无血管及神经组织,有关其营养素供应、新陈代谢物质交换等,主要由脉络膜负责。

玻璃体的折射率:具有与房水相等的屈光率(1.336)。

三、眼屈光系统的特性

1.眼的成像特点　在角膜和视网膜之间的生物构造,即屈光间质,均可以看作像元,如角膜、房水、晶状体和玻璃体。角膜表面光滑,透明无血管,占总屈光力的 2/3,是屈光系统一个重要的组成部分。晶状体由外层向内层折射率逐渐增加,是由多层膜构成的双凸透镜。透过晶状体的调节,能改变晶状体的曲率半径,从而改变人眼的焦距,使不同距离的物体都能自动成像在视网膜上。晶状体前虹膜中间有一个开口即瞳孔,它是人眼的孔径光阑,根据外界光线的亮度,瞳孔的直径可以自动调节(2~8 mm),以调节进入人眼的光能。物体通过上述屈光介质成像在视网膜上,视网膜起光屏作用,视神经受到刺激,产生视觉。在视网膜上所形成的像是倒像。

物体既然在视网膜上形成倒像,为什么我们看到的万物都是正的呢? 这要提到 Stratton 试验,这是他于 1897 年在他自己身上所做的试验。他是用 Kapler 所设计的成为倒像的望远镜戴在自己的眼前。刚戴时看到外界任何物体都是倒的,头晕脑涨,寸步难行,只好凭着自己的意志扶着物体才可挪动。坚持一段较长的时间,慢慢地把外界的物体看成是正的,症状才能消失,并慢慢恢复自由行动。但把眼前那套透镜拿掉之后,和刚戴望远镜看外界物体时一样,又感到物体是倒立的,上述干扰症状又出现。但这次症状维持很短时间即消失。

上述试验证实,外界物体在视网膜上的像是倒的,并可用锻炼的方法把它颠倒过来。也就是说,眼的倒像是事实,人们看到外界物体是正立的也是事实。

这两个相反的实际现象如何统一起来,要用视觉心理学,即锻炼或经验来解释。所以对外界物体的观察,要用视觉判断被观察物体的空间属性,如远近和上下等,除了视觉的末梢感觉之外,触觉和肌肉的本体感受系统的协同作用也是不可缺少的。

2. 眼的调节　人眼是通过增加晶状体屈光力的办法,来完成看清近物的任务。为了看清近距离的目标,眼内肌肉——睫状肌收缩,使眼内晶状体弯曲度增加,从而增强了眼的屈光力,使近距离物体在视网膜上形成清晰的图像,这种为看清近物而改变眼的屈光力的功能称为眼的调节功能。

(1)生理性调节和物理性调节。调节功能的发生必须依赖于健全的睫状肌功能和晶状体的可塑性,且二者相互配合同时作用,才能产生适当的调节作用。老年人虽然睫状肌功能完好,但是由于晶状体核硬化失去可塑性,所以不能很好地调节,看近处物体不清楚,必须借助老花眼镜。相反,即使晶状体是液体物质,弹性完好,但是由于睫状肌变弱或其他原因所致睫状肌麻痹时,也不能很好地调节。因此眼的调节包括生理性调节和物理性调节两个重要环节。

1)生理性调节:是指由睫状肌收缩、悬韧带松弛所引起的屈光改变。睫状肌的张力单位是肌度,1 肌度是指能使晶状体增加 1 屈光度所需要的张力。在病理情况下,睫状肌的功能减弱或麻痹,可使其生理性调节减弱或丧失。

2)物理性调节:是指晶状体本身的可塑性变化,即厚度变化,前后囊变化。随年龄增长,晶状体硬化失去弹性,物理性调节减弱或丧失,即使生理性调节正常,晶状体也不能发生形变。反之,若物理性调节功能正常,生理性调节麻痹,同样会失去调节功能。因此,眼的正常调节功能,必须有健全的睫状肌功能和晶状体的可塑性。二者相互协调,同时作用。

(2)调节远点与调节近点

1)调节远点:在睫状肌完全松弛,无调节状态下,眼睛所能看清楚的最远点称为调节远点。此时眼的屈光力最小。根据眼视光应用光学知识可知,近视眼的远点在眼前有限距离,具体位置与患者屈光有关,远视眼的远点在眼后,与患者远视度数有关。正视眼的远点在眼前无限远。

2)调节近点:当眼使用最大调节时,眼睛所能看清楚最近的一点称为调节近点。看近时的屈光为动态屈光。距离越近,眼睛的屈光力越大。近视眼的近点在眼前有限距离、远视眼的近点一般都在眼前有限距离(如果患者的远视度数超过了患者的调节能力,近点也会在眼后),两者与调节及屈光状态有关;正视眼的近点在眼前有限距离,与患者的调节力有关。

(3)调节范围与调节幅度。调节远点与调节近点间的距离称为调节范围。眼看远点与近点时所用屈光力之差为调节幅度,又称调节广度。

1)正视眼的调节:正视眼的远点在无限远,其静态屈光力为零,故不需要调节能看清远物。当其注视近点物体时,需用全部调节力。故其调节幅度等于其近点的屈光度,而其调节范围包括由近点至无限远全部范围。

2)远视眼的调节:由于远视眼的远点位于眼的后方,为虚焦点,远点屈光力为负的,所以远视眼患者比近视眼及正视眼患者所用的调节力多。例如远视为+2.00 D,要看清眼前 10 cm 的物体,即患者所用调节为+10.00 D+(+2.00 D)= +12.00 D,即患者要用+12.00 D 的调节才可以看清楚该点。换句话说,就是调节先要中和远视度数,再被使用去看近处该点。如果患者的远视度数超过患者的调节力,患者不戴眼镜,任何距离的物体都会看不清楚。

3)近视眼的调节:近视眼患者如没有其他眼病,该患者的调节力一般与同年龄正视者相同,但是其调节范围却不大。例如-5.00 D 的近视患者,远点在眼前 20 cm,近点在眼前 5 cm,则患者的调节范围为眼前 5~20 cm,调节力则为 20.00 D-5.00 D=15.00 D。所以该患者要配戴矫正眼镜,调节范围将会变成 7 cm~无限远。例如近视-3.00 D 的患者看近处 33 cm,患者就不需要用调节。因此,如果近视眼的远点恰好等于看近的距离,患者即使已经老花了,也会感觉不出来。

3. 眼的集合 广义上的集合分为自主性集合和非自主性集合。自主性集合是指可随意使两眼向鼻侧集合,因人而异,并可以通过训练使之加强;非自主性集合是一种视觉心理反射,是通过大脑枕叶皮质的知觉中枢建立的条件反射,其条件刺激是物像离开两黄斑部向相反方向的移动,其皮质下中枢位于中脑的 Perlia 氏核。在正常情况下,非自主性集合与调节紧密地联系在一起成为联动运动。

(1)集合近点:当我们要看近处物体时,眼睛不但要调节,而且两眼的视轴也要转向内侧,使眼的视轴均向被注视的物体固定着,这种作用称为眼的集合。物体慢慢拿近,集合的程度也慢慢增加,但到最后集合达到极限时,两眼就会放弃集合,眼球突然向外转动,形成复视,在放弃集合之前,两眼所能保持的最近点,称为集合近点。

(2)集合角:两眼注视中线上的一物,眼的视轴与中线呈一角度,此角名为集合角。测量此集合角的单位为米角(MA)。当注视中线 1 m 远处时,集合角就等于 1 MA,此时调节就是 1 D;如果视轴在 50 cm 的距离与中线相遇就是 2MA,调节力就是 2 D。

(3)调节与集合的关系:正视眼的调节和集合是相互关联,协调平衡一致的。但是在实际临床上,由于患者存在屈光不正等,经常会出现调节与集合之间的不协调。如果超过一定的限度,即可发生不适,甚至出现内斜视或外斜视。

在临床上,远视眼容易导致内斜视。例如患者双眼远视 3.00 D,患者在注视 33 cm 时,患者就需要动用+6.00 D 的调节才能够看清楚物体,而集合只能参与 3 MA,大脑此时启动追像能力,追求清晰的影像,调节介入正常,从而带动更大的集合介入出现内斜视。反之,近视眼容易出现外斜视。

(4)调节时的联动现象:调节、集合增大与瞳孔缩小三者在看近物时是联系在一起,同时发生的,因而称为近反射三联运动。当看远处目标时,因为远处发出的光线是平行的,为了使平行的光线恰好落在视网膜上,两眼视轴要指向正前方。这时眼的调节是完全放松的,两眼眼轴平行地指向无限远,并且两眼瞳孔放大。当看近处物体时,为使物像清楚就要调节,为了使物像恰好落在两眼的黄斑部就要集合,为了减少瞳孔散大时的球差和减少进入眼内光的强度,就要缩小瞳孔,这种联合运动是视觉生理的需要,是人类在长期劳动中进化的结果。集合是由内直肌收缩来完成,瞳孔缩小是由瞳孔括约肌收缩来完成,调节由睫状肌收缩来完成。这3种肌肉都由第三对脑神经所支配,这是近反射三联动的解剖生理学基础。

4.眼的光线吸收 视网膜是视锥细胞和视杆细胞组成的辐射接收器。两种细胞具有完全不同的性质和完全不同的功能。视杆细胞对光刺激极为敏感,但是没有色觉功能;视锥细胞的感光能力比视杆细胞弱得多,但是它们能够对各种色光引起不同的感受。因此,视锥细胞的存在,决定了分辨颜色的能力——色视觉。在亮照明时,视觉主要是视锥细胞在起作用;在暗视觉时,主要是视杆细胞在起作用。

眼睛对周围空间光亮情况的自动适应程度叫作适应。适应分为明适应和暗适应。前者发生在由暗处到亮处时,后者发生在由亮处到暗处时。适应是通过瞳孔的自动增大或缩小完成的。当由暗处进入亮处时,瞳孔自动缩小;反之,瞳孔自动增大。适应要有个过程,最长可达30 min。

5.眼的分辨率和对准度

(1)通过视网膜,眼睛能够把两个相邻的点分开。视神经能够分辨的两像点间最小距离应至少等于两个视锥细胞直径。若两像点在相邻的两个细胞上,视神经是无法分辨出两个点的,故视网膜上最小鉴别距离等于两个视锥细胞直径,即不小于0.006 mm。眼睛能够分辨最近相邻点的能力称为眼的分辨能力。

物体对人眼的张角称为视角,对应视觉周围很小范围,是在良好照明时,人眼能分辨的物点之间最小视角。眼睛在没有调节时,最小视角大于为60″。若把眼睛看作理想光学系统,则£ =140″/D(D 以 mm 为单位),当 D = 2 mm 时,£ =70″。当瞳孔直径增大时,眼睛光学系统的像差增大,分辨能力随之减少。由于眼睛具有较大的色差,故视角鉴别率随光谱而异,连续光谱中间部分的视角鉴别率高于红光和紫光部分的鉴别率。

(2)眼的对准精度:对准和分辨率是两个不同的概念。分辨是指眼睛能区分开两个点或线距离或角距离的能力,而对准是指在垂直于视轴方向上的重合或置中过程。对准后,偏离置中或重合的线距离或角距离称为对准误差。

6.双眼立体视觉 双眼的立体视觉可精确判断外物的深径或距离,但是立体视觉并不是唯一可获得深径觉的方法,单眼也可以凭借经验的深径提示来判断外物的距离,临床上常常将这种现象成称为准立体视。这种现象在屈光参差患者及单眼患者更为明显。关于双眼立体视觉具体见本套教材《双眼视与低视力》。

四、模型眼与简化眼

(一)模型眼

对于每个人来讲,眼球的光学参数并不相同。为了便于研究,人们规定一种形态为模型眼,它不能代表每个人的眼,它是无数正视眼中的一个,其屈光作用与眼球的生理情况相似。

模型眼是指人们根据大量的统计学资料,通过测量和计算确定的眼比较标准的数值,并将其拼凑起来的眼光学模具。历史上曾有过多种模型眼,最多采用的是 Helmholtz 和 Gullstrand 创制的,其中以 Gullstrund 创制的六折射面精密模型眼最为标准和具有代表性。目前,物理学、光学、眼科学均以此作为正常的平均眼看待,对于研究像的位置、大小和屈光力具有重要意义。

1. Gullstrand 1 号精密模型眼 Gullstrand 1 号精密模型眼有 6 个折射面,其中 2 个折射面代表角膜折射系统,4 个折射面代表晶状体折射系统。Gullstrand 1 号精密模型眼分为两种状态,即调节静止状态和极度调节状态。

(1)调节静止状态眼:调节静止状态眼又称为静态眼,其中 6 个面的曲率半径、各介质的折射率等基本情况见表 1-2。

(2)极度调节状态眼:极度调节状态眼又称为动态眼,其中 6 个面的曲率半径、各介质的折射率等基本情况见表 1-2。

表 1-2 Gullstrand 1 号精密模型眼极度调节参数

类别	部位	调节放松时	极度调节时
折射率	角膜	1.376	1.376
	房水	1.336	1.336
	晶状体皮质	1.386	1.386
	晶状体核	1.406	1.406
	玻璃体	1.336	1.336
曲率半径	角膜前表面	+7.700	+7.700
	角膜后表面	+6.800	+6.800
	晶状体皮质前面	+10.00	+5.330
	晶状体核前面	+7.911	+2.655
	晶状体核后面	-5.760	-2.655
	晶状体皮质后面	-6.000	-5.330

续表 1-2

类别	部位	调节放松时	极度调节时
折射面位置 （至角膜前顶点）	角膜前表面	0	0
	角膜后表面	0.500	0.500
	晶状体皮质前面	3.600	3.200
	晶状体核前面	4.146	3.8725
	晶状体核后面	6.565	6.527
	晶状体皮质后面	7.200	7.200
屈光力	角膜前表面	+48.830	+48.830
	角膜后表面	−5.880	−5.880
	晶状体皮质前面	+5.000	+9.375
	晶状体核	+5.985	+14.960
	晶状体皮质后面	+8.330	+9.375
角膜系统	屈光力	+43.050	+43.050
	第 1 主点位置	−0.0496	−0.0496
	第 2 主点位置	−0.0506	−0.0506
	第 1 焦距	−23.227	−23.227
	第 2 焦距	+31.031	+31.031
晶状体系统	屈光力	+19.110	+19.110
	第 1 主点位置	5.678	5.145
	第 2 主点位置	5.808	5.255
	焦距	69.908	40.416
整个眼球 光学系统	屈光力	+58.640	+70.570
	第 1 主点位置	1.348	1.772
	第 2 主点位置	1.602	2.086
	第 1 焦点位置	−15.707	−12.397
	第 2 焦点位置	+24.386	+21.016
	第 1 焦距	−17.054	−14.169
	第 2 焦距	+22.785	+18.930

2. Gullstrand 2 号模型眼　Gullstrand 1 号精密模型眼虽然接近于人眼,但是数据计算比较复杂,计算也不方便。为了便于计算和分析问题,人们在该眼的基础上简化了一些数据,从而设计了 Gullstrand 2 号模型眼。

Gullstrand 2 号模型眼有 3 个折射面,其中 1 个折射面代表角膜系统,2 个折射面代表晶状体系统。Gullstrand 2 号模型眼也分为两种状态,即调节静止状态和极度调节状态。

（1）调节静止状态眼：调节静止状态眼又称为静态眼，其中3个面的曲率半径、三对基点等见表1-3。

（2）极度调节状态眼：极度调节状态眼又称为动态眼，其中6个面的曲率半径、各介质的折射率及三对基点等见表1-3。

表1-3　Gullstrand 2号模型眼极度调节参数

类别	部位	调节放松时	极度调节时
折射率	房水	1.336	1.336
	晶状体	1.413	1.413
	玻璃体	1.336	1.336
曲率半径	角膜	+7.800	+7.800
	晶状体前面	+10.000	+5.000
	晶状体皮质后面	-6.000	-5.000
折射面位置（至角膜前顶点）	角膜前表面	0	0
	晶状体皮质前面	3.600	3.200
	晶状体皮质后面	7.200	7.200
屈光力	角膜	+43.080	+43.080
	晶状体	+20.280	+28.900
	眼屈光系统	+59.600	+68.220
	眼轴长度	+24.170	+24.170

（二）简化眼

为便于理解和使用，依光学原理将模型眼进一步简化，简化后求得的模型眼叫作简化眼（图1-1）。如两个主点和两个结点的位置都很接近，将两点合并起来取其平均值，将它看成只有一个主点、一个结点和两个主焦点，不会影响计算的准确性。

该简化眼将眼球的各种屈光单位用一个理想的球面来替代。这个球面的弯曲半径为5.73 mm。该球面的一侧为空气，另一侧为房水和晶状体，它的折光系数为1.336；球面的表面恰好位于角膜后方1.35 mm，即位于前房之内；它的结点或光学中心位于角膜前表面的后方7.08 mm，也就是晶状体的后极部；其前焦距是17.05 mm，即在角膜前15.7 mm；后焦距为22.78 mm，即在角膜前表面后方24.13 mm处；按正常眼的平均值计算，其后主焦点恰

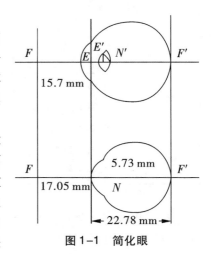

图1-1　简化眼

好落在视网膜的中心凹。按照表1-2的前焦距为17.054 mm,则眼的总屈光度为 $-\dfrac{1}{-17.054\times10^{-3}}=58.64$ D,亦可用后焦距22.785计算 $\dfrac{1.336}{22.785\times10^{-3}}=58.64$ D。

五、眼球的生理光学缺陷

人类眼睛的屈光系统是一个相当复杂的光学系统,因此也不例外会出现其固有的光学缺陷。但是由于眼睛的生物进化及演变,人类的眼睛要适应在太阳光及昼夜光线变化下的自然界中生活的需要,因而人类的眼睛具有一系列相应结构来减轻或者适应这些生理性光学缺陷,如角膜周边的曲率低于中央、瞳孔结构的存在、晶状体的屈光指数高于其周边部、视网膜结构是弧形的等;再有人类发达而完善的中枢神经系统及形成的条件反射,如眼睛在视近及视远的自动调节作用、在明暗不同环境中的适应过程、是视中枢对视网膜所形成像的分辨、分析及综合能力等,都具有补偿物理性光学缺陷的作用,从而大大降低了生理性光学缺陷对眼成像所造成的影响。但是由于种种原因,如眼外伤、发育异常、眼部手术、药物作用及一些疾病等会造成以上结构及反射的损伤及破坏,使这些光学缺陷表现出来,干扰眼的成像及视物的清晰度。

(一)眼球分辨力极限

人眼不能分辨在可见光内所有的物体,例如人眼无法分辨像细菌那样微小的生物,这是因为人眼存在分辨力的极限。视网膜上视锥细胞可司色觉和明视觉,它受到刺激兴奋是视觉成像过程的关键环节之一。若物像的大小只能刺激到相邻的两个视锥细胞,则物体不能被感知。只有物体足够大,使间隔一个以上的、数量至少两个以上视锥细胞兴奋时,物体才能被感知。因此,人眼的分辨能力也是存在极限的。视锥细胞的大小是3 μm,所以从理论上讲,只有物像大于一个视锥细胞的直径3 μm以上的物体才会被人眼感知。

(二)眼球的像差

形成人眼像差的主要因素包括角膜、晶状体和玻璃体表面存在局部偏差,内含物不均匀及不同轴、不齐焦;同时不同波长的光会聚点的差异也是形成人眼像差的重要因素之一。眼球的像差主要有球差、慧差、像散、场曲、畸变和横轴色差及倍率色差,以上7种色差在本套教材《眼视光应用光学》中有详细介绍,在此不再赘述。

(三)光的偏轴现象

一个理想的屈光系统的构成,应该是各屈光成分的光学中心是共轴的,这样才能形成最清晰的像。但是,眼睛的各屈光成分的中心(即角膜表面的弯曲中心与晶状体前后两个表面中心)并非共轴,角膜表面弯曲中心略偏光轴的下方,但是偏离的程度甚微,可忽略不计。再者,眼睛的视敏度最强的黄斑中心凹,并不位于光轴上,而在其颞下方,因此,便发生了光的偏轴现象。但是由于偏离的程度甚微,且有瞳孔的调节,故在生理上并不发生功能上的障碍与影响,甚至有学者认为这种偏离有利于产生色觉的立体视及减少像差,是人类进化的标志。

由于眼睛在解剖学中的构造和在光学中的构造是不同的,为此在眼屈光学中规定了眼睛的 3 个轴和 3 个角。这 3 个轴是指光轴、视轴和固定轴;3 个角分别指 Alpha 角、Gamma 角和 Kappa 角。

1. 光轴　是指眼球前极与后极的连线,即通过角膜前表面的几何中心所做的垂线。如图 1-2 所示,眼睛的光轴先后通过角膜前表面的几何中心 C 点、眼睛的结点 N 点、旋转中心 M 点,直至眼睛的第二焦点 B 点,C 点与 B 点之间的距离即为眼轴的长度,直线 AB 即为光轴。

2. 视轴　是指眼外注视点与眼底黄斑中心凹的连线。从图 1-2 可以看出,眼睛的视轴先后通过眼外注视点 O 点、眼睛的结点 N 点,直至黄斑中心凹处 F 点,OF 即为视轴。

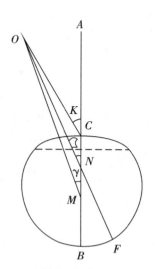

通常情况下黄斑不位于光轴上,而位于光轴的颞下方 -1.25 mm处,因为中心凹是获得最佳视力的部位。当人眼注视物体时,光线并不沿着光轴过去,而是在眼外注视点与中心凹的连线上,并且通过结点 N 点。有的学者认为眼睛光轴恰好对着中心凹,使视轴和光轴相一致,但是这只是极少数情况。通常情况下,视轴在角膜中央的鼻上方通过,因此当眼睛注视正前方物体时,光轴轻度向下外偏,角度一般为 4°~5°。

3. 固定轴　是指眼外注视点与眼球旋转中心的连线。眼球的旋转中心又称为回旋点,它是人眼转动时围绕的中心点,对于简化眼来讲,旋转中心位于简化眼角膜后 1.35 mm 处。如图 1-2 所示,OM 为眼睛的固定轴。

C. 角膜几何中心；B. 眼球后极；F. 黄斑中心；N. 结点；M. 旋转中心；AB. 光轴；OF. 视轴；OM. 固定轴。

图 1-2　眼的生理轴与角

4. Alpha 角　是指视轴与光轴在结点处所形成的夹角。通常情况下,视轴通过角膜时是在光轴的鼻侧,因此规定角度的符号为:视轴通过角膜时在光轴的鼻侧,角膜为"+"值;视轴通过角膜时在光轴的颞侧,角度为"-"值。

5. Gamma 角　是指光轴与固定轴所形成的夹角。

6. Kappa 角　是指眼外注视点 O 和眼球前级 C 的连线 OC 与光轴 AB 所形成的角度。由于 Kappa 角不易测量常以光轴与视轴在角膜的反光点之间的角度来计算。

(四)瞳孔大小对视觉质量的影响

瞳孔的大小及其对光反应是由瞳孔开大肌和瞳孔括约肌所控制的,分别受交感视神经和副交感神经支配,这两种神经的相互协调控制瞳孔的大小变化。光线的强弱、注视目标的远近、年龄的大小、虹膜颜色的深浅及药物和应激状态等因素都可以影响瞳孔大小的变化,而变化的瞳孔大小又是影响视觉成像的重要因素。瞳孔的大小与眼球的光学像差关系密切,一般认为瞳孔越大,眼球的高阶像差越大;瞳孔变小时,角膜及晶状体周边像差也会减少,从而提高视力。视力的提高与瞳孔的大小并非完全是线性相关关系,因为瞳孔的直径减少到 2 mm 以下时,由于进入眼球内光线的减少反而使视力下降。

(五)屈光系统的其他缺陷

在对眼球屈光系统进行分析的时候,把构成屈光系统的主要部件视为理想化的标准光学元件进行分析是不准确的。原因有如下几点。

（1）角膜表面并非规则球面而是非球面结构，其周边的曲率低于中央。角膜内部并非均质结构而是由 5 层结构组成，各层组织的生理特点差异很大。前弹力层及基质层损伤后不能再生，外伤后形成不透光的瘢痕，内皮细胞损伤后也不能再生并且内皮细胞的数量随着年龄的增加而减少，正常角膜透明无血管，但是受到细菌、病毒等侵犯从而严重影响到视觉成像。

（2）晶状体中央的屈光指数高于周边部，其皮质和核的折射率不一样，也是非均匀结构。随着年龄的增加，晶状体的密度增加也导致透光性降低，可变形的能力也降低从而影响视觉质量。人眼球的结点位置相当于晶状体后囊的中央处。因此，晶状体后囊中央即使很小的混浊也会影响视觉的成像质量。

（3）由于动物进化对立体视觉要求增高，人眼较其他低等动物的眼球更向正前方会聚，这为双眼视觉建立了基础，但同时我们也失去了较广阔的周边视野。

六、视觉环境因素对眼球成像的影响

（一）光强度、光照度、光亮度对眼球成像的影响

1. 光强度与视力　光强度与视力高低有对应关系，但这种关系有不确定性，此外还具有个体差异。例如在同一光强度下，有些人可以得到很好的视力，不会出现任何不适。但敏感的人可能感到视力下降，还可能引起屈光不正、视疲劳或引起眼睛疾病。为了保证用眼卫生，不要在强烈阳光下阅读，要保证光亮度适当。太亮、太暗或者反光都会影响视力。尽量在自然光线比较好的条件下阅读或写字。

2. 光照度与视力　改善光照度的均匀性和强弱，能有效预防和克服视疲劳，降低屈光不正的发生率。在不同职业工种中，提高光照度的均匀性以及控制光照度的强弱是必要的、有益的。在观察物体细部时，适当增加光照度可以改善视觉效果。在长时间持续阅读用眼时，更要注重光照度对视力的影响。比如在教室中，合理的照明标准和采光设计，有利于保护学生的视力。在使用视力表检测时，应采用人工照明，如用直接照明法，表面光照度达到 200～700 lx。如用后照明法（视力表灯箱后屏幕显示），则视力表白底的亮度应达到 80～320 cd/m² 同时要求照明均匀、恒定、无反光、无眩光。

3. 光亮度与视力　物体亮度与照明强度及该物体的表面反射系数有关。各种物体的漫反射特性不同，即漫反射系数不同。漫反射系数越大，亮度越大，越容易观察。例如屏幕的光亮度 L 与其光亮度 E 满足 $L = PE/3.14$（其中 P 为反射比）。有关研究资料表明，在一定的范围内加大光亮度可以提高视力。有资料表明，夜间的交通事故往往与夜间光亮度不足视力下降有直接的联系。周围环境与注视目标的光亮度对比也会影响视力。光亮度对比过大，可致视力下降，甚至视疲劳。如驾驶员开车刚从隧道进出，因光亮度的突然变化，容易导致视力不适。

（二）视标的颜色及对比度

可见光中红光的波长最长，绿光的波长最短，不同波长的光聚焦在视网膜上的位置也不一样，红光较绿光后聚焦，聚焦在视网膜后的红光对于眼球来说是处于一种远视性离焦状态，而聚焦在视网膜前的绿光则是处于近视离焦状态。最新的研究表明，远视性

离焦通过使发育未成熟的眼球代偿性生长而发生近视眼,红色视标也有可能通过增加阅读时眼球的调节滞后而发挥作用。因此,有很多研究者认为绿色的图标有利于近视眼的预防,甚至绿色纸张的印刷品出版供学生阅读。但是,黑色字印刷在绿色的纸张上并不能使眼球轻松进行阅读。原因是黑绿的对比度远远较黑白的对比度小。通常情况下,人眼对黑白的对比度的视觉刺激更舒适一些。

(三)视标的距离、大小和难易程度

人眼在5 m处可以分辨1视角的视标高度是1 mm,此时的视力记录为1.0或20/20等。从理论上讲,只要一个视锥细胞直径的视标刺激引起至少间隔一个视锥细胞、数量在两个以上的视锥细胞的兴奋便能被人眼识别,但是视觉分辨力是有一定极限的。距离及大小均合适的视标使眼球的调节反应在零附近,这是最适宜人眼放松调节功能的状态。若视标逐渐变小或者变远,人眼可以通过使用最大分辨力以下的那部分分辨力完成对物体的识别,直接超出人眼最大分辨力的极限而无法再识别更远或更小的物体;相反,当视标逐渐变近或变大时,此时需要维持物体在视网膜上成清晰的像,必须动用眼睛的调节储备。当调节刺激太大,调节储备不足以满足调节需求时,人眼便无法再辨别过大或过近的刺激视标。

(四)运动的视标对视觉成像的影响

同一个视标,处于静止状态还是在运动状态对视觉成像的影响是根据情况不同而异。当我们看一个由近向远的视标时,例如我们观看一群远飞的鸟时,考验的是人眼的分辨力。由远变近的视觉刺激视标引起眼睛调节能力的变化,并与变化的速度有关。例如足球门将在防守点球时,很难判断足球飞行的轨迹并根据轨迹做出正确的判断,而面对距离较好的射门同时飞行速度不是很快时,人眼都能清楚地分辨并做出正确反应;若刺激视标在同一距离和眼球做平行的水平运动,刺激视标的大小往往是重要的影响因素。例如我们在行驶的汽车中观看景观时,公路两旁距离较近的树木会引起眼睛的不适,而看远处的景观却无不适反应,这是近处的物体引起了较大的调节反应的缘故;而刺激视标的上下运动对眼球视觉成像的影响与水平运动相近,多与视标大小、距离及相对速度有关。另外一种情况是在行驶的汽车中或在行走时阅读,由于颠簸,注视视标和人眼的相对位置关系在动态之中,加上周围视野的视觉刺激信号也在不断发生改变,眼球除了维持清晰的影像外,还要排除周围视野不断变化的模糊视觉信号的干扰,所以容易导致视觉疲劳。

 知识点巩固练习

选择题

1. 临床上角膜总分为5层,下列哪层组织具有再生的能力(　　　)

   A. 前弹力层　　　　B. 内皮细胞层　　　　C. 后弹力层　　　　D. 基质层

2. 下列关于角膜的生理叙述错误的一项是(　　　)

   A. 角膜没有血管,需外界和周围组织提供营养

B.角膜的折射率为1.406

C.角膜含有非常丰富的神经末梢

D.角膜中央厚度比周边要薄,周边厚度大约是1.0 mm

3.下列关于眼屈光系统缺陷叙述错误的一项是( )

A.角膜表面不是球面,周边的曲率高于中央

B.晶状体中央的屈光指数高于周边部,其皮质和核的折射率不一样

C.随着年龄的增加,晶状体的密度增加也导致透光性降低

D.动物进化对立体视觉要求增高,但同时也失去了较广阔的周边视野

4.眼睛屈光调节的主要部位是( )

A.晶状体　　　　B.玻璃体　　　　C.角膜　　　　D.视网膜

任务二　屈光不正

【任务目标】

掌握屈光不正的定义、分类及临床处理;熟悉屈光不正的屈光成像及矫正原理;了解屈光不正的病理变化和临床表现。热爱本专业,具有高度的责任感和求实的科学态度,关心和尊重服务对象。为学习专业操作技能奠定知识基础。

【岗位实例】

李××,男,12岁,学生。主诉:3个月前发现视力有所下降,但由于长期学习紧张,没有及时验光配镜。近来上课时感到看不清黑板,影响了学习。验光检查:右眼裸眼视力0.3;左眼裸眼视力<0.1。经过客观验光和主观验光,屈光度为:

R:-1.25 DS　　　　矫正视力1.2

L:-4.75 DS　　　　矫正视力1.2

让患者试戴20 min,患者感觉右眼看远处物体清楚、舒适,而左眼虽然看远处物体清楚,但眼胀痛伴有头晕现象,且两眼同时看一物体时,视网膜像大小不一,融像困难,不能久戴。

请问:是什么原因影响了患者的视力? 患者如果出现头晕不适症状,该如何进行处理?

眼球在调节静止的状态下,来自5 m以外的平行光线经过眼的屈光系统后,焦点恰好落在视网膜上,能形成清晰的像,具有这种屈光状态的眼称为正视眼。将不能聚焦在视网膜上眼的屈光状态称为屈光不正。临床上屈光不正包括近视眼、远视眼和散光眼。

一、近视眼

近视眼是指调节静止时,平行光线经过眼屈光系统的屈折,在视网膜前会聚成像的

眼睛,如图1-3所示。

近视和近视眼是两个完全不同的概念。近视是视力概念,是指远视力低下,近视力正常。近视眼是屈光概念,指一类近视性屈光不正。以眼的屈光学诊断为准。近视眼必定近视,但近视并非一定是近视眼,例如有调节痉挛的远视眼也可有近视的现象。

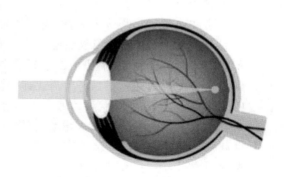

图1-3　近视眼的屈光成像

(一)近视眼的现状

近视眼视目前眼科和视光学最热门的话题,近视眼的发生率呈现逐年上升的趋势。根据流行病学资料显示:近视眼被列为世界三大疾病之一,全世界几乎所有的人群都存在近视,中国近视眼人数竟已超过4亿。亚洲国家近视发生率在70%～90%,中国人口近视发生率为33%,是世界平均水平22%的1.5倍。其中,中国学生近视发病率居世界第一。

(二)近视眼的病因

关于近视眼的病因至今没有确定的结论,目前尚属于认知阶段。总体来讲,对于近视眼的发生、发展起一定作用的因素归纳起来主要是内因和外因。

1. 内因

(1)遗传因素:近视眼有一定的遗传倾向,已被公认,高度近视更是如此。但对一般近视,这一倾向就不很明显。有遗传因素者,患病年龄较早且多在-6.00 D以上。但也有高度近视眼者无家族史。高度近视眼属常染色体隐性遗传,一般近视眼属多因子遗传病。近视眼的发生还与种族有关,黄种人近视发生率最高,白种人次之,黑种人最低。

(2)发育因素:婴儿因眼球较小,故均系远视。但随着年龄的增长,眼轴也逐渐加长,至青春期发育正常,具体数值见表1-4。如发育过度,则形成近视,此种近视称为单纯性近视,多在学龄期开始,一般都低于-6.00 D,至20岁左右即停止发展。如幼年时进展很快,至15～20岁时进展更快,以后即减慢,这类近视常高于-6.00 D,可到-20.00 D～-25.00 D。这种近视称为高度近视、变性近视或病理性近视。此种近视到晚年可发生退行性变,因此视力可逐渐减退,配镜不能矫正视力。很少人在出生时就有近视眼,但有极少数为先天性的。

表1-4　不同年龄的眼轴长度

年龄/岁	眼轴长度/mm
3	21.78±0.74
5	22.07±2.04

续表1-4

年龄/岁	眼轴长度/mm
7	22.73±2.20
8	22.47±2.52
9	22.95±2.40
10	23.00±2.44
11	23.00±2.44
12	23.35±2.50

2. 外因　即环境因素。当眼球发育成熟后,如果没有先天性遗传因素,则环境的改变对近视的发生和发展有很大影响。例如:照明不足、字迹模糊不清时,外界物体在视网膜上的成像不清,容易造成近视;长时间的近距离阅读、工作等,易导致近视的发生;验光配镜过矫时,外界物体成像于黄斑中心凹之后,容易导致近视的产生。

从事文字工作或其他近距离工作的人,近视眼比较多。青少年学生中近视眼也比较多,而且从小学五、六年级开始,其患病率明显上升。这种现象说明近视眼的发生和发展与近距离工作的关系非常密切。尤其是青少年的眼球,正处于生长发育阶段,调节能力很强,球壁的伸展性也比较大。阅读等近距离工作时的调节和集合作用,使眼外肌(主要是内直肌)对眼球施加一定的压力,眼内压也相应升高。随着作业的不断增加,调节和集合的频度和时间也逐渐增加,睫状肌和眼外肌经常处于高度紧张状态。调节作用的过度发挥可以造成睫状肌痉挛,从而引起一时性的视力减退。但经休息或使用睫状肌麻痹剂后,视力可能改善至完全恢复。因此,有人称这种近视为功能性近视或假性近视。但巩膜组织在眼外肌的长期机械性压迫下,球壁逐渐延伸,眼轴拉长,近视的程度也越来越深,而且不能再被阿托品等所缓解。特别是青少年时期,不注意视觉卫生是形成近视眼的直接原因。不注意全身健康更会促使近视眼的发展。最近有人用"前瞻性研究"的方法,观察"环境与遗传因素在近视患病中所起的作用"。其法为对于原视力正常的学生,在两年后的随访中对影响近视的各种因素进行分析判断。其结果如在遗传因素方面:父母双方均无近视、一方有近视、双方均有近视的子女中,近视新患病率之比为1:2.6:3.8;在环境因素方面:课余阅读时间为(1~2 h):3 h:(4~5 h)的近视新患病率之比为1:2.1:3.2。因此,遗传和环境是影响学生发生近视的两个重要因素。另外,从广义上说,大气中微量元素的污染,营养成分的改变和不符合人体工程学要求的教具等,亦为客观因素,且均有增加学生近视发生概率的报道。但这些因素与看近引起近视相比较,则是次要的。

(三)近视眼的发病机制

近视眼的发病机制目前仍然不是十分清楚,但是可以肯定的是各种类型的近视眼的发病机制是不一样的。一些低级动物身上的研究结果也不完全和人类的近视眼发病机制相同。因此,搞清楚近视眼的发病机制有助于近视眼的防治工作。

1. 眼外肌及眼球压力学说　Greene 的研究认为斜肌止端位于赤道部对后部的巩膜产生局限性的压力。与此同时，眼外肌作用引起的眼内压升高也会导致眼轴增加，导致近视发生或者增加。

2. 形觉剥夺学说　外界物体影像的刺激是促进视觉系统发育眼球朝正视化发展的关键因素。有学者认为视网膜对比度的下降是形觉剥夺近视眼发生的主要原因，形成近视的程度与散射镜片产生的视网膜对比度下降的程度直接相关。同时也提示形觉剥夺性近视眼是视网膜改变引起巩膜变化造成的。但是在实际临床中，由形觉剥夺引起的近视眼仅见于先天性上睑下垂或者屈光介质混浊等引起的继发性近视眼，因此不是人类后天性获得近视的主要发病机制。

3. 调节学说　视近工作的视觉信号输入，通过视神经传导，由副交感神经传出，引起睫状肌收缩和调节反应。因此视近工作时可能由于调节反应引起近视眼，这一结论可以通过事先麻痹睫状肌和切断视神经能证明是调节参与了近视发生机制的最好证据。

很多学者研究发现，近视眼患者存在明显的调节滞后。视近距离越近，调节滞后量越大，但是调节滞后到底是不是近视眼发生发展的原因目前尚存在争论。

4. 光学离焦学说　国外学者通过建立动物实验模型发现，适度的远视性离焦的视网膜图像信号导致巩膜代偿性生长从而加速眼轴的延长，形成近视眼，而聚焦的视网膜图像则减慢眼球的生长。必须指出上述的研究主要是针对黄斑中心凹的离焦现象，随着视光学和眼科的飞速发展，目前关于离焦学说有了更大的突破。由于眼睛的抖动和人的用眼习惯，传统的镜片只是考虑黄斑中心凹的聚焦，基于上述理论，国内外目前推出了环焦镜。关于环焦镜在控制近视的作用还有待于视光学、眼科临床工作者进一步研究佐证。

5. 生物活性物质作用学说　研究表明视网膜上的多种生物活性物质，如多巴胺、血管活性肠肽、乙酰胆碱、胰高血糖素及一些生长因子，在眼球生长、眼轴延长、近视的发生与发展的过程中起着重要的作用。目前由美国新英格兰视光学院发布的科研文章指出：晒太阳不足是导致近视的原因，其主要原理也是晒太阳可促进体内多巴胺的合成，应用多巴胺受体激动剂可阻止近视眼的发展。

关于近视的研究机制国内外目前较多，例如还有巩膜主动塑形学说、基因调控学说等。上述学说均在研究之中，眼屈光学的许多理论还有待于各位同仁在今后的学习、科研、工作中不断地探索。

(四)近视眼的分类

目前对近视眼仍无统一的分类标准，常见的有以下几种分类。

1. 根据近视的程度分类

(1)低度近视：一般是指成人屈光度低于-3.00 D，少年在-2.00 D 以下的近视。

(2)中度近视：一般是指成人屈光度在-3.00 D ~ -6.00 D，少年为-2.00 D ~ -4.00 D 的近视。

(3)高度近视：一般是指成人屈光度在-6.00 D ~ -10.00 D，少年为-4.00 D ~ -6.00 D 的近视。

(4)超高度近视：成人屈光度大于-10.00 D，少年在-6.00 D 以上的近视。

2. 根据屈光状态分类

（1）轴性近视：眼的各屈光成分基本正常而眼轴偏长，如图 1-4 所示。轴性近视眼一般见于病理性近视和大多数单纯性近视眼。通常眼轴长度增加 1 mm，度数增加-250 DS 左右，具体与年龄有关。在高度近视眼中，眼轴增长特别明显，这部分患者常常有明显的眼球突出。

（2）屈光性近视：眼的屈光间质的屈光力过强，而眼轴正常，如图 1-5 所示。屈光性近视包括曲率性近视和屈光指数性近视两种。

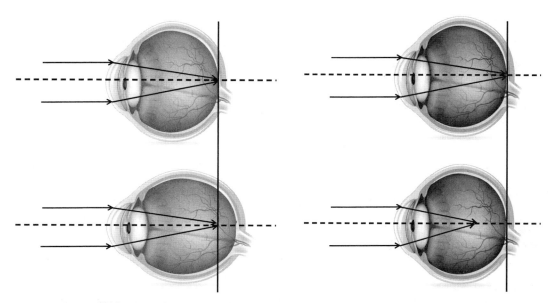

图 1-4　轴性近视眼的屈光成像原理　　　　图 1-5　屈光性近视眼的屈光成像原理

曲率性近视：最常见的是角膜或晶状体曲度增大，如圆锥角膜，大角膜或小角膜，角膜移植术后，球状晶状体或小晶状体等。

屈光指数性近视：由于房水、晶状体屈光指数增加所致，常见于急性虹膜炎、老年性晶状体核硬化或混浊、初发白内障、糖尿病患者等。

3. 按照眼睛调节作用的影响分类

（1）假性近视：亦称调节性近视，其眼球轴径长度正常，但屈光间质的屈折力超出常度，一般为晶状体调节过度，因此远处的光线入眼后成像于视网膜前。散瞳后近视的屈光度完全消失，表现为正视眼或远视眼。

（2）真性近视：也称轴性近视，其屈光间质的屈折力正常，眼轴的前后径延长，远处的光线入眼后成像于视网膜前。通常用阿托品散瞳后检查，近视性屈光不正度数未降低或者低于 0.50 D。

（3）混合性近视：真假性近视同时存在的状态。散瞳后近视屈光度有较多的降低，但仍为近视。青少年近视学子在学习任务繁重和身体发育过程中，多为此种近视状态。

4. 按近视的性质分类

（1）单纯性近视：绝大多数发生于青少年期，进展缓慢，屈光度偏低，矫正视力佳，随着身体发育的停止，近视眼的进展趋于稳定，这类近视为单纯性近视。大多数后天性近视可归于此类。

（2）病理性近视：又称为恶性近视、变性近视、变性近视等，属基因遗传性近视或先天性近视。其特点是出生时或生后早期即发生，有遗传因素，发展快，呈持续进行性加深，青少年时期近视程度进展明显，近视度数大，一般在 -6.00 D 以上；眼轴明显延长，眼底病变早期出现并呈持续进行性加重；视功能明显受损，远视力低下，常不能完全矫正，大多数患者近距离视力尚可，严重者近视力也低于正常。

人眼在多种内外因素作用下，可引起远视力下降、近视力正常及屈光性近视。可以是一时性也可能是永久性，多数屈光度数不高，主要包括以下几点。

1）外伤性近视：眼外伤，主要是钝挫伤，可诱发近视。一般历时 2 周左右，多在 1 个月内恢复，个人患者持续 1～2 年，甚至永久性者，屈光度数多小于 -6.00 D。可能是由睫状体水肿、调节痉挛、晶状体悬韧带断裂、前脱位或角膜曲率增加所致。

2）中毒性近视：有毒物质，如有机磷农药等急慢性中毒，引起一种近视化反应。

3）药物性近视：多种药物，如磺胺类、利尿药、四环素、ACTH 及避孕药等可诱发近视，可能是直接作用于晶状体所致。

4）糖尿病性近视：不少糖尿病患者可能表现近视。一般认为血糖升高时葡萄糖及其代谢产物积于晶状体中，导致晶状体渗透压升高，水分入内，导致晶状体屈光指数、曲率发生变化，从而形成一时近视。

5）空间近视：当人处于高空中，注视四周空虚视野，由于缺乏正常的环境视觉刺激引起的一种近视现象。

6）夜间近视：人眼在光线减弱时，处于暗适应情况下，由于调节刺激缺乏或降低所引起的一种近视状态，可能与晶状体移位及瞳孔散大有关。

（3）继发性近视眼：指的是一些眼球先天性屈光问题（如圆锥角膜、球性晶状体等）或由于手术植入人工晶状体的度数过高或移位、眼球疾病等所继发的近视眼，临床上一般可以找到原发疾病。

（五）近视眼的临床表现

1. 远、近视力变化　　近视眼最突出的症状是远视力降低，视远处时，原来清晰的物体变得模糊不清；但是度数低的近视眼患者近视力一般比较好，单纯性近视眼可达到 1.0，所以常常出现近视患者视物移近观看。虽然近视的度数越高远视力越差，但没有严格的比例。一般来说，-3.00 D 以上的近视眼，远视力不会超过 0.1；-2.00 D 者在 0.2～0.3；-1.00 D 者可达 0.5，有时可能更好些。

（1）眯眼现象：在生活中，我们常常看到一些人在视远处物体时常常眯着眼睛，这就是近视眼发生早期，远视力下降最典型的表现就是不自觉的眯眼。

（2）物体移近：常常会出现近视患者将远处物体移近或者凑在前面观看。

（3）近视力下降：近视度数较高的患者，在远视力下降的同时，近视力也会有所下降，一般需要将近视力表靠近才能够看清楚。

（4）矫正视力不理想：近视眼度数较低的患者通常通过正确的屈光矫正可以获得正常的视力，但是在临床上往往遇见一些患者度数高于-6.00 D或者虽度数偏低但长时间未矫正或错误的矫正，患者即使后来通过正确的矫正后并不能获得正常的视力。值得注意的是，患者可能不存在屈光性弱视，但是视力仍然达不到正常的视力，这种在医学上称为功能性视力低下。

（5）远、近视力均提高：在实际临床工作中，我们常常遇到一些中老年人原来视远和视近的时候都需要眼镜，但是随着年龄的增加，患者在视近时却不需要眼镜，视远的时候近视程度也减轻了。出现上述现象主要是视远时，由于人到老年瞳孔逐渐缩小挡住了一部分弥散光，像差减少、景深增加，视力提高；此外，随着年龄增加患者的调节能力下降，此时轻度的近视度数刚好用于弥补近方需要的调节附加，近视力提高。

2.**疲劳** 视疲劳在特别低度者常见，但不如远视眼明显，在轻度近视和高度近视中也比较多见。

（1）轻度近视眼的视疲劳：在轻度近视眼中出现疲劳症状比较多见，这是由于近视眼的调节和集合不协调。因为轻度近视眼在视近时不用调节或者少用调节，但是为了维持双眼单视，集合要正常参与。如果临床上调节向集合靠拢。患者就需要付出更大的调节，出现睫状肌增加，疲劳，患者的清晰度受到影响。临床上一般不容易出现调节向集合靠拢。因此，我们在进行矫正时，如果要改变处方去纠正眼位，前提是一定要考虑视力变化，否则会适得其反。另外是集合向调节靠拢，是临床上比较常见的，即向较低的集合方向发展，因而产生眼外肌的肌力不平衡，这种潜伏性的视觉，是引起视觉紧张和视疲劳的原因。

（2）高度近视眼的视疲劳：高度近视由于注视目标距眼过近，集合作用不能与之配合，故多采用单眼注视，反而不会引起视疲劳。但是在临床上也可能出现患者动用较强的调节力将近处的物体看清楚，这种患者经常处于紧张的调节状态，因而也会引起视疲劳。

3.**眼位** 近视眼视近时不需要调节或者少用调节，所以集合功能相对减弱。待到肌力平衡不能维持时，双眼视觉功能就被破坏，只靠一只眼视物，另一只眼偏向外侧，成为暂时性交替性外斜视。若偏斜眼的视功能极差，且发生偏斜较早，可使偏斜眼丧失固视能力，成为单眼外斜视。同时在临床上偶尔可见于由于近视眼视近时不需要调节或者少用调节，集合功能反射性加强带动更多的调节，患者注视近距离物体时越来越近，可使患者成为内隐斜或者内斜视。

4.**眼球变化** 高度近视眼多属于轴性近视，眼球前后轴伸长，其伸长几乎限于后极部。故常表现出眼球较突出，前房较深，瞳孔大而反射较迟钝。由于不存在调节的刺激，睫状肌尤其是环状部分变为萎缩状态，在极高度近视眼可使晶体完全不能支持虹膜，因而发生轻度虹膜震颤。

5.**眼底** 低度近视眼患者眼底变化不明显；高度近视眼因眼轴的过度伸长，可引起眼底的退行性改变。

（1）豹纹状眼底：视网膜的血管离开视神经盘（又称视神经乳头）后即变细变直，同时由于脉络膜毛细血管伸长，可影响视网膜色素上皮层的营养，以致浅层色素消失，而使脉络膜血管外露，形成似豹纹状的眼底，如图1-6所示。

（2）弧形斑：近视弧形斑视神经乳头周围的脉络膜在巩膜伸张力量的牵引下，从乳头颞侧脱开，使其后面的巩膜暴露，形成白色的弧形斑。如眼球后极部继续扩展延伸，则脉络膜的脱开逐步由乳头颞侧伸展至视神经乳头四周，最后形成环状斑。此斑内可见不规则的色素和硬化的脉络膜血管（图1-7）。

（3）黄斑部变化：可形成不规则的、单独或融合的白色萎缩斑，有时可见出血。此外，黄斑部附近偶见有变性病灶，表现为一个黑色环状区，较视神经乳头略小，边界清楚，边缘可看到小的圆形出血，称为 Foster-Fuchs 斑。

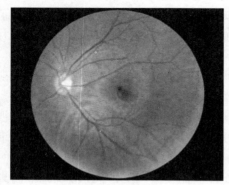

图1-6　豹纹状眼底

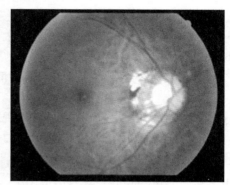

图1-7　弧形斑

（4）后巩膜葡萄肿：眼球后部的伸张，若局限于一小部分时，从切片中可以看到一个尖锐的突起，称为后巩膜葡萄肿。这种萎缩性病灶如发生在黄斑处，可合并中心视力的永久损害。

（5）锯齿缘部囊样变性：视网膜边缘是锯齿缘，是由多层的视网膜与单层睫状体非色素上皮交汇而形成，在平坦部与视网膜之间连接处有网膜残缺现象及囊样变性称为锯齿缘部囊样变性。

（六）近视眼的并发症

几乎所有高度近视眼都有眼轴增长及眼球后极部巩膜的显著变薄，主要病理变化为视网膜和脉络膜的萎缩和变薄，逐年加重。因而产生许多严重的并发症，大部分可以致盲，是我国位居第6位的致盲性疾病。其主要的并发症如下。

1. 玻璃体液化变性　玻璃体是无色透明胶冻状。当近视眼眼球增大，玻璃体却不会再增加，所以玻璃体不能充填眼内全部空间，出现液化，活动度增加，混浊，引起眼前黑影，又叫飞蚊症。

2. 视网膜脱离　是近视眼最常见的并发症之一。由于近视眼眼轴伸长及眼内营养障碍，视网膜周边部常发生囊样变性、格子样变性等。变性区视网膜非常薄，极易发生穿孔，有的已经穿孔形成干性裂孔，再加上玻璃体液化、活动度增加，牵拉视网膜发生脱离。据统计在视网膜脱离中，70%的患者同时患有近视眼。

3. 白内障　近视眼眼内营养代谢不正常，使晶状体的囊膜通透性改变，晶状体营养障碍和代谢失常而逐渐发生混浊，视力逐渐减退产生并发性白内障。这种白内障发展缓慢，以核性混浊和后囊膜混浊为主。

4.黄斑出血和黄斑变性 近视眼眼部血液供应差,视网膜缺血,视网膜产生一种新生血管生长因子。这些因子使视网膜下新生血管生长,这些新生血管管壁极薄,极易破裂出血,出血后形成黄斑出血。出血吸收后,新生血管可再破裂、再出血,多次出血后局部形成瘢痕,致黄斑变性造成永久性视力损害。

5.青光眼 近视眼眼房角处滤帘结构不正常,所以眼内的房水流出阻力较大,容易引起眼压升高。据统计高度近视眼30%有青光眼,这种青光眼会造成视力渐渐丧失。

(七)近视眼的处理

目前,国内外关于近视的治疗方法层出不穷,我们必须明白大多数近视眼属于轴性近视,已经增加的眼轴是不会变短的。因此,绝大多数近视眼视无法治愈,只能进行屈光矫正。对于一些继发于其他眼病的症状性近视眼,在原发疾病得到治疗后,近视眼才能随着得以治疗。

1.框架眼镜 框架眼镜因其价格适中、适用人群广泛,仍然是目前最常见、最主要的屈光不正的矫正方式。镜片的设计类型多样,包括:球面与非球面设计,单光、双光和多焦点设计等。具体见本套教材《眼视光应用光学》相关内容。

2.角膜接触镜 角膜接触镜也是目前矫正屈光不正的主要方式之一,全球配戴者约为12 000万人。其特点是镜片与角膜直接接触。一方面,因其可使角膜形态发生改变,且相对框架眼镜小得多的放大率差异,可以增加视野,有较佳的美容效果,又可使两眼屈光参差明显减少,使之维持双眼视觉功能,同时可以矫正不规则散光,圆锥角膜、先天性无虹膜等特殊眼视光疾病。青少年近视者不但可用接触镜增加视力,还可以压迫角膜防止近视继续发展。因此一部分配戴者优先选择该种镜片。另一方面,其对角膜生理造成的影响会产生相应的并发症,所以配戴者要注意清洁卫生,按要求消毒保养和经常更换,有眼前节疾病、过敏体质及环境不良情况下、未成年人不宜配戴。各种隐形眼镜对屈光不正的矫正原理和方法等详见本套教材《角膜接触镜验配技术》相关内容。

3.手术矫正 根据手术部位的不同,屈光手术可分为角膜手术、巩膜手术和晶状体性屈光手术。下面对各种手术方式加以简单介绍。

(1)角膜手术:角膜手术又可分为非激光性手术和准分子激光手术。前者包括放射状角膜切开术(RK)、散光手术(AK)、基质内角膜环植入术及表层角膜镜片术,后者则包括准分子激光屈光性角膜切削术(PRK)、准分子激光原位角膜磨镶术(LASIK)、准分子激光角膜原位联合瓣背面磨镶术(LASUK)、乙醇法准分子激光上皮瓣下角膜磨镶术(LASEK)、微型角膜刀法准分子激光上皮下角膜磨镶术(epi-LASIK)和个性化切削、半飞秒全飞秒手术。

1)RK/AK:特点为手术部位不侵入光学区、不需要昂贵的手术设备。主要用于中低度近视的矫正以及其他手术后残存近视、散光的矫正。

2)基质内角膜环植入术:主要用于矫正中低度近视和部分圆锥角膜。

3)表层角膜镜片术:因对屈光的预测性和精确度难以准确控制,开展较少。

4)PRK:是最早通过美国FDA批准的用于矫正屈光不正的激光手术。优点:安全;有效;能精确矫正屈光不正且术后视觉质量高。缺点:术后疼痛重、视力恢复相对较慢;术后需较长时间使用糖皮质激素,可能诱发青光眼;可能会出现角膜上皮下雾状混浊,有出现屈光回退的概率等。鉴于本术式的优点能被其他术式继承,所以其开展已较少,主要适用于角膜前弹力层不光滑,分离角膜上皮与前弹力层有困难的患者。

5)LASIK:该术式不破坏角膜上皮及前弹力层,且能避免或减少 PRK 术后的一些并发症,如角膜上皮下雾状混浊、屈光回退等,术后反应轻、视力恢复快,因此是目前为止最主流的术式。

6)LASUK:此术式是在 LASIK 术式的基础上发展而来,区别在于其手术部位增加了一个角膜瓣背面。因此,其治疗的屈光范围较 LASIK 更宽,术后屈光状态更稳定。但也有一个缺点,有可能会出现角膜上皮下雾状混浊。不过经过合理的设计,这个缺点是可以避免的。鉴于本术式特有的优势,正受到越来越多的人的关注。

7)LASEK:是综合了 PRK 和 LASIK 的某些特点的一种屈光手术方式。本术式以上皮瓣代替了 LASIK 术中的角膜瓣,既克服了 PRK 术后的疼痛,减轻角膜上皮下雾状混浊,又解决了角膜较薄患者不宜行 LASIK 手术的问题。本术式的优点如上所述,但因手术区的角膜上皮需经乙醇浸泡,往往会破坏上皮下的基底膜,导致上皮瓣的生物活性较差,不利于上皮愈合,且可能出现角膜上皮下雾状混浊。

8)epi-LASIK:是在 LASEK 的基础上发展起来的一项新的屈光手术,综合了 LASIK 和 LASEK 两种手术方式的有优点。本术式采用微型角膜上皮刀通过机械方法将角膜上皮和前弹力层分离开制作带蒂的上皮瓣。与 LASIK 相比,保留了更厚的角膜基质床,避免了角膜瓣产生的新的像差,术后视觉质量更好。与 PRK 相比,本术式保留了较完整的上皮瓣,术后刺激症状和角膜上皮下雾状混浊均较轻。与 LASEK 相比,本术式可避免乙醇对角膜上皮的损伤,使角膜上皮瓣保留更好的生物活性,有利于维持上皮细胞的功能及促进其创伤后的修复。

9)个性化切削:是指根据术眼的角膜地形图或总体像差检查结果而设计出针对该眼的矫正方案,并引导准分子激光实施角膜切削。前述的角膜屈光手术可解决绝大部分患者的屈光不正问题。但有些特殊的患者,如暗室下瞳孔直径较大、散光度数较高等,常规屈光手术的效果不一定能让患者满意。常见的不良体验有光晕、眩光、夜间视觉质量低于日间等。针对这些患者,目前认为可行且有效的是波前导引激光手术。与常规 LASIK 相比较,其主要优点有:视觉质量更好;不论是客观检查(如对比敏感度)还是患者主观评价,个体化切削均更好;夜间视力更好;视力更好;个体化切削术后裸眼视力和矫正视力均优于常规 LASIK;个体化切削还可用于矫正明显的角膜形态异常,如由屈光手术并发症所致的偏中心切削、角膜中央岛和不规则散光等。

(2)巩膜手术:多年来开展过的巩膜手术主要有巩膜缩短术、巩膜透热术和后巩膜加固术,因前两种术式近年已极少开展,故这里仅介绍后巩膜加固术(posterior scleral reinforcement,PSR)。

后巩膜加固术,也称为后巩膜支撑术、巩膜后兜带术或后巩膜加强术,是用异体或自体的生物材料或人工合成材料加固眼球后极部巩膜,以期阻止或缓解近视进展的一种手术方式。该术式是目前为止唯一的治疗病理性近视的方法。临床可用于近视度数在-8.00～-10.00 D 以上,且每年进展-0.50～-2.00 D 的近视患者。

(3)晶状体性屈光手术:晶状体性屈光手术分为两类:屈光性晶状体置换术和有晶状

体眼人工晶状体植入术。

1）屈光性晶状体置换术是以屈光矫正为目的,摘除原有晶状体,植入人工晶状体的一种手术方式。本术式主要用于高度近视的矫正。

2）有晶状体眼人工晶状体植入术,分为前房型和后房型两大类。本术式理论上可矫正屈光力范围为+10.00～–20.00 D。适用于屈光状态稳定,不宜或不愿接受框架眼镜或角膜接触镜,有接受屈光手术意愿者;或在临床上,屈光力过高(≥–12.00 D 的近视和≥+6.00 D 的远视)及角膜厚度较薄的中、高度屈光不正不宜行 LASIK 者。

4.药物治疗　药物治疗主要针对的是近视,目前经循证医学证实有效的仅有以阿托品为代表的毒蕈碱受体(M 受体)拮抗剂。

(1)阿托品:阿托品是非选择性的毒蕈碱受体拮抗剂。作用于副交感神经的药物为拟胆碱能药物,可分为节前和节后纤维的药物。节后纤维的受体主要为毒蕈碱受体(M 受体)。M 受体在人眼中已发现的有 M1、M2、M3、M4、M5 五种。其中对调节和瞳孔起主要作用的是 M3 受体。阿托品对以上五种受体都有作用,因此能全面阻断副交感神经的作用,包括阻断瞳孔括约肌和睫状肌,引起扩瞳和调节抑制等作用。

1）阿托品的疗效:对于不同性质的近视,其疗效有差异。①假性近视:阿托品能使假性近视消失。②混合性近视:阿托品能使半真性近视的屈光度降低。③真性近视:不能降低真性近视的屈光度,但可中止或延缓真性近视的进展。

阿托品的疗效与其浓度密切相关,高浓度(0.5%～1.0%)的疗效好,低浓度(0.05%～0.10%)的疗效较低。同时还与治疗对象的年龄有关。阿托品治疗中止后,其疗效不易巩固,通常又会恢复进展。停药后是否进展可能与近眼工作量和年龄有关,近眼工作量大和年龄较小仍在进展期中的较易继续进展。从理论上来说,阿托品治疗应持续到近视进展年龄已过后,才能维持其疗效。

2）阿托品的不良反应:因阿托品为非选择性 M 受体拮抗剂,所以其不良反应较多。

畏光:瞳孔扩大所致,与用药浓度有关。浓度越大越明显。但随着治疗时间的延长,该反应可减轻或消除。为减轻畏光,建议患者避免直接暴露于强烈的阳光下,在户外戴遮阳帽或有色眼镜。

视近困难:因调节抑制而引起,此作用也与浓度有关。用1%、0.1%和0.01%的阿托品滴眼后,抑制调节的程度分别为79%、60%和48%,也就是说使用阿托品后仍会剩余一些调节力。因调节抑制引起的视近困难主要出现在双眼治疗者(双眼同时滴阿托品)。但由于近视者本身远点较近,加上剩余调节力,在摘下眼镜的情况下,一般视近工作和学习不会有太大困难。如一个–2.50 D 的近视,原有 10 D 调节力,用 1% 阿托品治疗后,剩余 2.10 D 的调节,加上–2.50 D 的近视,则近点在眼前约 22 cm 处。在一般的读写距离(33 cm)之内,个别视近有困难者可配戴双光镜或渐变多焦点镜片。

结膜炎:发生原因可能为过敏或毒性反应。也与阿托品浓度有关,在 1%、0.1% 与0.01% 的长期治疗组中,其发生率分别为13%、2%和0。结膜炎发生后只需停药,一般能自愈,加用糖皮质激素会更快恢复,通常不留后遗症。

全身反应:高浓度的阿托品可能引起口干、皮肤发红和心率加快等全身性不良反应,偶见于高浓度频繁反复滴眼或对阿托品较敏感的少年、儿童。滴眼后按压泪囊避免药液流入鼻及咽部有助于防止此反应。严重者可用毛果芸香碱解毒。

眼压升高:在前房浅、房角非常狭窄的患者,扩瞳后可能引起眼压升高,但这类患者在青少年近视眼球中极少发现,所以不足为虑。但为稳妥起见,对于极个别前房角非常狭窄的患者要慎用。

3)阿托品的禁忌证:对阿托品过敏或前房浅、房角非常狭窄的患者不宜用阿托品治疗。

4)治疗方式选择:①高浓度治疗,适用于进展快,对治疗要求迫切且对不良反应较能耐受的患者。②低浓度治疗,适用于进展慢、对不良反应耐受较差的患者。

在单眼治疗和双眼治疗的选择上,单眼治疗的疗效是双眼治疗的一半,因此较适合于进展慢、对不良反应耐受较差的患者。

(2)哌仑西平:此药早期被认为是选择性 M 受体拮抗剂,目前存在争论,但其对人类中控制近视进展的作用已被证实。经研究发现,2% 的哌仑西平的疗效大致相当于0.05% ~0.10% 阿托品的治疗效果。不良反应方面,两者也比较接近。

(3)其他 M 受体拮抗剂:目前除了阿托品和哌仑西平已证明对近视有一定的疗效外,临床上已经试用的还有几种非选择性 M 受体拮抗剂,包括托吡卡胺、乙酰环戊苯、山莨菪碱等。

1)托吡卡胺:本药滴眼后可引起扩瞳和调节抑制,但作用时间较短暂,对调节抑制作用不如阿托品,睡前滴眼一般不影响次日读写。临床观察发现,其对假性近视和半真性近视有一定疗效,但对真性近视,阻止近视进展的效果不够明显。

2)乙酰环戊苯:本药的作用效果介于阿托品和托吡卡胺之间,对假性近视和半真性近视有效,对防止真性近视进展也有一定的疗效。

3)山莨菪碱(654-2):疗效与乙酰环戊苯相当,目前市面上有成药供应(信流丁)。

(4)其他药物:曾用于治疗近视的药物有很多,除上述药物,国内还用过普鲁托品、烟酸、地巴唑、维生素 K、眼球提取液(眼生素、眼宁),还有各种中药的眼药液如丹参、复方白芍眼药水、珍视明滴剂等。这些药物因缺少疗效评价报告,很难判断其效果。

5.其他　在近视治疗的历史中,曾有过很多其他的方法,如单纯基底向内的三棱镜、电疗、磁疗、超声波治疗、低能量激光治疗、针灸、推拿、气功、调节功能训练和视力训练等。这些方法中经严密对照观察者,至多只能使部分近视者获得暂时性的视力进步,对患者的屈光力并不产生影响,因此对近视无效。

(八)近视眼的预防和干预

任何一种有利于减轻视觉疲劳、放松调节的措施均可以试用,亦可进行其他途径的探索,但均应科学、合理、有效、安全。

1.预防近视的发生

(1)宣教,减少遗传因素的影响:研究发现,单纯性近视和病理性近视都与遗传因素有关。单纯性近视为多因子遗传,病理性近视多为常染色体隐性遗传。因尽量避免配偶双方均为高度近视。

(2)养成良好的用眼习惯:一方面,近距离用眼的时间应有限制,用眼距离也应正确。学习、工作时应控制视近距离在 40 cm 左右,每连续近距离用眼 40 min 左右,应远眺10 min 以放松睫状肌,因仰卧或俯卧阅读时很难控制距离,应避免。使用电脑、掌上电脑、手机的距离和时间也应加以控制。电视机的屏幕较大,看电视的距离较远,所以看电视与视力下降已无明显关系,但仍需注意,收看电视的距离应保持得较远。另一方面,要尽量避免物体在视网膜上形成模糊像,所以应避免在行进的车中看书,还要避免在暗弱光下阅读、书写。

(3)开展体育锻炼,增加室外活动:合理的运动可能有助于预防近视,如打乒乓球、羽毛球等。双眼在紧盯着穿梭往来、忽远忽近、忽高忽低的乒乓球、羽毛球时,使得睫状肌不断地放松和紧张,从而促进了睫状肌的血液供应和发育,减轻视疲劳。

(4)重视近视的早期征兆,尽早处理。近视发生早期常有视疲劳的表现:看书时间较长会觉得字体重叠、阅读串行,从看近转为看远或从看远转为看近时会有短暂的视物模糊。发现以上情况时应尽早检查,及时预防。

2.预防近视的进展 除了以上提及的第2点和第3点,另外需要注意以下几点。

(1)双光镜和渐变多焦点眼镜有可能控制近视进展,尤其对于伴有近点内隐斜者效果明显。

(2)正确配戴正确设计的角膜塑形镜(OK镜)也有一定的控制近视加深的作用。

(3)对合适的患者可选用适当浓度的阿托品或哌仑西平等M受体拮抗剂,可使近视的进展停止或减慢。

3.预防近视的并发症 近视眼的并发症有很多,需要重点预防的主要有以下几种。

(1)弱视:多发于屈光参差和低龄高度近视患者。

(2)斜视:近视多为外斜倾向,也有少数倾向内斜。

(3)玻璃体病变:近视眼多为轴性近视,眼轴拉长后,玻璃体腔也相应增大,促使玻璃体进行性变性,导致玻璃体液化、混浊、脱离等。

(4)视网膜脱离:高度近视眼发生率较高。

(5)黄斑病变:亦主要见于高度近视眼。

(6)青光眼:也是高度近视的合并症之一,多为开角型青光眼或正常眼压性青光眼。

近视眼的并发症主要发生于病理性近视眼,所以高度近视患者是重点预防对象。目前尚无较好的预防方法,只能依靠定期健康检查,早发现、早治疗;此外,尽量避免前述并发症的诱因也具有重要的意义,如减伤重体力劳动、避免各种剧烈运动、预防和积极治疗各种急慢性眼病和全身性疾病等。

二、远视眼

远视眼是指调节静止时,平行光线经过眼屈光系统的屈折,在视网膜后会聚成像的眼睛,如图1-8所示。为此,远视眼经常需要运用调节来加强眼的屈光力,使进入眼球的光线能聚焦在视网膜上并成为清晰的物像。

(一)远视眼的现状

一般认为,欧美国家远视眼人数较多,但并无严格的对比性。在远视眼中,度数较高

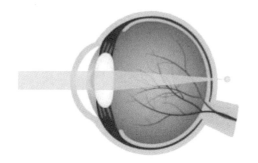

图1-8 远视眼

和明显屈光参差者,如果得不到早期矫治,常常会导致弱视的发生。远视性屈光不正也是引起视觉疲劳的主要原因。因此,保护视力、防治弱视及消除妨碍学习和工作的疲劳来说,重视远视性屈光不正的研究有着积极的意义。

(二)远视眼的分类及病因

造成远视的主要因素有两点:一是眼球的前后轴过短,二是屈光系统的屈光能力过弱。

1. 根据性质不同分类 远视眼按照屈光系统来分类主要有轴性远视眼和屈光性远视眼。

(1)轴性远视眼:这是最常见的远视眼,眼的屈光力在正常范围内,眼球的前后径比正常眼短(图1-9)。眼轴偏短是形成远视的最常见原因,一般是眼球发育不完善的结果。

远视是正常发育的一个必经时期,新生儿一般眼球较短,平均值一般在17.3 mm,所以婴儿几乎都是远视眼,是+2.00 ~ +3.00 D屈光度的远视。随着年龄的增大,眼球变大、眼球延长,到成年后,因身体发育停止相伴随的眼轴增长过程也停止。一般到成年后眼应当是正视或接近于正视,这种变化称为正视化。但若在眼球发育过程中,由于遗传或者外界环境等因素的影响,使得眼球的发育停止,眼轴不能达到正视眼的长度,就出现了轴性远视眼。轴性远视眼的眼轴偏短很少超过2 mm。按照屈光学计算,眼轴每短1 mm,屈光度数增加+3.00 D,故超过+6.00 D的远视很少见。但也有高度远视眼,虽眼睛不合并其他任何病理性变化,也会高达24 D。例如小眼球,其远视程度甚至还会超过24 D。

眼的前后轴变短,亦可见于病理情况。眼肿瘤或眼眶的炎性肿块可使眼球后极部内陷并使之变平;再者,球后新生物或球壁组织水肿均可使视网膜的黄斑区向前移;一种更为严重的情况可以由视网膜剥离所引起,这种剥离所引起的移位,甚至可使之触及晶状体的后面,其屈光度的改变更为明显。

(2)屈光性远视眼:当眼球前后轴长正常时,由于眼的屈光力较小而产生的远视眼称为屈光性远视眼(图1-10)。引起屈光系统屈光力降低的原因一般有以下几种。

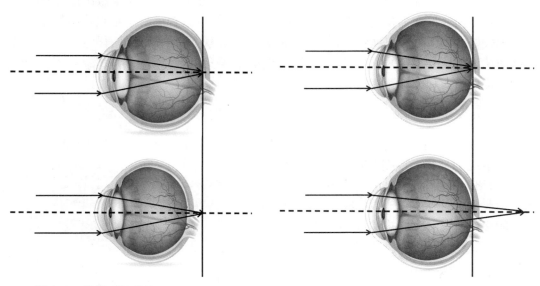

图1-9 轴性远视眼的屈光成像原理　　　　　图1-10 屈光性远视眼的屈光成像原理

1）曲率性远视：它是由于眼球屈光系统中任何屈光体的表面弯曲度较小所形成。角膜是易于发生这种变化的部位，如先天性平角膜，或由外伤或由角膜疾病所致。从光学的理论计算，角膜的弯曲半径每增加 1 mm 可增加 +6.00 D 的远视。在这种曲率性远视眼中，只有很少的角膜能保持完全球形，几乎都合并有散光。

2）屈光率性远视：这是由于晶体的屈光效力减弱所致。系因老年时所发生的生理性变化以及糖尿病者在治疗中引起的病理变化所造成；晶状体向后脱位时也可产生远视，它可能是先天性的不正常或眼外伤和眼病所引起。另外，在晶状体缺乏时可致高度远视。

2. 根据远视程度分类　临床上把 +3.00 D 以下的远视称为轻度远视；+3.00 D ~ +6.00 D 的远视称为中度远视；+6.00 D 以上的远视称为高度远视。

（三）远视眼的调节

调节是眼睛为了看近处或看细微体逐渐演变的结果。正视眼处在休息状态，看远处物体时视网膜上形成清楚的像。看近时，由于进入眼球的光线是散开的，且在视网膜后成像，所以视网膜上形成的像是模糊不清的。这种模糊不清的像，在视中枢形成视−动的刺激因素，使受第Ⅲ对脑神经支配的睫状肌，瞳孔括约肌和内直肌时产生兴奋，形成调节、集合和缩瞳三位一体的联合运动，称为近反射。这三者之间，调节作用是主要的。远视眼眼球的前后轴较短或眼球屈光系统的屈光力较弱，从无限远处发出的光也在视网膜后成像，因而视网膜上的像也是模糊的。这种模糊的像也和正视眼看近物一样，在视中枢形成视−动因素，产生类似正视眼看近物一样的调节作用，使像向前移，在视网膜上结成清晰的像。我们将正视眼看近时的调节，称为生理性调节；远视眼看近所使用的调节，称为非生理性调节。远视眼看外界任何物体都要使用调节，故调节与远视眼密切联系在一起。因而按照调节对远视所起作用的不同，可将远视眼分为隐性远视和显性远视两类，其中显性远视又分为可矫正远视和绝对远视。

为了更好地理解各种远视的定义下面举例进行说明：某远视者未睫状肌麻痹前的裸眼视力 0.5，最佳矫正视力 1.0：矫正如下。

裸眼视力 0.5：

+0.50 D = 0.8 在眼前逐渐加正球镜，直到刚好看到 1.0 为止。

+1.00 D = 1.0 获得最佳视力的最低正镜度，这 +1.00 D 即为绝对远视度，是调节不能代偿的那一部分。

+1.50 D = 1.0 继续增加正镜度。

+2.50 D = 1.0 获得最佳视力的最高正镜度，这 +2.50 D 即为显性远视。

+2.75 D = 0.9

+3.00 D = 0.8 能动性远视为矫正到最佳视力的最高度数与最低度数的差值，即 +2.50 D−（+1.00 D）= +1.50 D，这度数为调节可以代偿的远视度数。

当患者使用药物散瞳时，视力为 0.2：

+0.50 D = 0.5

+1.00 D = 0.6

+3.00 D = 1.0

+3.25 D=0.9

+4.00 D=0.7

隐性远视度数 =+3.00 D−(+2.50 D)= +0.50 D

经用阿托品麻痹睫状肌后,要加到+3.00 D才能把视力提高到1.0,这就是全远视度数。

(四)远视眼的病理变化

1.眼球变小　一般说,远视眼的眼球较小,这种眼球变小不仅仅表现在眼的前后轴方面,而是所有的轴向都变小。高度远视眼的角膜也是小的。由于晶状体在形状方面变化不大,与缩小的眼球相比,晶状体相对变大了,因而前房变浅,使这种眼易于发生青光眼。这一点在使用散瞳药时要加以注意。高度远视眼可以形成发育变形,如小眼球。全眼球小不一定就是远视眼,主要是要看眼球前后轴和眼球屈光系统之间的搭配。在眼球变小的同时,其眼球屈光系统的屈光力量增大,不一定成为远视。

2.眼底变化　眼底检查可以看到典型的远视眼视网膜,表现为特殊的光彩。这是由反光所致,称为视网膜闪光环。视盘形成一种特殊的表现,很像视神经乳头炎,因此称为假性视神经乳头炎。视神经乳头为暗红色,边缘稍模糊和不规则。在模糊区的外面,有时被灰色晕围绕着,或被由边缘部向周围放射的条纹所包围,使之更加模糊,往往在视神经乳头的下方形成一种新型的变化。这种变化一般认为是先天性的,因而并不造成视力明显的降低。除了血管反光加强外,还可看到血管不适当的弯曲和不正常的分支。这种眼的变化应认真观察,以免误诊。单眼发生高度远视眼时,同侧的面部往往发育不好,两侧部不对称。发育的不对称在眼的本身也常可看到,这种远视眼大多数都合并散光。

3.假性外斜视　通常远视眼的黄斑部比正视眼要离视神经盘远一些,且角膜也明显地偏离中央。因此视轴穿过角膜时在光轴的鼻侧,造成了正的 a 角,即光轴相对地偏向对侧,呈现外斜状态,如图1−11所示。但是由于远视眼经常处于调节状态,引起了眼球向内集合,减少了外斜视的表现,故临床上常常看到远视眼伴有内斜视。

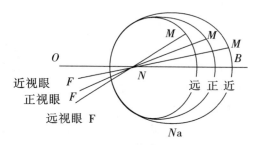

图1−11　各种眼的 a 角示意

(五)远视眼的临床表现

1.远视眼的视力　轻度远视具有调节代偿能力,其远、近视力都正常,犹如正视眼。但远视程度较高者,其远、近视力均不正常,且年龄越大,调节力越弱,在视网膜上形成的环状光圈越大,物像越模糊,因而近视力比远视力更差。为此,远视眼的视力减退是取决于远视程度和调节力的强弱的。

(1)轻度远视眼可以使用自身的调节力代偿,有可能不出现视力下降。这样的远视眼看东西与正视眼是没有区别的,故称为假性远视眼。由于患者视力较好,临床上这种远视往往被漏诊。

(2)青少年由于调节能力强,即使有中度的远视,也可能有较好的远视力,但是近视力会出现障碍。

（3）高度远视眼看不清楚任何物体,视症状比较明显。不仅近视力不好,远视力也出现障碍。

（4）远视眼视远时除了要用调节矫正其屈光不正外,在视近物时还要增加一部分调节力。当远视眼达到一定程度时,首先在视近物时表现视物不清的症状。如正视眼看33 cm需要+3.00 D的调节力,远视+3.00 DS就需要+6.00 DS的调节,才可以得到相同的光学效果。

（5）当远视程度较高,调节不足以矫正屈光异常时,会产生另一种情况,即偶尔可以看到远视眼患者把书本拿到很近时进行阅读,有时会误认为近视眼,这种情况称为远视型近视表现。这是由于远视眼借助瞳孔缩小、视网膜上物像的放大,来增加辨认物体的能力。这样常常被误认为高度近视,来验光配镜中心配近视眼镜,在临床检查时要特别注意。

（6）远视眼的视力随着屈光度数的增加视力降低,见表1-5所示。远视眼的视力往往不能矫正至正常值,特别是中度以上者。1909年Brockema指出,1.00～2.00 D的远视眼用镜片矫正后,有82%可达到正常视力;3.00～4.00 D者为63.5%;5.00～6.00 D者为44%;6.00 D以上的远视眼只有15%可以达到正常视力。

表1-5 绝对远视眼的屈光不正度和视力

屈光不正度	视力	屈光不正度	视力
0.50	0.6	2.00	0.15
0.75	0.5	2.50	0.10
1.00	0.4	3.50	0.06
1.50	0.2	4.00	0.05

远视眼的视力不能矫正到正常,主要是由于远视眼如不动用调节,所有外界物体都看不清楚;高度远视者,即使动用了调节,也不能使物像清楚,模糊的物像刺激影响了视网膜的正常发育。因此,为了提供良好的视觉刺激,使视网膜功能得到正常的发育,防止视力减退和单眼弱视,争取双眼单视,对于儿童远视眼应早期发现,及时矫正。

（7）随着年龄的增长,视力下降比较明显。随着年龄的增长,人们眼睛的调节能力逐渐降低,隐性远视逐渐移为显性远视。首先表现为近视力出现障碍,同时远视力也会出现障碍。

2. 视疲劳 高度远视眼因为看不清外界的任何物体,所以视觉症状比较明显。轻度远视眼,使用调节力量可以克服其屈光缺陷,可无任何视觉症状。青少年的调节力强,即使有中等度远视,也可不发生任何视觉症状。因为远视眼除了看远要用调节矫正其屈光缺陷之外,在看近物时,还要增加一部分调节力。因而远视眼的视觉主觉干扰症状,多在看近处物质时首先表现出来。例如,正视眼看33 cm处的物质时要用3.00 D的调节,2.00 D远视眼在看近时,就要用5.00 D的调节,才能得到同样的光学效果。当远视程度很高,其调节力量不足以矫正屈光异常时,可能产生另一种情况,即借助于物像的增大来增加辨认物体的能力。如此对于调节的高度动用,可迅速引起疲劳现象。即使远视的程度不高,有时亦可因年龄的增长,体力或精神的衰弱,而发生调节能力障碍,出现视力模糊的感觉,经常发生于长时间的近工作之后。因而只有暂时停止用眼,使睫状肌作短时间的休息,方能恢复清晰的视力。视疲劳是远视眼最为常见的症状,同时可伴有头痛、头昏和身体与精神方面的不适。如视疲劳持续过久,有时可能发生短时间的睫状肌麻痹,造成高度的视力障碍。但也可能发生睫状肌的痉挛性收缩,以致引起假性近视。至于调节与集合作用的分离,可表现为两种方式:准确的调节,配合过度的集合或不够的调节,配合适度的集合。但因前一种方式,可以获得比较满意的视力,故成为一般远视眼的发展趋势,即牺牲两眼单视,以便取得单眼视力的清晰性,因而养成一眼(视力较好的一眼)单视,而忽视他眼的习惯,结果形成内隐斜或内斜视。

3. 眼底改变 轻度远视眼的眼底是正常的。中度以上的远视眼,眼底可表现视神经乳头较小,色泽潮红,边缘模糊稍有隆起,颇似视神经乳头炎,但眼底可矫正,眼底长期无变化,故称为假性视神经乳头炎。

(六)远视眼的处理

一般说来,轻度的远视,如不引起视力障碍、视疲劳或斜视现象,同时一般的健康情况尚属良好,则无矫正的必要;反之,任何上述条件不符合时,则应戴适度的眼镜予以矫正。原则上应在睫状肌麻痹的条件下验光配以凸镜片矫正屈光不正的度数。对幼儿及青少年,尤为必要。

1. 7 岁以下的儿童 有轻度远视是生理现象,不需要配镜;但如果度数过高、视力减低或伴有斜视时,就应当配镜矫正。

2. 7～16 岁的学生 低度也可考虑配镜,如有视力疲劳,视力减退或斜视时,则必须矫正。

3. 成年人远视 初次配镜时,应不做全部矫正,因其睫状肌由于长期的过度运用,产生肌肉肥大,如果希望于短期内全部松弛,常不容易,因此应逐步予以矫正。凡在睫状肌麻痹条件下作散瞳检影,则矫正镜片应较实际测得的度数略低,以适应睫状肌的生理性张力。至于减低程度的多少,并无固定的规律,比较合理的办法是,根据隐性远视度数,再加上 1/4 的隐性远视度数,作为矫正的标准。

但对每位患者都应当给予个性化的处理,诸如各人对于所给镜片的接受程度(以视力之锐敏性为标准),患者的年龄,他所表现的临床症状,外眼肌功能的平衡情况,身体、精神状态以及职业等方面,都应一一顾及。总之,以所配戴的眼镜感觉最舒适为准。老年人,当全部远视转为固定性时,不论看远、看近都需借助眼镜,但无须作睫状肌麻痹下的检影配镜。

三、散光

眼在不调节时,平行光经过眼屈光系统后的屈折,不能形成焦点,而是在空间不同位置形成前后两条焦线和最小弥散圆的一种屈光状态,这样的眼称为散光,如图 1-12 所示。牛顿在 1727 年首先考虑到散光的问题,并发现他本人就有散光。1793 年 Young 利用 Scheiner 的方法测出自己的眼在垂直子午线上为近视 −3.94 D，水平子午线上为 −5.60 D，因而他存在 −1.70 D 的近视散光，据称这是散光眼的最早记载。1827 年英国剑桥大学的天文学家 Airy 第一个利用圆柱镜矫正这种缺陷，到 1864 年又由 Donders 将上述的两个子午线上屈光力不等的屈光不正称为规则散光，并将矫正这种屈光不正的工作应用于眼科临床，并引起重视。

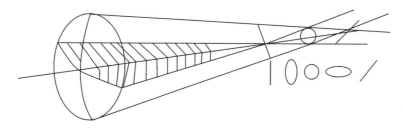

图 1-12　规则散光眼成像原理

（一）散光的形成原因

散光是眼睛的一种屈光不正常状况，与角膜的弧度有关。人类的眼睛并不是完美的，有些人眼睛的角膜在某一角度区域的弧度较弯，而另一些角度区域则较扁平。造成散光的原因就是角膜上的这些厚薄不匀或角膜的弯曲度不匀而使得角膜各子午线的屈折率不一致，使得经过这些子午线的光线不能聚集于同一焦点。严格来讲，人眼的屈光系统均包含着轻度的散光，轻度的散光是正常的生理状态，对视力并无影响，无临床意义。如致使视力减低，并足以引起感觉到的光学缺陷，临床上就需要矫正。

（二）散光的发病率

一般以 0.50 D 的散光为计算的起点。在性别方面，有研究认为女性多于男性。有研究则认为是男性多于女性。总的来说，性别之间差别没有什么意义。

在散光的类型方面，倾向性比较明显且最多见的，是散光多合并着远视或近视。远视和近视的度数越高，合并发生散光者越多。Duke-Elder 引用 Lühl（1909）的统计结果为：复性远视散光 27.00%、单纯近视散光 9.62%、单纯远视散光 13.72%、复性近视散光 38.37%、混合散光 11.30%。散光度数的分布变化较大，大多数低于 1.00~1.25 D（约占 85%）。在此限度以上的发病率急剧下降；并且在非病理性的散光眼中，顺规散光超过 6.00 D、逆规散光超过 2.50 D 者较为少见。较高度数的散光也有，甚至可以高达18.00~20.00 D，但都合并角膜创伤及角膜圆锥等。表 1-6 是 Cavara 于 1922 年提出的散光发病率。

表 1-6　散光发病率

散光度/D	<0.5	0.5~1.0	1.0~1.5	1.5~2.0	2.0~3.0	>3.0
发病率/%	22.94	42.44	16.18	9.21	9.39	2.84

可以看出,低于 2.0 D 散光的发病率超过 90%。有研究指出,轻度散光多发生在轻度远视或近视,或接近于正视眼。高度散光多合并较高度的远视或近视。对于发病率与年龄之间的关系,有人统计,顺规散光者,10 岁时为 92.38%,到 80 岁时变为 14.3%;而逆规散光者,则从少年时的 7.62% 上升到老年时的 85.7%。学者们的解释是由于年龄增加改变了散光轴向所致。但散光轴向为何改变,则难以解释。我国潘永称的调查亦认为随年龄增长逆规散光的比例增加,并认为轴向的改变为晶状体不断变化的结果。

两眼的散光往往是对称性的,这种对称不但表现在屈光差异的度数方面,而且也表现在轴向方面,但两眼屈光不等的例子非常多见。单侧散光约为 30%,但单眼的屈光不正度数要比双眼者低,其平均值为 2.99 D:3.41 D。

(三)散光的分类

1. 按照散光的原因分类

(1)曲率性散光:如果散光的度数较高,往往发生在角膜。这种散光通常是先天性的,几乎是不可避免的。用角膜计测量,可以发现正常人眼均存在轻度的散光。最常见的散光是,垂直弯曲度较水平者大,一般约在 0.20 D。这种轻度的散光被认为是生理性的,是由于上下眼睑的经常压迫所致。随着年龄的增加,这种生理缺陷有轻度增长的倾向。

获得性的散光也较多见。可因角膜病变(最突出的例子是圆锥角膜)、累及角膜的眼外伤(例如眼手术之后,包括角膜切口的手术)也可产生同样结果。眼肌切断术后,也可引起轻度散光。角膜散光亦可由眼睑肿瘤压迫造成。在正常情况下,用手指压迫眼球时,眼睑的收缩或眼外肌的作用,均可致暂时性的眼球形状的改变,造成不同程度的散光。

由晶状体引起的曲率性散光也不少见,但这种病例发生的程度都较轻。由晶状体圆锥引起的散光可达到极为明显的程度,但极为少见。

(2)光心偏离性散光:晶状体的位置轻度偏斜,或离开光学系统的轴线,并不少见。但这种先天性的缺陷往往非常轻微而被忽视。外伤引起的晶状体半脱位,使其光学性质变化不大,但所造成的结果非常明显。

(3)指数性散光:这是由于晶状体不同区域的屈折率有少量差异所造成的,是生理性的。这种散光程度轻微,没有实际意义。但因白内障引起的晶状体屈光率的变化,则影响极为明显,可以产生各种散光,使视物变形与多视症等。

2. 按照散光的光学特点分类

(1)规则散光:凡两个主径线互呈直角,因而能够接受镜片矫正的散光,称为规则散光。这种情况仍可用球面柱镜联合来矫正。根据焦线与视网膜位置的关系又可以分为以下几种。

1)单纯近视散光:在静屈光状态下,为一条主要子午线上平行光线在视网膜上成像,和它垂直另一条子午线上平行光线在视网膜前聚焦成像,如图 1-13 所示。

2)单纯远视散光:在静屈光状态下,为一条主要子午线上平行光线在视网膜上成像,和它垂直另一条子午线上平行光线在视网膜后聚焦成像,如图 1-14 所示。

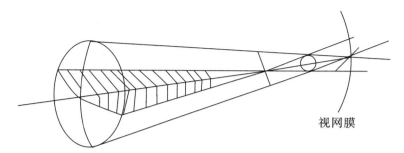

图 1-13　规则散光单纯近视散光成像原理

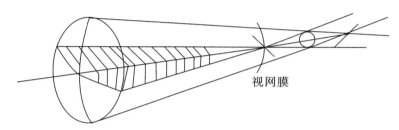

图 1-14　规则散光单纯远视散光成像原理

3）复性近视散光：在静屈光状态下，两条互相垂直主要子午线上，平行光线都是在视网膜前成像，但是它们屈光力不相等，如图 1-15 所示。

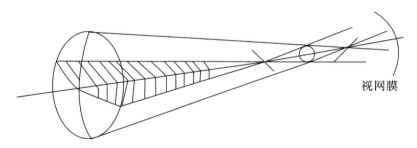

图 1-15　规则散光复性近视散光成像原理

4）复性远视散光：在静屈光状态下，两条互相垂直主要子午线上，平行光线都是在视网膜后成像，但是它们屈光力不相等，如图 1-16 所示。

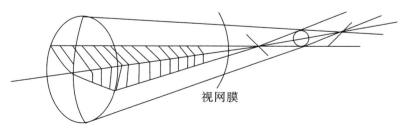

图 1-16　规则散光复性远视散光成像原理

5)混合散光:在静屈光状态下,两条互相垂直主要子午线上,平行光线一条是在视网膜前成像,另一条子午线上平行光线在视网膜后聚焦成像,如图1-17所示。

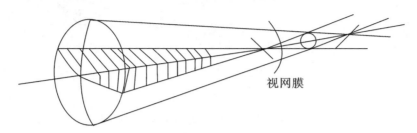

视网膜

图1-17 规则散光混合散光成像原理

规则散光中,又可以根据强主径线所在的方向分为3种类型。强主径线位于90°即以垂直方面的屈光力大于水平子午线的屈光度,称顺例或顺规散光或称直接散光,可用正柱镜片×(90°±20°)或负柱镜片×(180°±20°);反之,称反例或逆规散光,或称间接散光,可用负柱镜片×(90°±20°)或正柱镜片×(180°±20°)。在规则散光中,还包括两条主子午线是互相垂直,但均不在水平和垂直位置者称为斜向散光。

(2)不规则散光:是指眼屈光系统各个屈光界面不光滑,造成各径线的屈光力不一致或者同一径线上各部分的屈光力也不一致,且无规律可循。极轻度的各子午线上的屈光参差,被认为是生理性的。例如,晶状体的屈光率性屈光不正,其程度较轻,可无感觉。只有在屈光度加深时,如在初期白内障,可能发生不规则散光的症状,有时这种缺陷可以引起多视症。

明显的不规则散光,往往只有在角膜病变时才可发生,通常是外伤或炎症所引起的不规则愈合的后果,特别是溃疡之后。这些病变之后,由于混浊所造成的视力损害,远比不规则散光者更为严重。在这些例子,因为除了光学的缺陷外,还合并着角膜混浊,用镜片矫正视力往往效果不好,甚至对视力没有任何提高,角膜圆锥是一种少见的眼病。这种病的角膜向前鼓出成为锥形,尖端略微偏向角膜中央的下方,成为病理性的高度近视,由于角膜的突出呈双曲线性,因而屈光作用是不规则的。又因这种病变是进行性的,以致光学情况经常改变,更增加了镜片矫正的困难。

不规则散光用观察角膜反光的办法最容易识别。最常用、最简单的办法是用普拉西多板,简称普氏板(Placido's disc),或称角膜镜。用普氏板检查角膜圆锥时,角膜上形成非常特殊的环形图,即刻可以确诊。如用检眼镜在1m处检查,可以发现在眼底红色反光的中央有一环形的暗影。当检眼镜转动时,暗影随镜动而改变其部位。因为从眼内反射出来的光,通过圆锥中央部位者,不能进入观察者的眼内,故形成中央环形的黑影。但在严重的病例,普氏板在角膜上的成像往往不规则,用检眼镜检查也有困难。

3.按照散光产生的部位分类

(1)角膜散光:源于角膜前表面各子午线曲率不同,最常见的是垂直弯曲度较水平者大(与眼睑经常压迫有关),故其屈折力也较水平子午线为强,相差值大约0.25 D,属生理性,为生理性散光。后天的获得性散光可因角膜病变(如圆锥角膜、角膜炎等)或手术后引起,多为不规则散光。

（2）残余散光：可由其他屈光因子所致，如晶状体弯曲异常、位置倾斜、各部屈光指数不一致等。

（3）全散光：上述角膜散光与残余散光之和。

4. 按散光的性质分类

（1）生理性散光：由于角膜面并非完全均匀对称，各径线上的屈光力不等。用角膜曲率计测量，可以发现正常人的眼也存在轻度的散光。前面已经提到过，最常见的散光是由于上下眼睑压迫所致的轻度散光，导致垂直方向弯曲大于水平方向，随着年龄增加，这种散光有轻度增加的倾向。

（2）病理性散光：病理性散光指造成视力降低，并足以感觉到光学缺陷，又可以分类原发性散光和继发性散光。原发性散光多因于先天性结构异常，有遗传倾向。出生后随着年龄的改变，在眼睑压迫、眼肌牵拉及眼压等的作用下，可发生程度、表现及轴向上的变化。继发性散光起因于眼病、眼外伤、手术后遗症等，表现多不规则，难以矫正。

5. 按照散光的程度分类 可以分为轻度散光（≤2.00 D）、中度散光（2.25～4.00 D）及高度散光（≥4.00 D）。

6. 按散光的调节作用分类

（1）静态散光：是指由于角膜及晶状体屈光面异常或晶状体倾斜所产生的散光。

（2）动态散光：主要是因睫状肌收缩不协调，使晶状体各部分的调节不均匀，曲率相应的改变不一致的散光状态。既有散光度数的变化，又有轴位的变化。在生理状态下，这种效应可有中和角膜散光的作用。动态散光可见于：散光性调节（睫状肌局部收缩引起的局部调节作用，亦即动态晶状体散光），调节性散光（调节作用产生的剩余散光，不调节时，则不会出现），眼镜片引起的调节散光及当调节和集合时产生的角膜散光（主要为集合时眼外肌，尤其以垂直肌及斜肌对眼球的压迫，而使角膜的曲率发生改变所引起的角膜散光）。

（四）散光的临床表现

散光的症状主要有视疲劳、眼酸痛、头痛等。临床表现如下。

1. 视力减退 稍重者无论视远物、视近物，均感模糊不清。患者常有把眼睑半闭眯成缝隙的习惯，企图以此使物体看得较清晰。

散光眼远离视网膜的焦线方向的视标颜色变淡，边缘发虚不清，不容易辨认，视力下降，重者产生复视。除生理性散光外，各种散光都容易引起视力下降。远视散光由于调节作用，视力比近视散光较好。例如同样都是 1.00 度散光，远视散光的视力一般为 0.8 左右；近视散光眼的视力则一般在 0.5 左右；斜位散光看视标时，视标容易变形出现"长毛"现象，常因为变形而产生视力减弱。因此对斜位散光的矫正轴位尤为重要。散光对视力的影响详细情况见表 1-7。

2. 视疲劳 散光眼由于各经线上的屈光力不同对平行光线折射无法形成焦点而是两条焦线，所以大脑容易产生对像的选择读解。原因是散光眼容易产生对近视网膜的焦线的方向的景物；另外散光眼为了相对看清景物要尽可能地使用调节去缩小弥散圈的大小以提高像的质量；高度散光如果矫正不当或不戴镜容易引起头痛、视疲劳等症状，因而散光眼很容易产生视疲劳。

表 1-7 各种屈光不正视力降低的比较

屈光不正种类	视力						
	0.7	0.5	0.4	0.3	0.2	0.13	0.08
水平轴散光/D	1.00	1.50	2.00	2.50	3.00	4.00	5.50
斜散光/D	0.75	1.00	1.50	1.75	2.25	2.75	4.25
单纯近或远视/D	0.50	0.75	1.00	1.25	1.50	2.00	3.00

3. 弱视　多见于高度散光,特别是远视散光。因其看远看近都不清楚,视觉得不到锻炼,易于发生弱视,继之又有发生斜视的倾向。

(五)散光的治疗

1. 柱镜片矫正　如果视力不降低,又无视疲劳或视觉干扰症状发生,轻度的散光不需矫正。上面所说的两种主要症状出现任何一种时,不论散光度数如何,都要治疗。特别是当有视觉干扰发生时,即使有很轻度的散光存在,也要给予足够的重视。在用光学方法矫正轻度散光时,应极度小心。如果光学矫正有误差,会给患者造成新的屈光不正。将原有的已经比较习惯了的屈光不正部分地矫正了,可能又遗留下新的很不习惯的屈光不正。不管是散光度数不准确,还是散光轴位有偏斜,都要迫使患者通过主观努力去克服,有时所造成的精神干扰更为明显。特别对于视力降低的散光眼,光学矫正虽可明显地提高视力,如果遗留下轻度的屈光不正,由此所带来的干扰症状往往令患者不能接受。

高度的散光镜片,总是不可避免地要使视网膜上的成像产生可以感受到的偏斜和畸变,从而引起空间定位的误差。在用透镜矫正屈光不正时,视网膜像的放大、缩小以及畸变的程度,与屈光不正的高低和光学系统中各成分(即角膜与眼镜)之间的距离,存在着一定程度的正比关系。另外还与散光轴位、矫正镜片的片形因素(镜片形式、折射率、厚度)等有关。盖因这些均是影响矫正眼镜放大倍率的因素。矫正散光的镜片在轴位和与轴位垂直向系不同镜度,故该两个主方向放大倍率必有差异,遂出现视物变形。具体计算详见本套教材《眼视光应用光学》相关内容。

2. 角膜接触镜矫正　一般来讲,球面隐形眼镜矫正散光应该考虑球与柱镜的比例,不规则散光可用 RGP 矫正。隐形眼镜矫正散光详见本套教材《角膜接触镜验配》相关内容。

3. 手术治疗　手术治疗散光已经有很多年的历史了,一般用于先天性或后天性内眼手术后的高度散光。

(1)角膜楔形切除术:在角膜 1/4 的圆周范围内,做角膜周边部新月形的楔形切除,缝合后,该区域角膜曲率变平一些,散光得到矫正。

(2)角膜"T"形切除术:手术原理与放射状角膜切开术相同,能使切开的象限的角膜变平,达到矫正散光的目的,于角膜最陡峭处,取直线或弧线切开,矫正范围是 0.50 ~ 4.00 D 的散光。

四、屈光参差

两眼的屈光状态不一致者,称为屈光参差。一般来说,人两眼的屈光状态普遍存在轻度的差异,完全一致者很少见。屈光参差有多种类型。可表现为两眼屈光性质的不同,或两眼屈光性质相同而屈光度的不同。临床上把屈光参差分为生理性和病理性,两者的划分是以全国儿童弱视斜视防治学组(1985)提出的统一试行诊断标准,即两眼屈光度相差为球镜≥1.50 D,柱镜≥1.00 D 者为病理性屈光参差。

(一)屈光参差的发病率

关于屈光参差发病率的统计临床上报道比较多,但由于生理性和病理性屈光参差的划分标准不统一,所以报道的发病率高低悬殊。庄司报道屈光参差两眼屈光度相差在2.00 D 以下者,在一般人中占有 50%,两眼屈光度数相差 2.00 D 以上者仅占 8%。自此可见,轻度屈光参差相当普遍,但屈光参差在 2.00 D 以上者也占有一定的比例。根据何玉兰的统计,我国近视屈光参差的发病率,在各统计结果中,最低者亦有 50%,绝大部分的屈光参差都在 1.00 D 以内,高度屈光参差也并非十分罕见,有时候两眼度数相差可以相当高。

(二)屈光参差的原因

1. 远视的消退　由眼轴发育不平衡引起屈光参差:出生时平均眼轴长为17.3 mm,但角膜和晶状体有较强屈光力(即曲率半径较小),这时的平均屈光不正为+1.50 D 远视。至 3 岁时眼轴长为 23 mm,屈光不正为远视+2.00 D。3~14 岁眼轴长度只增加 1 mm,但伴随角膜和晶状体变扁平,使屈光力和眼轴长之间获得脆弱的平衡。随着年龄增长眼轴增加,远视有消退的趋势,如果两眼远视消退不平衡引起屈光参差。

2. 近视的增加　不论是先天性高度近视或后天单纯性近视在诸多因素的影响下出现两眼近视加深不一致而出现近视性屈光参差。

3. 由外伤手术眼病等引起　如各种角膜屈光手术及内眼手术、角膜破裂、溃疡穿孔等引起的角膜瘢痕均可以形成屈光参差。

4. 某些先天性疾病引起　如 Duane 综合征。该综合征病侧的眼球轴长常较另一侧眼球短而引起屈光参差。

(三)屈光参差的分类

屈光参差可表现为多种类型。可以是一眼正视,另一眼为远视、近视或者散光;或者两眼都有屈光不正,但两眼的度数或种类有所不同。一般规定,低于 1.50 D 的屈光参差属于生理性屈光参差。散光性屈光参差更为多见。屈光参差具体分类如下:①一眼正视,另一眼为远视或者近视者,称为单纯性远(近)屈光参差。②两眼都是远视或近视,其度数不等者,称为复性远(近)视屈光参差。③一眼为远视,另一眼为近视者,称为混合性屈光参差。④一眼为正视,另一眼为散光者,称为单纯散光性屈光参差。⑤两眼散光度数不等者,称为复性散光性屈光参差。

(四)屈光参差的临床表现

1. 屈光参差的视力　绝大部分的屈光参差均在 1.0 D 以内。复性屈光参差中屈光度较低的眼视力特别良好,屈光度较高的眼及单眼远视的眼视力特别降低,认为这种视力较好的眼对于视力较低者而言,具有功能代偿作用。因而提出"用进废退"的说法,用以解释屈光参差度数较大的病例中,屈光度数较高者易于发生失用性弱视的机制。屈光参差的视力改变有 3 种可能,可以是双眼的,可以是交替的,或者是单眼的。

(1)双眼视力降低:双眼视力的降低仅由较小度数的缺陷所引起。也有人报道过差异高达 6.0 D 的例子。两眼屈光相差 0.25 D,可使两眼视网膜上成像大小相差 0.5%,并认为两眼视网膜像的大小相差5%是最大的耐受限度。即两眼之间的屈光参差最大耐受度为 2.50 D。再者,由于两眼的调节作用是相等的,两眼的作用又是不可分离的。如果一眼的像变模糊,为了将不清楚的像变清楚,并使两眼像得以融合产生立体视觉,必然要引起两眼之间的调节矛盾和双眼合像的困难,因而这类屈光参差经常产生视疲劳的综合症状。

(2)交替视力:是指两眼看物时,交替地只使用其中的一只眼。当两眼的屈光参差较高,而且合像已不可能时,两眼就自行交暂使用。交替视力特别易于发生在两眼视力都好的病例中。例如,一眼为小视眼或轻度远视,而另一眼为近视。在这种情况下,患者常采取避难就易的办法,即看远时用远视眼,看近时用近视眼。这种办法,因为既不用调节,也不用集合,所以感觉很舒适。

(3)单眼视力:如果一眼的屈光缺陷较高,又合并视力降低,从幼儿时已开始剥夺了这只眼进行功能性锻炼的机会,而另一较好的眼,就成了唯一的依赖者。那只缺陷较高的眼,倾向于变为弱现眼,如果不予治疗,就会变为外斜视。这种弱视是由于长期未被使用所引起,称为失用性弱视。这种有失用性弱视倾向的病例,若在幼年就把屈光缺陷予以纠正,并使之坚持适应训练,努力使用所保留的那部分视力,大多数病例的斜视是可以预防的。

在检查两眼屈光参差的视力中,Snellen 建议采用的红绿玻璃试验法值得推荐(图 1-18)。按照他的方法,可用中文字的"因"作为观察指标。"因"字外面的"口"用绿色,里边的"大"用红色,让患者戴一副红绿两色互为补色的玻璃镜片(一般配镜盘中红绿玻璃镜片可以试用,但不理想,因为两片玻璃不是真正互为补色),右眼戴红镜片,左眼戴绿镜片,因而右眼只能看到红色的"大"字,左眼只能看到绿色的"口"字。如果患者读"因",表明有双眼单视功能;如果读"口"或"大",表明为左眼或右眼的单眼视觉;假若一会儿读"口",一会谈"大",表明为交替性视觉。

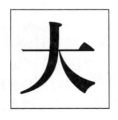 

A.双眼所见　　　　　　B.左眼抑制　　　　　　C.右眼抑制

图 1-18　检查屈光参差视觉的方法

2. 弱视形成　单眼视后,主视眼的视网膜不断受到正常的视觉刺激,并通过视路将视觉信息传递至视中枢形成视觉,其视功能可以得到正常发育,失用眼模糊不清的物像及其产生的信息被抑制,视中枢对该眼的视觉信息不发生反应,久之形成弱视。一般情况下,发生弱视眼的屈光不正程度要大于另一眼。大量资料表明,远视性屈光参差弱视发生率高,在儿童屈光参差性弱视中,大部分为远视性屈光参差。弱视的程度与屈光参差发生的年龄有关,年龄越小,弱视程度可能越严重。多数学者认为,近视性屈光参差发生弱视的可能性较小,因为近视眼的近视力多正常。同时,近视性屈光参差的发生较晚,很少发生在视功能发育敏感期,即使近视性屈光参差引起弱视,程度也往往较轻。

3.斜视弱视眼　不一定伴有斜视,但如果该眼视功能长时间被抑制而废弃不用,则容易出现斜视。

(五)屈光参差的治疗

1.眼镜矫正　如果把眼镜放在眼前焦点平面上时,视网膜影像的大小和正视眼是一致的,该平面在角膜前 15.7 mm。实际上,眼镜很难准确地放在这个位置上,如果眼镜放在这平面更前的位置,则凸透镜在视网膜上的像是放大的,而凹透镜是缩小的,度数越高,差别越大。如果眼镜放在较前焦平面近角膜的位置,情况正好相反,所以眼镜的矫正只适用于矫正轻度屈光参差。对眼镜矫正的适应能力和年龄有关,12 岁以下的小孩的调节力及适应力强,应尽可能及早将屈光参差全部矫正。成年人有 2.00 ~ 4.00 D 的屈光参差者,也争取将其全部矫正。开始戴镜时,可能有些视疲劳症状,几周以后可以习惯。患者最终不能接受全部矫正时,应酌情减低度数,使患者戴镜无不适感。老年人矫正屈光参差应以能接受的最大度数为原则,一般不超过 2.00 D。

2.接触镜矫正　利用角膜接触镜来矫正屈光参差比普通眼镜前进了一步,特别是厚度只有 0.07 mm 或更薄的超薄型亲水软性接触镜的问世,使接触镜应用范围更广泛。由于接触镜的物像更接近于真实影像,所以,接触镜能矫正两眼屈光度相差很大的屈光参差,对单眼无晶状体引起的屈光参差,效果更称满意,这是普通眼镜所不能比拟的。目前,用接触镜矫正屈光参差,下面 3 个问题仍未很好解决。

(1)由于接触镜需每天早晨戴上,晚上取下,对老年人及小孩来说,使用起来就会遇到不少困难。尽管有人报告过超薄型的接触镜一次可连续戴用数周,但毕竟未被广泛推广。如患者自己能熟练地操作使用接触镜,则接触镜对矫正屈光参差是很理想的。

(2)因高度散光引起的屈光参差,用接触镜矫正不理想,对软性角膜接触镜,球面镜度数可以较高,但柱镜相差的度数在 2.00 ~ 3.00 D 的屈光参差较理想,对硬性角膜接触镜,柱镜的度也不宜超过 3.00 ~ 4.00 D。

(3)使用接触镜最严重和最令人忧心的并发症是继发细菌感染。为了预防这种并发症,研究人员虽然做了不少努力,取得很大改进,但至今仍无法完全杜绝。

3.人工晶状体　只用于由单眼无晶状体引起的屈光参差的矫正。经过多年的发展,人工晶状体植入术已取得了重大进展,特别是后房人工晶状体的良好效果,已吸引了不少眼科工作者从事这方面的研究。应该指出,人工晶状体植入术的并发症是不能忽视的。所以,目前大量推广应用人工晶状体尚存在不少困难。

4.屈光手术　矫正近视的各种角膜手术,如放射状角膜切开术、角膜磨镶术等,也可以用来矫正屈光参差。

(六) 两眼像不等

两眼屈光参差可以使两眼像不等早在 1864 年就已认识到。由于检查和治疗的困难直到 20 世纪 30 年代才对两眼像不等从理论上和临床上进行了系统研究。

两眼像不等是两眼的视网膜成像大小不等或形状不同。两眼像差如果超出了正常范围,传到视觉中枢后,根据其差异程度就会引起一系列的视觉和全身症状;由于其像差大小因人而异,并因客观环境不同有所改变,故症状变化多端。有的症状非常轻微,易被忽视;有的症状虽然明显,但可很快适应;只有症状明显,一时难以克服者,方可引起重视。

1. 两眼像不等的原因和分类 两眼视网膜像的轻度差异是正常的。这种轻度的两眼像差是立体觉所必需的生理条件,所以这种像差称为生理性像不等。两眼像差随着被物体的左右分开程度和物体的距离移近而增加。由于集合,所导致的像差有时可达到 0.5% ~ 1.0% 或更大的程度。一定程度的像差可由心理因素予以补偿,并不产生任何症状,而且是判断距离和位置的生理基础。正常情况下视网膜像在水平子午线上也不是完全对称的,鼻侧者较小,颞侧者较大。

(1)原因:非生理性的像不等是由两种因素所引起的。首先是光学的原因,它是由于两眼视网膜像的大小不同而形成的;其次是解剖因素。

在第一种因素中,两眼像不等可以因两眼屈光度不同所致。也就是说,在大多数的两眼屈光不等的病例中,都存在着某种程度的像不等。即使两眼屈光度基本相等,如果两眼屈光系统的组成成分相差很大,以及两眼眼轴长短有明显差异,两眼的视网膜像也可不等。像的大小主要取决于眼的结点到视网膜之间的距离。然而一个高度的像不等,亦可由所戴眼镜的放大效果不同而引起,并且随着所戴镜片的力量大小、形状不同和眼镜所放位置不同有所改变。如果两眼屈光不正是散光性的,屈光矫正后更易使像不等增加。第二种是解剖因素,当两眼视网膜上的像完全相同,还需要两眼感觉细胞的分布完全相同,方可得到两个完全相同的像感觉。假若一只眼的视觉细胞比另一只眼分散,虽然光学的成像大小相同,但由于视觉分析器接收到的刺激较小,也会把像判断得小些。后一种情况多见于眼底疾病,如中央性视网膜脉络膜病变。

(2)分类

1)根据病因分类。①光学的像不等:遗传性——取决于眼的屈光系统;获得性——由配戴矫正镜片所引起,随着镜片的屈光力量、放置位置、厚度和形状等有所改变。②解剖学的像不等:取决于视网膜感光细胞分布的密度。另外,在两个视像的同时知觉过程中,还可能存在着某些影响视知觉水平的因素,因而引起像不等。

像不等的发病率,要根据两眼像差是否足以产生视觉症状来判定其是否居于正常。由于两眼像差引起的症状与屈光不正和眼肌病者相似,并且多半混杂在一起,因此计算其发病率比较困难。有的学者认为,两眼像差 0.25% 是不会引起任何像差症状的阈值,实际上引起症状的像差阈值比 0.25% 大得多。引起症状的像差量,也和屈光不正、隐斜等引起症状的情况相似,明显地随着机体的敏感性、健康情况、精神状态和从事职业不同而改变。一般来说,两眼像差达到1%才有意义。

2)根据像差所致畸变图形的分类。①对称性像不等:在各个方向都增大(减小),故称增大(减小)型(图1-19);子午线性型为沿水平子午线增大垂直子午线不变及垂直子午线增大,水平子午线不变(图1-20);斜向子午线增大(图1-21)等。②非对称性像不等:从视野的左侧向右侧逐渐增大(图1-22);从各个方向向视轴缩小形成枇杷桶状(图1-23);视轴向各个方向增大(图1-24)。由上述几种的合并变形,可以发生不规则畸变,或者发生图像扭曲。

如果视网膜鼻侧所形成的像比颞侧者大,就产生一种不正常的水平性不调和。在这种病例,如果把一块平板垂直地放在患者的前方,则发现平板向前凸出。相反,如果像的不调和表现为颞侧大于鼻侧,则平板变成凹下。

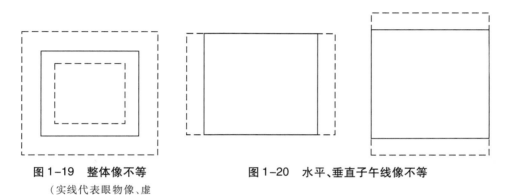

图1-19　整体像不等　　　　　　图1-20　水平、垂直子午线像不等
（实线代表眼物像、虚
线代表整体增大或减小）

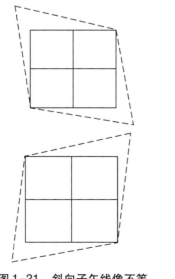

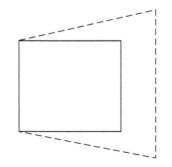

图1-21　斜向子午线像不等　　　图1-22　非对称性像不等
（视野的左侧向右侧逐渐增大）

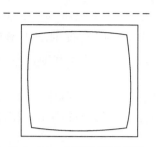

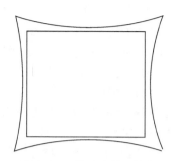

图1-23 非对称性不等像
（从各个方向向视轴缩小）

图1-24 非对称性不等像
（从视轴向各个方向增大）

2. 两眼像不等的临床表现　像不等的症状可以分为视觉和主观感觉两大类。

（1）双眼视觉的影响：如果两眼像差小0.25%，一般来说感觉不到，对于双眼视不发生任何影响。按照一般规律，如果像差不到5%，可以用视觉知觉过程的可塑性使之代偿。当像差超过5%，通常已经超越视觉心理的代偿极限，使双眼视觉发生困难，或者根本不能产生双眼合像，则形成双眼复视。我国刘蔼年用"双眼影像不等检查图"检查，结果超过10%仍可用视高级功能予以代偿。不能代偿者，为了逃脱双眼复视的干扰，在视功能尚未发育完全的幼儿，便对视力不好的眼采取抑制，用单眼视的办法求得视觉的舒适。但在已经建立双眼视觉的成人，突然发生明显的像不等，如白内障摘除术后配戴了高度眼镜，必然造成复视的发生。

（2）空间知觉：人类的空间知觉系由两种因素所组成。一种并不是人体固有的，它是由过去的实践经验所形成的一种空间判断能力。另一种是人体固有的本能，它是由于两眼视网膜像的轻度差异所导致的立体感觉。前者可以由单独一只眼去实现，而后者要靠两只眼的联合作用去完成。再者，正常的双眼空间定位是根据两眼的正常像差所形成。当两眼的像差超过了正常范围，必然要发生错误的空间定位，因而导致所处环境中各种物貌的改变。

临床上很多研究证明，尽管正常范围的双眼像差受到影响，但仍可用视觉心理的因素予以纠正。这种纠正首先是靠实践，也就是除了视觉以外的其他感觉器官，如手、足等，直接与外界物体的接触，还有大脑的高级神经活动的兴奋和抑制作用的互相协调。既要实践，就要时间，所需时间的长短，与被纠正的难易程度和各人的神经体质、精神状态有很大关系。因此，如果两眼像差不很明显，在正常情况下并不显现症状，但当身体暂时虚弱，精神沮丧，或者高空飞行员，由于客观环境的改变，隐性斜视变为显性斜视一样，导致像不等症状的出现。

（3）主观症状：像不等所引起的主观症状也和屈光不正或眼肌功能不平衡所引起者相同，主要为眼的不舒适、视力障碍、看物模糊、固视困难和眼力紧张或视疲劳等，并倾向于发生复视和斜视。全身症状有头痛、头晕和恶心等。所有症状，往往因为看近和运动的物体如阅读、做精细近距离工作、看电影、看电视和驾驶汽车、驾驶摩托车等，使潜伏症状显露和使症状加剧。此外易于导致全身疲劳的一般病情，如便秘、精神紧张及消化不良等,都可能是发生像不等症状的诱导因素。

上述描述的两眼像不等的症状,不但表现与屈光不正和隐斜者极为相似,而且症状出现的时机亦有相似之处。即两眼像差较大时,往往放弃努力,因而主观症状并不明显;在像差较小,可努力克服或代偿时,由于极度努力往往引起明确的主观症状。

3.两眼像不等的治疗　两眼像不等的治疗,是用等像透镜去矫正视网膜像在大小方面的差异。这种透镜的特点是对视网膜像具有放大作用,但不引起屈光力量的改变,故称等像透镜。它是利用厚透镜的作用,使光线穿过透镜后发生方向改变的原理来实现的。因此一个物体的大小可以用改变透镜的厚度或透镜弯曲度的办法来取得。

国外报道,用上述方法在解除患者的视觉干扰方面取得一定效果。对于一些用常规方法,如屈光不正的矫正、眼肌平衡的矫正未能取得效果的病例,应用本法后平均有50% ~ 60%的不等像患者解除了症状,还有10% ~ 15%的患者取得了一些进步。

造成双眼不等像的原因是多方面的。因此,不等像眼镜也只能解决部分患者的问题。有些患者选用角膜接触镜,效果也比较好。解决双眼不等像的其他有效方法还有待临床工作者进一步研究探索。

 知识点巩固练习

选择题

1. 近视度数较高常伴有多种眼底病变,但不包括(　　　)
　A.豹纹状眼底　　　　　　　　　　B.黄斑出血
　C.玻璃体后脱离　　　　　　　　　D.视网膜周边部骨细胞样色素沉着

2. 远视眼在看远时,由于物像落在(　　　),可诱使调节
　A.视网膜上　　　　　　　　　　　B.视网膜前
　C.视网膜后　　　　　　　　　　　D.晶状体上

3. 各类屈光不正眼在看近同等距离时所用调节情况,由小到大正确的是(　　　)
　A.近视眼、正视眼、远视眼　　　　B.远视眼、正视眼、近视眼
　C.正视眼、近视眼、远视眼　　　　D.近视眼、远视眼、正视眼

4. 假性近视是(　　　)
　A.晶状体变大所致　　　　　　　　B.晶状体变小所致
　C.睫状肌调节障碍　　　　　　　　D.瞳孔调节障碍

任务三 | 老 视

【任务目标】

掌握老视的定义、分类和矫正原理;熟悉老视的形成原因和临床表现;了解老视的生理机制。培养学生严谨求实的科学态度,较好的医学思维能力,良好的团队协作精神及职业岗位必需的爱心和责任心。

【岗位实例】

某银行工作人员,42 岁,最近主诉近距离阅读困难,前来验光门诊进行检查,眼部健康检查正常,屈光检查客观+主观验光结果:

OD:+0.75 DS

OS:+0.50 DS   PD=64 mm

请问:该如何对该患者进行处理? 患者如何出现近距离阅读困难?

老视是一种生理现象,不是病理状态,也不属于屈光不正。所谓"老视"是指上了年纪的人,逐渐产生近距离阅读或工作困难的情况。这是人体功能老化的一种现象。老视医学上又称老花眼,多见于 40 岁以上。晶状体硬化,弹性减弱,睫状肌收缩能力降低而致调节减退,近点远移,故发生近距离视物困难,这种现象称为老视。每个人步入中老年后都会出现老视问题,只是早晚时间略有差别。

一、老视的形成原因

对于老视形成的生理机制,目前主要有 Helmholtz 理论、Donders 理论、Hess Gullstrand 理论、Fincham 理论和 Schachar 理论。①Helmholtz 理论是最早的经典理论。1855 年 Helmholtz 提出老视是由晶状体物质逐渐变硬而引起的。②Donders 理论也是经典理论,1864 年 Donders 提出老视是因为睫状肌变弱造成的。③Hess Gulstrand 理论:1908 年 Hess Gulstrand 提出老视是由于晶状体皮质的变化而引起的。④Fincham 理论:1937 年 Fincham 提出老视的机制为晶状体皮质内新纤维不断增加造成的挤压,使核纤维变硬并导致调节反应能力减弱,而同时皮质却没有发生变化,晶状体也没有对睫状体的收缩产生反应。⑤Schachar 理论:最新的观点是 Schachar 调节假说。Schachar 调节假说认为:晶状体悬韧带分为三部分,即前部、赤道部和后部悬韧带,调节时晶状体处于张力紧张状态下,睫状肌收缩,前、后部悬韧带松弛,赤道部悬韧带紧张,从而使晶状体赤道部张力增加,晶状体周边变扁平,而晶状体中央部变凸,导致晶状体中央屈光度增大。晶状体直径随年龄增长而增大,每年约增大 20 μm,使晶状体赤道部与睫状肌之间的空间距离缩短,前放射状睫状肌纤维张力减小,作用于晶状体赤道部的牵张力下降,因而调节变得逐渐困难,出现老视现象。

老视的形成与年龄及眼的调节息息相关,同时还受其他相关因素的影响。

1. 调节与年龄 老视的实质是眼的调节能力的减退,年龄则是影响调节力的一个最主要的因素。调节即眼的屈光力的增加是通过晶体的塑形、变凸来实现的。而晶体在一生中不断增大,因为赤道区上皮细胞不断形成新纤维,不断向晶状体两侧添加新的皮质,并把老纤维挤向核区。于是随着年龄的增加,晶状体密度逐渐增加,弹性逐渐下降。

人在年轻时,眼睛的调节力比较大,为 15.00~25.00 D。随着年龄的增长,人眼的调节力逐渐减弱,每年减少 0.25~0.40 D 的调节力。这样到了 40 岁左右,眼的调节能力已不足以舒适地完成近距离工作,开始出现近距离阅读困难。到了 45 岁后调节力更差,大部分人需要进行矫正。

Hofstetter 早在 20 世纪 50 年代就提出了年龄与老花眼关系的经验公式:

最小调节幅度 = 15.00 - 0.25 × 年龄

平均调节幅度 = 18.50 - 0.30 × 年龄

最大调节幅度 = 25.00 - 0.40 × 年龄

老视的出现是由于调节力不足,出现的时间因人而异,有的人出现会早一些,有些人出现晚一些,与每个人的调节幅度有关。通过大量的研究实践发现,当人们视近时,使用的调节力在其调节幅度的一半以下时,人就能舒适地阅读。若所需要的调节力超过调节幅度的一半以上,则容易出现老视症状。

2. 屈光不正 远视比近视、正视出现老视的时间早;由于许多轻度远视患者没有进行正确的屈光矫正,为了看清楚近处的物体已经动用了一部分调节,因此远视出现老视现象的时间就早于正视和近视;相反轻度近视患者没有进行正确的屈光矫正后,高于的屈光度数可进行近距离所有调节力的代偿,因此近视患者出现老视的现象就晚于正视和远视。

近视者配戴框架眼镜后,由于矫正负镜片离角膜顶点存在 12~15 mm 距离,减少了同样阅读距离的调节需求,而戴角膜接触镜的近视者,由于角膜接触镜配戴在角膜面,其矫正后的光学系统接近正视眼,因此,戴角膜接触镜比戴普通框架眼镜者出现老视要早。

3. 用眼方法 调节需求直接与工作距离有关,从事近距离精细工作者容易出现老视的症状。因此,从事精细的近距离工作的人比从事远距离工作的人出现老视要早。

4. 患者的身体素质 长手臂的高个子比手臂较短的矮个子有比较远的工作距离,需要比较少的调节,因此后者较早出现老视症状。

5. 患者的地理位置 因为温度对晶状体的影响,生活在赤道附近的人们较早出现老视症状。

6. 药物对患者的影响 服用胰岛素、抗焦虑药、抗抑郁药、抗精神病药、抗组胺药、抗痉挛药和利尿药等的患者,由于药物对睫状肌的作用,会比较早出现老视。

二、老视的分类

根据屈光的基础情况即人眼原来是否有屈光不正将老视分为两大类:一类是原来是正视眼,视近出现了老视;另一类是原来是非正视眼,有屈光不正度,视近又出现了老视。

三、老视的光学成像

1. 正视出现老视的光学成像 对于正视眼来说,当没有出现老视的时候,人们视远、视近都可以看得清楚。视近时物体发出的光线进入眼内,在眼睛动用了调节力的情况,经过眼屈光系统的屈折作用是可以清晰地成像在视网膜上,其光学成像原理如图 1-25 所示。而一旦出现了老视,人们视近就会出现视物不清等症状,其光学成像如图 1-26 所示。这种情况,需要采用正镜片进行矫正。当然,许多情况是人们在患有屈光不正的情况下出现老视,这样光学成像也会发生变化。

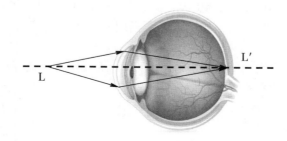

图 1-25 无老视正视眼视近的光学成像

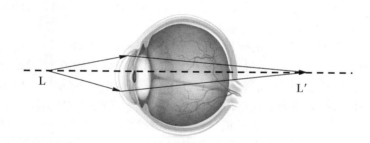

图 1-26 正视眼出现老视时视近物模糊的光学成像

2. 近视出现老视的光学成像 如果原来是近视,出现老视时根据近视和老视的程度不同,其光学成像也不同。需要在矫正近视的基础上,再考虑进行矫正老视。

【案例】一位 52 岁有 −3.00 D 近视的患者,阅读 33 cm 处书籍时需要附加 +2.00 D 的老视镜度,其视近未矫正老视时阅读的光学成像怎样? 试绘图分析。

分析:该患者视远进行矫正,视近不矫正的话,阅读 33 cm 处书籍时会出现老视现象,如图 1-27 所示。33 cm 处物体发出光线,经过 −3.00 D 的远用矫正眼镜和眼屈光系统,在视网膜后会聚成像,而在视网膜上成模糊图像。

若该患者视远、视近均不矫正的话,阅读 33 cm 处书籍时依然会视物模糊,33 cm 处物体发出光线,经过眼屈光系统,在视网膜前会聚成像,而在视网膜上成模糊图像。这种情况,需要采用 −1.00 D 的老视眼镜进行阅读。

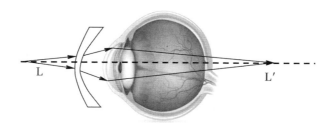

图1-27　-3.00 D近视眼视远矫正、视近未矫正的光学成像

【案例】一位58岁有-3.00 D近视的患者,阅读33 cm处书籍时需要附加+3.00 D的老视镜度,其视近未矫正老视时阅读的光学成像怎样? 试绘图分析。

分析:该患者视远进行矫正,视近不矫正的话,阅读33 cm处书籍时会出现老视现象,如图1-28所示。33 cm处物体发出光线,经过-3.00 D的远用矫正眼镜和眼屈光系统,在视网膜后会聚成像,而在视网膜上成模糊图像。

若该患者视远、视近均不矫正的话,阅读33 cm处书籍时反而视物清晰,如图1-29所示。33 cm处物体发出光线,经过眼屈光系统,在视网膜上会聚成像。

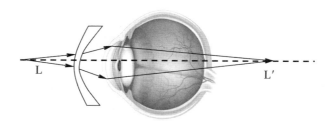

图1-28　-3.00 D近视眼+3.00 D老视眼视远矫正、视近未矫正的光学成像

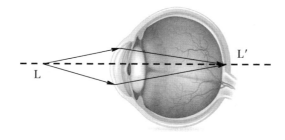

图1-29　-3.00 D近视眼+3.00 D老视眼视远、视近均未矫正时的光学成像

这种情况可以摘掉近视眼镜进行阅读,此时33 cm处恰好是其调节远点,不必再配戴老视眼镜矫正。但是随着老视程度的加深,需要及时去验光配镜中心进行屈光检查,配戴老视眼镜。

3.远视出现老视的光学成像　当原来是远视眼,出现老视时的症状较正视眼和近视眼都要明显,其光学成像也不同。

【案例】一位 50 岁有 +1.00 D 远视的患者,阅读 33 cm 处书籍时需要附加 +1.50 D的老视镜度,其阅读时的光学成像怎样?

分析:该患者视远进行矫正,视近不矫正的话,阅读 33 cm 处书籍时会出现老视现象。33 cm 处物体发出光线,经过 +1.00 D 的远用矫正眼镜和眼屈光系统,在视网膜后会聚成像,而在视网膜上成模糊图像。

若该患者视远、视近均不矫正的话,阅读 33 cm 处书籍时视物会更加模糊。这种情况需要采用 +2.50 D 的老视眼镜进行阅读。

四、老视的临床表现

老视者的不适感觉因人而异,因为它与个人基础屈光状态、用眼习惯、职业及爱好等因素都有关。例如,一位从事近距离精细工作者对老视的主观感觉就会比以观看远距车辆和交通灯为主要任务的交通警察强烈得多。

(一)远近视物交替不连续

老视眼首先会出现的症状是,当长时间视近阅读,猛一抬头视远处目标时,有瞬间的视物模糊,调整之后又恢复清晰,这就预示着开始出现老视了。

(二)视近困难

患者会逐渐发现在往常习惯的工作距离阅读看不清楚小字体,看远相对清楚。患者会不自觉地将头后仰或者把书报拿到更远的地方才能把字看清,而且所需的阅读距离随着年龄的增加而增加。

(三)阅读需要更强的照明度

开始时,晚上看书有些不舒适,因为晚上灯光较暗。照明不足不仅使视分辨阈升高还使瞳孔散大,由于瞳孔散大在视网膜上形成较大的弥散圈因而使老视眼的症状更加明显。随着年龄的增长,即使在白天从事近距离工作也易于疲劳,所以老视的人,晚上看书喜欢用较亮的灯光。有时把灯光放在书本和眼的中间,这样不但可以增加书本与文字之间的对比度,而且还可以使瞳孔缩小。但是灯光放在眼前必然造成眩光的干扰,这种干扰光源越接近视轴,对视力的影响就越大。有些老人喜欢在阳光下看书,就是这个道理。室内光线,老年人可用提高照明度来改善视力。阅读材料,老年人对光亮对比度要求高,故应为老年人提供印刷清晰、字体较大、黑白分明的阅读材料,避免用蓝、绿、紫色背景。

(四)视近不能持久

调节不足就是近点逐渐变远,经过努力还可看清楚近处物体。如果这种努力超过限度引起睫状体的紧张,再看远处物体时,由于睫状体的紧张不能马上放松,因而形成暂时近视。再看近处物体时又有短时间的模糊此即调节反应迟钝的表现。当睫状肌的作用接近其功能极限,并且不能坚持工作时,就产生疲劳。

因为调节力减退,患者要在接近双眼调节极限的状态下近距离工作,所以不能持久。同时由于调节集合的联动效应,过度调节会引起过度的集合,这也是产生不舒适的一个因素,故看报易串行字迹成双,最后无法阅读。某些患者甚至会出现眼胀、流泪头痛、眼部发痒等视疲劳症状。由于调节反应的迟钝,经过努力可以看清近处物体,再看远处物体时,由于睫状体紧张不能马上放松,因而形成暂时近视。再看近处物体时又有短时间的模糊,即调节反应迟钝的表现。再继续发展,就会出现眼酸、眼胀痛、眼皮抽搐、眼干涩、畏光流泪、头痛、头晕、恶心、烦躁等一系列视疲劳症状。老视是中老年产生视疲劳的主要原因。

五、老视的处理

目前老视的处理方法主要有框架眼镜、角膜接触镜和屈光手术。

(一)框架眼镜

人们矫正老视传统的方法是配戴框架眼镜,即在保证矫正远用屈光不正的情况下,通过凸透镜以补偿调节力的不足。根据附加透镜的类型,可以分为单光老视镜、双光老视镜、三光老视镜和渐变焦眼镜4种。

1. 单光老视镜　单光老视镜是所有矫正方法中最简单普及的一种方法,其优点为配戴容易适应,长时间视近阅读比较舒适,价格便宜。缺点是携带不方便,特别是对于远方存在屈光不正的患者在一些特殊的场合尤为不便,需要频繁更换眼镜。

2. 双光老视镜　双光老视镜可以为患者同时提供远、近视力,通常上部分为视远区,下部分为视近区,通常视远区域大于视近区域。双光老视镜的优点是戴镜方便,价格适中,可以免去视远、视近频繁更换的不便。缺点是不美观,在视远区和视近区有明显的分界线,容易暴露年龄,在视远区和视近区之间会产生"像跳现象",需要配戴者进行适应。这种眼镜解决了看远、看近的问题,在二十世纪八十年代曾经比较流行,目前配戴者不多。

3. 三光老视镜　三光老视镜是通过同一个镜片上不同的区域看到近、中、远距离的物体,它很好地解决了双光老视镜造成的中间的视力模糊问题。它在保证了清晰近视力的同时,还保证了良好的中远距视力。它由于配戴着需要一定的适应和耐受,不美观,在视远区、视中区和视近区之间有明显的分界线,容易暴露年龄,加工困难,因此市场上一直少见。

4. 渐变焦眼镜　渐变焦眼镜分为视远区、过渡区、视近区和像散区。视远区和视近区是患者视远和视近的度数,而过渡区内的镜度是由视远区逐渐过渡到视近区,即近用附加度。渐变焦眼镜的优点是有全程清晰的视力,外形美观,不会暴露年龄,不存在像跳现象。缺点是镜片周边存在像差区域,需要适应,中、近距离区域相对较小,随着近用附加度的增加,适应的难度加大。

(二)角膜接触镜

近年来随着隐形眼镜材料的飞速发展,一些视光工作者需要用隐形眼镜来矫正老视患者。根据双眼同时看近还是一眼看远一眼看近可以将隐形眼镜分为同时视型和单眼视型。同时型者包括双焦、同心双焦、环区双焦和渐变多焦等类型。这类接触镜适合于视远屈光度正常者。单眼视型将一眼矫正看远为主、另一眼看近为主,特别适合年轻时一直戴角膜接触镜,而现在仍然需要配戴角膜接触镜者。配戴时,需要确定优势眼,一般将优势眼作为以远视为主,也可以将近视眼度数较低的眼作为视远眼。

（三）屈光手术

手术治疗老花眼也是一种不错的选择。目前随着手术技术的不断发展,治疗老花眼的手术方法也不断成熟,常见的手术方法有以下几种。

1. 调节性人工晶状体植入术　适合于年龄较大并且合并有白内障的老花眼患者。

2. 非调节性人工晶状体植入术　植入眼内镜片选择度数时预留一部分近视,看远处则戴近视镜片矫正,看近时不需要戴镜,从而解决老视。

3. 巩膜扩张术　至今该手术的效果尚不太理想,没有得到普遍推广。

4. 激光角膜原位磨镶术（LASIK 手术）　通过 LASIK 手术改变角膜的曲率,矫正其中一眼（主视眼）的远视力,用于视远,而矫正另一眼（非主视眼）的近视力,用于视近,达到单眼视的效果。术后多数人表示满意。

5. 传导性热用膜成形术（CK 手术）　是近年新开展起来用于治疗远视及老视的一种新技术。其工作原理是用射频电流作用于周边角膜,使角膜胶原组织产生皱缩。达到改变中央角膜曲率（变凸）,从而矫正老视。这种非激光的传导性角膜形成术在治疗轻、中度远视、老视是安全有效的,几乎没有术后并发症,治疗范围+0.75～+3.00 D。

 知识点巩固练习

选择题

1. 关于老视的说法,正确的是（　　）
　A. 老视是一种生理现象　　　　　B. 首先出现的现象是远近交替不连续
　C. 采用隐形眼镜矫正的较多　　　D. 年轻时近视的不会有老视

2. 一般人们在 40 岁左右出现（　　）
　A. 近视　　　　B. 远视　　　　C. 老视　　　　D. 散光

3. 下列不属于屈光不正的是（　　）
　A. 近视　　　　B. 远视　　　　C. 散光　　　　D. 老视

任务四　引起眼球视力下降的因素

【任务目标】

掌握常见的视功能障碍类型;熟悉常见眼病的视觉表现。落实立德树人的根本任务,将社会主义核心价值观贯穿高素质技能型人才培养全过程。

【岗位实例】

陈×,男,58 岁。近期视力不明原因地进行性下降时,眼底视网膜有点状、线状、片状病变甚至出血,视物模糊,屈光验光结果:

OD:−0.50 DS—矫正视力 0.4

OS:−0.75 DS—矫正视力 0.3+　PD=65 mm

请问:该如何对该患者进行处理? 患者为什么突然出现视力进行性下降?

一、常见的视功能障碍

(一)视力下降

1.**突发性视力下降**　单眼常见急性角膜炎、急性虹膜炎和急性闭角型青光眼等,但外眼能够观察到病变;玻璃体内出血、视网膜血管栓塞、伪盲、视网膜动脉痉挛等,但外眼观察是正常的。

2.**渐发性视力下降**

(1)非屈光性:常见于角膜瘢痕、慢性葡萄膜炎、慢性青光眼、玻璃体混浊、视网膜脱离、黄斑变性和弱视等。

(2)屈光性:远视力异常常见于近视或者近视性散光;近视力异常常见于远视、远视性散光和老视;远近视力均异常常见于高度近视、高度散光及体质衰弱等。

(二)视野缺损

1.**周边及中心视野缺损**

(1)管状视野:晚期青光眼及视网膜色素变性等。

(2)单眼象限性缺损:视网膜血管分支栓塞。

2.**单眼暗点**　黄斑变性、中心性浆液性视网膜炎和视神经炎等。

3.**双侧偏盲**　视交叉以上的血管病变、肿瘤等。

(三)其他视觉异常

1.**黄色视**　口服驱虫药(山道年)或乙胺碘呋。

2.**虹视**　青光眼、角膜营养不良和隐形眼镜诱发的角膜上皮水肿等。

3.**夜盲**　慢性青光眼、视网膜色素变性及维生素 A 缺乏。

4.昼盲　中心性角膜白斑、白内障等。

5.飞蚊症　玻璃体混浊、葡萄膜炎、眼内出血等。

6.闪光感

(1)一过性闪光:玻璃体脱位、压迫闭着的眼等。

(2)固定性的星点:皮质枕叶病变。

7.视物变形

(1)视物显小症、视物显大症:中心性视网膜炎。

(2)扭曲视:视网膜脱离、眼底肿瘤或高度散光眼镜等。

8.复视

(1)单眼:角膜或晶状体不规则混浊、散光矫正不彻底等。

(2)双眼:斜视、单侧眼球突出等。

二、常见眼病对视觉的影响

(一)角膜疾病

角膜的疾病包括角膜的炎症、肿瘤、变性、营养不良及先天性发育异常等。其中角膜的炎症性疾病的病原体主要包括细菌、病毒、真菌等,对视力的影响根据病变的范围大小、位置、累及的层次不同而异。累及角膜深层的中央性角膜溃疡对视力影响较大。视力预后较差,往往要进行角膜移植手术,周边性的蚕食性角膜溃疡与自体免疫有关,病程进展缓慢。

1.角膜瘢痕　由于炎症、感染、外伤等原因引发。角膜可见无定形白色瘢痕,半透明者称为云翳,不透明者称为白斑。通常不发展,也不会好转,发生在瞳孔区则影响视力,用光学的方法不能矫正。

2.圆锥角膜　是以角膜扩张、中央变薄向前突出,呈圆锥形为特征的一种眼病。它常造成高度不规则近视散光,晚期会出现急性角膜水肿,形成瘢痕,视力显著下降。多于青春期发病,且多为双侧发病。病因不明。较多学者认为本病为常染色体隐性遗传,组织学上发现圆锥处纤维板层减少,胶原纤维直径并未改变,故认为可能是纤维板层间黏合不够,板层相互滑脱,导致变薄。遗传及变态反应性疾病也可能是其诱因。明显的圆锥角膜易于确诊。当外观及裂隙灯所见不典型时,早期诊断较困难。最有效的方法为角膜地形图检查。其他还有 Placido 盘、角膜曲率计、视网膜检影等。根据病情的进展,在疾病的早期,单纯眼镜就可矫正。当角膜表面变成不规则散光时,要配戴接触镜。目前一般通过 RGP 矫正,但 RGP 不能阻止病情发展,当 RGP 不能配戴或矫正视力差时需要做角膜移植手术,移植成功率较高。

(二)晶状体疾病

晶状体是眼球重要的屈光介质,其形状、位置、透光性及可塑性的改变均可以导致异常。常见的晶状体疾病包括白内障、晶状体脱位、晶状体先天畸形等。

1.白内障　由于外伤、中毒、年老等所致的白内障。瞳孔区所见的晶状体呈均匀的或局限性的白色混浊,过熟期白内障呈黄棕色。有进行性加重的趋势,不同程度地影响视力,用光学的方法不能矫正。早期老年性核性白内障可试用近视镜提高视力。

大约有1/3的患者有遗传因素,最常见的为常染色体显性遗传,有的表现为不规则的隔代遗传;隐性遗传多与近亲婚配有关。非遗传性白内障是在胚胎发育过程中由于局部或全身障碍引起的晶状体混浊:孕期胎儿宫内病毒感染,尤其是近年来由于早孕期感染风疹病毒致白内障的高发病率已引起高度重视,发生在妊娠2个月内风疹感染所致的白内障发病率可达100%。营养不良及代谢障碍是儿童白内障的另一主要原因,如母体妊娠糖尿病、甲状腺功能亢进症、贫血、低钙、低维生素 A、晚期缺氧等,以及新生儿代谢紊乱如低血糖、甲状旁腺功能减退症、半乳糖血症等。一些理化因素也是病因之一,如出生后因各种危重疾病长时间吸入高压氧、接触射线等。对造成瞳孔区遮挡的白内障,经视功能评估具备基本视觉能力的病例应该及早手术摘除白内障。为防止术后再发生后发性白内障,还应该同期做晶状体后囊切开及前部玻璃体切割术。确定有严重的眼底、视神经发育异常;主、客观检查不能确定有光功能;合并严重小眼球;合并眼内活动性疾病等情况时不宜手术。术后需要及时验光配镜,矫正术后屈光不正,避免弱视形成。验光要每半年至1年进行1次,及时调整眼镜度数,以适应眼球发育带来的屈光变化。对单眼白内障儿童或双眼白内障术后两眼视力相差悬殊的病例,还要进行遮盖等弱视治疗。非婴幼儿期患儿可根据病情同期或Ⅱ期植入人工晶状体。

2. **晶状体脱位**　指晶状体脱离其正常位置。若晶状体悬韧带全断,晶状体可经瞳孔脱位于前房内,或向后脱位于玻璃体内,称为晶状体全脱位。若悬韧带仅部分断或发育不良,则发生晶状体半脱位。半脱位的晶状体在瞳孔区可见晶状体的赤道部。晶状体脱位后,虹膜失去支撑而在眼球转动时出现虹膜震颤。先天性晶状体脱位常为双侧性,多在婴幼儿时期发现,伴晶状体缺损、同型半胱氨酸尿症、蜘蛛样指(趾)综合征及马尔凯萨尼氏综合征(球形晶状体短指畸形综合征)等。后天性者,见于眼球钝挫伤后,可为全脱位或半脱位。晶状体脱位常伴虹膜炎或继发性青光眼。晶状体脱位若无合并症,可不做处理。合并严重青光眼者,需行晶状体摘出术。

3. **晶状体先天性畸形**　有以下3种。

(1)先天性球形晶状体:晶状体呈球形,散瞳后易看到晶状体的赤道部和悬韧带。

(2)先天性晶状体圆锥:晶状体后极部呈圆锥形隆起,可能与玻璃体动脉牵引有关。

(3)先天性晶状体缺损:多在晶状体下方赤道部有切迹样缺损,相应部位的悬韧带也常缺如。晶状体先天性畸形目前尚无有效的治疗方法。

(三)青光眼

青光眼是一组以眼压升高、视神经损害和视野缺损为表现的疾病总称,有闭角型和开角型之分。

1. **闭角型青光眼**　表现为眼痛、眼胀、头痛、恶心、视力减退、球结膜混合性充血、角膜混浊、前房浅、瞳孔大、对光反射迟缓、眼压显著增高、眼底见视神经萎缩。患者常于间歇期或慢性请求配镜,不能用光学眼镜矫正视力。

2. **开角型青光眼**　常发生于双眼,病程隐蔽缓慢,表现为轻度眼胀、视力疲劳、头痛、视野进行性缩小、眼压增高、眼底见视神经乳头生理凹陷增大。光学眼镜不能改善视力及视野。

（四）玻璃体疾病

玻璃体混浊是由葡萄膜炎症、视网膜血管出血、外伤、肾炎、高度近视及年老等因素所致。患者可见眼前黑色斑点漂游，随眼球转动方向移动，称为飞蚊症。在检眼镜下，可检出玻璃体内浮游物及眼底变化，重症进行性影响矫正视力。

（五）视网膜疾病

1. 视网膜脱离　高度近视眼、外伤、渗出性及增生性视网膜炎都可诱发视网膜脱离。患者早期有闪光视、视野自周边向中央缩小、视力进行性减退、眼压下降、眼底可见视网膜部分呈灰白色或青灰色隆起和皱缩，或可见圆形、马蹄形裂孔。无法用光学方法矫正视力。

2. 视网膜色素退行变性　原发性遗传性疾病。早期表现为夜盲、视野进行性缩小、中心视力进行性减退，眼底见视神经乳头黄白色蜡样萎缩，视网膜可见骨细胞样色素沉着。视网膜电图早期即可出现异常，甚至无波形。视网膜色素变性常常伴有近视眼，本病目前尚无有效的治疗方法，不能用光学镜片矫正视力。

3. 视网膜中央静脉栓塞　由血管硬化、高血压、肾炎及糖尿病等诱发。表现为视力极度减退，或在单眼的某方位呈扇形的视野缺损，无法用光学眼镜矫正。检眼镜检查可见静脉迂曲增粗，眼底出现火焰状或不规则状出血。

4. 视神经炎　由于葡萄膜炎、眶内感染、扁桃体炎或鼻窦炎引发，或因脑膜炎、糖尿病及乙醇、铅、奎宁等中毒所致。前期视力显著减退、头痛、眼球后疼痛，见视神经盘水肿，边缘模糊，有渗出及出血。炎症消退后视神经乳头呈苍白萎缩。本症无法用光学方法矫正视力。

5. 视神经萎缩　视神经萎缩不是一个疾病的名称，而是指任何引起视网膜神经节细胞和其轴突发生病变，致使视神经全部变细的一种形成学改变。一般发生于视网膜至外侧膝状体之间的神经节细胞轴突变性。常因球后视神经炎、遗传性视神经病变（Leber病）、眶内肿瘤压迫、外伤、神经毒素、视神经盘炎、视神经盘水肿、视网膜脉络炎、视网膜色素变性、视网膜中央动膜阻塞、奎宁中毒、缺血性视盘病变、青光眼、颅内炎症等导致。主要表现为视力减退和视神经乳头呈灰白色或苍白。视神经盘周围神经纤维层病损时可出现裂隙状或楔形缺损，前者变成较黑色，为视网膜色素层暴露；后者呈较红色，为脉络膜暴露。如果损害发生于视神经乳头上下缘区，则更易识别，因该区神经纤维层特别增厚。如果病损远离视神经乳头区，由于这些区域神经纤维导变薄，则不易发现。视神经乳头周围伴有局灶性萎缩常提示神经纤维层有病变，乃神经纤维层在该区变薄所致。虽然常用眼底镜检查即可发现，但用无赤光检眼镜和眼底照相较易检查。视盘小血管通常为 9～10 根，如果视神经萎缩，这些小血管数目将减少。同时尚可见视网膜动脉变细和狭窄、闭塞。

（六）黄斑疾病

老年性黄斑部退行变性：发生于老年人，由于中央区脉络膜毛细血管硬化、栓塞所致，表现为中心视力日渐减退。检眼镜见黄斑区黄色小点，重症可见黄斑区呈灰白色。该症无特殊疗法，无法用通常的光学方法矫正视力。

知识点巩固练习

选择题

1.老年人突感双眼复视,应首先想到(   )

　　A.视疲劳　　　　　　B.白内障早期　　　　　C.散光眼　　　　　　D.眼外肌麻痹

2.全球范围内导致低视力与盲患病率最高的疾病为(   )

　　A.白内障　　　　　　　　　　　　　　B.视神经萎缩

　　C.糖尿病性视网膜病变　　　　　　　　D.青光眼

3.下列情况中不属于后天性色觉异常的是(   )

　　A.白内障　　　　　　B.青光眼　　　　　　C.视神经病变　　　　　　D.癔症

项目二

与眼球屈光系统相关的检查

【项目简介】

人的眼睛作为人体器官的一员,不仅具有生物属性,更具有光学属性。通过光线刺激,我们了解大千世界。要想获得清晰的成像,光线通过人眼的屈光系统后落在视网膜上,再通过视路将信号传递到大脑视皮质,经过加工、整合、分析,形成视觉,这是一个相当复杂的过程。

人眼的屈光系统、神经传导、大脑信息处理等过程中的任何问题,都可能引起视觉质量下降,包括视力、双眼视觉、注视、视觉压力、固视、视觉注意力、眼球运动、定位、融合、扫视、追随、扫描等改变。本项目重点讨论与眼球屈光系统相关的检查,这部分检查结果为眼科和视光服务提供重要参数。

【项目实施】

通过对视力、光觉、色觉、调节、集合、融像及立体视等的学习,掌握视力的概念,远、近视力的检查方法及注意事项,色觉检查的步骤,调节幅度的概念及推进法测量调节幅度的步骤,集合近点的概念及检查步骤,遮盖试验的原理、检查步骤及诊断要领,立体视觉的检查步骤;熟悉各种类型视力表,色觉异常的概念及常见的色觉异常,调节幅度的测量方法;了解视力表的设计原理,立体视觉的检查方法;能够使用不同类型视力表或借助手电筒等工具准确检查远视力及近视力,能使用假同色图对被检者进行色觉检查并分析记录结果,能用推进法测量调节幅度,能测量集合近点,能对被检者进行遮盖试验检查,能进行立体视觉检查;会规范书写视力检查结果,对视力检查结果简单分析;正确记录遮盖试验的结果。

任务一 视力与视力表设计

【任务目标】

掌握视力的概念,远、近视力检查的步骤及注意事项;熟悉各种类型视力表;了解视力表的设计原理;能够使用不同类型视力表或借助手电筒等工具准确检查远视力及近视力;会规范书写视力检查结果,并对视力检查结果简单分析。

【岗位实例】

某女童,3岁,从未检查过视力,此次来诊家长想要了解其视力,小朋友配合度欠佳,检查结果如下:

远 VAsc:OD 0.5　OS 0.4

检查者告诉家长,该女童视力低于正常,是弱视,需要治疗。

请问:您认为该女童还需做哪些检查? 该如何进行处理?

视力是眼睛能够分辨两物点间最小距离的能力。检查视力所用设备为视力表,不同视力表中的视标不同,常见的有蓝道(Landolt)环、字母视标、翻滚 E、图形视标、数字视标及文字视标等,不同视标检查结果记录方法不同,但它们的意义是可以相通的。

一、视力

视觉是生物体"看"的过程,包括物理刺激到达眼球和大脑进行心理认知的整个过程。视力,即视觉敏感度,是眼睛能够分辨两物点间最小距离的能力。视力的好坏是衡量视功能是否正常的重要指标,也是眼病诊疗的重要依据。视力可分为远视力和近视力,也可分为中心视力和周边视力。人们平常所说的视力指的是中心视力,反映的是视网膜黄斑中心凹的功能;周边视力又称视野,反映的是周边视网膜的功能。

外界物体通过眼睛引起的大小感觉,决定于外物在视网膜上所成物像的大小。根据几何光学原理:

$$视网膜像大小 = \frac{物体大小}{物体至第一结点距离} \times 视网膜至第二结点距离$$

光学系统中角放大率等于+1的一对共轭点称为结点,分为第一结点(物方结点)和第二结点(像方结点)。光线通过一对结点方向不变。由于视网膜至第二结点的距离对某一特定眼睛来说是个常数,所以外界物体引起主观上的大小,决定于$\frac{物体大小}{物体至第一结点距离}$这个比值,即物体两端与眼第一结点所呈的夹角(视角)的正切值。一般视力表的视标在眼前所呈的夹角都很小,其正切值可认为等于角度(以弧度为单位),因此感觉上的外物大小就取决于外物所对应的视角大小,如图2-1所示。

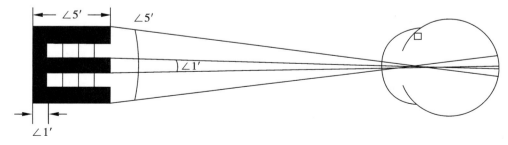

图2-1　视角

视力,即视觉分辨力,就是眼睛所能够分辨的外界二物点间最小距离的能力,通常以视角来衡量。视角越小,视力越好,所以常常用视角的倒数来表达视力。

二、视力表的设计原理

(一)视角和基本视标设计

通常使用"视角"作为单位来设计视标,视标设计的基本单位为"1分视角"(即1视角)。视标的物理大小有很多测量单位,因为视觉大小不仅与物理大小有关,还与注视的距离有关。所以将"视角"(视标两端对应眼睛所呈的张角)作为视标设计的基础和单位。

笔画宽度为1分视角的视标称为基本视标,其高度一般为1分视角所需高度的5倍,对眼形成5分张角。基本视标是根据Snellen在1862年设计的字每视力表的设计原理。该视标中,主要笔画宽度为1/5字母高度,如图2-2所示。理论上远视力的检查距离应为无限远,但实际中一定是使用有限的检查距离。因此,国内常规把标准检查距离定为5 m(在美国定为20 feet,在澳洲的一些国家则定为6 m等)。

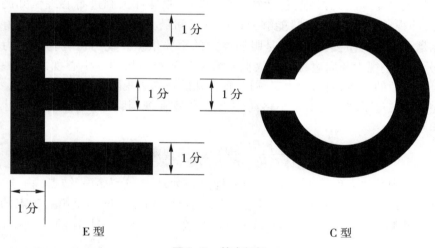

图2-2　基本视标

基本视标大小的计算如图2-3所示,当检查距离为5 m,视标对眼形成的张角为5分,则视标高度h′为:

$$\frac{h'}{5\,000} = tg5' = tg\left(5 \times \frac{1}{60}\right)$$

$$h' = tg\frac{5}{60} \times 5\,000 = 7.27 \text{ mm}$$

以此类推可以计算各种视角大小的视标高度,近距视标的大小也同理,如图2-2的视标。该视标距离眼睛1 000 mm,则视标(1分视角)的高度应为 $X = tg1/60 \times 1\,000 = 0.29$ mm,视标总高度(5分视角)$= 0.29 \times 5 = 1.45$ mm。

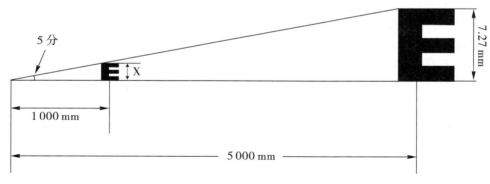

图2-3 视标实际大小计算

（二）常见视标类型

供视力测量用的视标的种类有很多，常见的有 Landolt 环、字母视标、翻滚 E（文盲 E）、数字视标、图形视标及文字视标等（表2-1）。

表2-1 常见视标类型

视标	名称	视角	用途
E E **E**	翻滚**E**,也称为文盲**E**	画粗1'视角,高度为5'视角	用于3岁及以上儿童、青少年及成人的视力检查
C	Landolt 环	画粗1'视角,高度为5'视角	用于视力检查及科研
S	字母视标	画粗1'视角,高度为5'视角	用于视力检查
⌂	Lea 图形视标	高度近似5'视角,图形的平均高度是**C**高度的1.32倍	用于低龄儿童的视力检查
8	数字视标	高度5'视角	3岁及以上儿童、青少年及成人的视力检查
よ	日文视标	高度5'视角	用于评估被检者辨认最小文字的能力
万	汉字视标	高度5'视角	用于评估被检者辨认最小文字的能力

1. Landolt 环 Landolt 环视标是一个带缺口的环。环的外直径是画粗的5倍,因此内直径就是画粗的3倍,缺口为一个画粗的宽度。大部分的 Landolt 环视力检查中,缺口呈现于4个方位内——上、下、左、右,有时也会有8个方位的缺口（4个主要方向,右上、右下、左上、左下4个斜向）。被检者的任务是辨别出每个 Landolt 环缺口所对的方位。与其他视标不同,Landolt 环的界定标准定义很精确,那就是环的缺口为1分视角。

2. 字母视标 视力表中的大部分字母是以格子数的方式设计的,字母高5个单位,宽为4个、5个或6个单位。字母画粗通常是1/5高度,邻近两画的空缺处与画粗等宽,并加上衬线(衬线就是加在字母笔画末端的小短线)。而现代的许多视力表用的是非衬线(或者是无衬线)字母。现在运用较广泛的两种非衬线字母是 10 个 Sloan 字母(Sloan,1959 年)和 10 个英式字母(British Standard 4274,1968 年)。前者是基于 5×5 格子设计的,后者是基于 5×4 格子设计的。

10 个 Sloan 字母为 C,D,H,K,N,O,R,S,V,Z;10 个英式字母为 D,E,F,N,H,P,R,U,V,Z。

3. **翻滚 E** 翻滚 E 称为文盲 E,是基于 5×5 格子设计的。每个 E 含有等长等粗的三画。E 可以出现在各个朝向上,患者只需辨认出其笔面的朝向。常用的是 4 个方位:上、下、左、右。当被检者为儿童或者是不会认读字母的患者时,翻滚 E 是最有效的检查手段。

4. **数字视标和图形视标** 还有一些数字视标和图形视标,它们主要用于儿童和文盲人群的视力检测。

5. **文字视标** 文字视标是指采用日常读物的文字作为视力表的视标,如日文、汉字等。用以更好地评估被检者辨认最小文字的能力,故能真实反映被检者日常阅读的情况。

(三)视力的记录或表达

视力是被检者在一定距离下恰能辨认最小视角大小的能力,但是临床上根据不同的视力表设计会有一些不同的表达方式,但它们的意义是相通的,见表 2-2。

表 2-2　各种视力表达的相互关系

Snellen 分数	小数	最小分辨角/分	最小分辨角的对数表达	5 分表达
20/2000	0.01	100	2.0	3.0
20/1667	0.012	79.43	1.9	3.1
20/1333	0.015	63.10	1.8	3.2
20/1000	0.02	50.12	1.7	3.3
20/80	0.025	39.81	1.6	3.4
20/667	0.03	31.62	1.5	3.5
20/500	0.04	25.12	1.4	3.6
20/400	0.05	19.95	1.3	3.7
20/333	0.06	15.85	1.2	3.8
20/250	0.08	12.59	1.1	3.9
20/200	0.1	10.00	1.0	4.0
20/160	0.125	8.00	0.9	4.1
20/125	0.15	6.67	0.8	4.2
20/100	0.2	5.00	0.7	4.3

续表 2-2

Snellen 分数	小数	最小分辨角/分	最小分辨角的对数表达	5 分表达
20/80	0.25	4.00	0.6	4.4
20/63	0.3	3.33	0.5	4.5
20/50	0.4	2.50	0.4	4.6
20/40	0.5	2.00	0.3	4.7
20/32	0.6	1.67	0.2	4.8
20/25	0.7	1.43	0.1	4.9
20/20	1.0	1.00	0	5.0
20/16	1.2	0.79	−0.1	5.1
20/12.5	1.5	0.63	−0.2	5.2
20/10	2.0	0.50	−0.3	5.3

1. 分数记录　分数记录以 Snellen 为代表,有时亦称为"Snellen 分数"。以检查距离和设计距离来表示视力,其实质也是以视角的倒数表达视力,在 Snellen 分数中,表示分母的是设计距离,分子的是实际测量距离。设计距离是指视标高度对应的视角为 5 分时的距离。

$$视力 = \frac{检查距离}{设计距离}$$

$\frac{20}{200}$ 的视力表示:检查距离为 20 英尺(1 英尺≈0.3 m),设计距离为 200 英尺。在美国,距离以英尺为单位,临床医师几乎都以 20 英尺作为检查距离,因此将 20 英尺作为 Snellen 分数视力的分子。而在其他绝大部分米制单位的国家里,最常用的是以 6 m 作为检查距离,因此将 6 m 作为分数视力的分子。所以,$\frac{20}{20}$ 等同于 $\frac{6}{6}$,$\frac{20}{25}$ 等同于 $\frac{6}{7.5}$,$\frac{20}{40}$ 等同于 $\frac{6}{12}$,$\frac{20}{100}$ 等同于 $\frac{6}{30}$,$\frac{20}{200}$ 等同于 $\frac{6}{60}$,以此类推。

2. 小数记录　以视角的倒数表达视力（$VA = \frac{1}{a}$）,视角单位为弧分(′)。数值上等同于 Snellen 分数。将 Snellen 分数转变为小数形式并用小数记录。故 $\frac{20}{20}$（$\frac{6}{6}$）= 1.0,$\frac{20}{200}$（$\frac{6}{60}$）= 0.1,$\frac{20}{40}$（$\frac{6}{12}$）= 0.5 等。小数形式在欧洲运用最广。

3. 对数记录　以最小分辨角(minimum angle resolution,MAR)的对数表达视力。最小分辨角以弧分为单位。最小分辨角的对数表达(logMAR)是对 MAR 取常用对数。视力是 $\frac{20}{20}$（$\frac{6}{6}$）时,MAR = 1 弧分,则 $logMAR = log_{10}(1.0) = 0$;视力是 $\frac{20}{40}$（$\frac{6}{12}$）时,MAR = 2 弧

分,则 $logMAR = log_{10}(2.0) = 0.3$;视力是 $\frac{20}{200}(\frac{6}{60})$ 时,$MAR = 10$ 弧分,则 $logMAR = log_{10}(10.0) = 1.0$。当视力好于 $\frac{20}{20}(\frac{6}{6})$ 即 1.0 时,$logMAR$ 值为负。

4.5 分记录法 是另一种对数记录,以 5 分减去视角的对数值表达视力,公式表达为:

$$VA = 5 - logMAR$$

该视力表达方式避免了直接用最小分辨角对数表达方式中视力越好,数字越小,甚至为负值的问题。

在临床工作中我们常用的记录标准视力的方式有小数记录法及 5 分记录法,例如 $1.0(5.0)$。

(四)常用远视力表

现行常使用的视力表有以下几种。①标准对数视力表:是我国国家标准视力表,是目前我国各种体检规定的视力表。②Snellen 视力表:在西方国家,如美国等比较普及。③logMAR 视力表,常被用于学术研究,在研究论文中出现比较多。

1.标准对数视力表 我国缪天荣教授根据 Weber-Fechner 法则,于 1959 年设计了对数视力表,1990 年被定为国家标准(GB11533-89),改为"标准对数视力表"。标准对数视力表的视标设计采用了文盲可认的 E 形视标,其增率为 $\sqrt[10]{10} = 1.2589254$,确定 $1'$ 视角为正常视力的标准。视标从小到大,每行递增 1.2589 倍,呈几何级数;视力采用五分记录,呈算术级数增减;符合视觉生理特性,便于临床应用和研究时的统计分析。

对数视力表可采用五分记录,亦可用小数记录(图 2-4)。五分记录与视角的关系公式:

$$L = 5 - logMAR = 5 - lga = 5 + lgV$$

其中 L 为 $5'$ 记录,a 为视角,以分为单位,V 为小数记录。

若最小可辨认视角为 $1'$,视力记录则为:

$$L = 5 + lg1 = 5 + 0 = 5$$

若最小可辨认视角为 $10'$,视力记录则为:

$$L = 5 - lg10 = 5 - 1 = 4$$

5 分记录表达与其他表达可以相通或互换,见表 2-2。

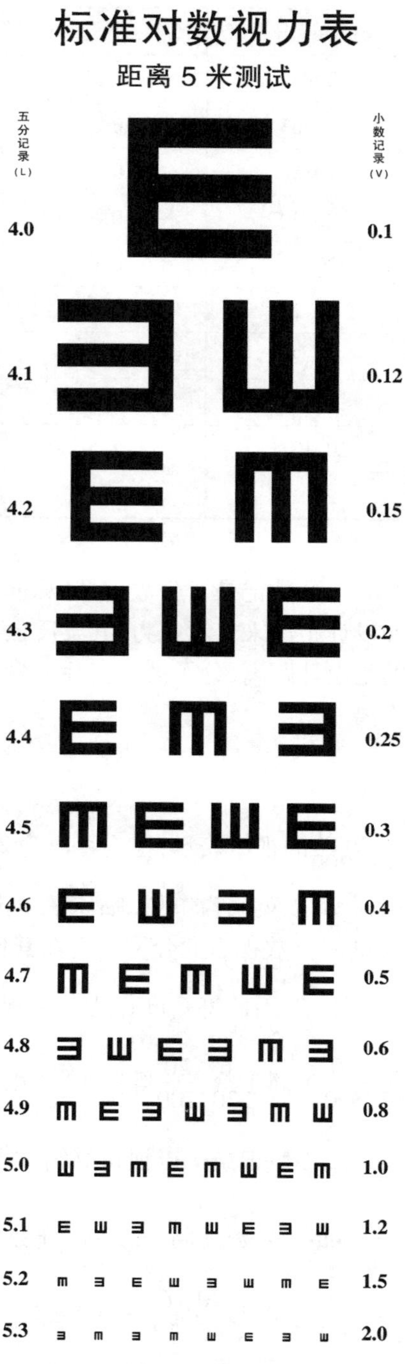

标准对数视力表
距离 5 米测试

五分记录(L)		小数记录(V)
4.0		0.1
4.1		0.12
4.2		0.15
4.3		0.2
4.4		0.25
4.5		0.3
4.6		0.4
4.7		0.5
4.8		0.6
4.9		0.8
5.0		1.0
5.1		1.2
5.2		1.5
5.3		2.0

图 2-4 标准对数视力表

　　2. Snellen 视力表　　Snellen 视力表的视标为字母,是测量"最小分辨力"形式的视力检测方法,经典的 Snellen 视力记录以分数表达。Snellen 视力表是根据 1 分视角的最小分辨角设计的(图 2-5)。

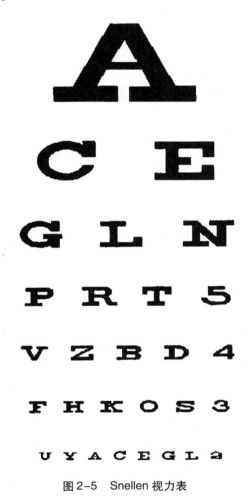

图 2-5　Snellen 视力表

　　Snellen 分数表达是根据以下公式来计算的:

$$\frac{检查距离}{设计距离}(设计距离为视标高度对应的视角为 5' 时的距离)$$

　　在设计距离处视标的画粗对于被测眼所成的视角均为 1′,设计距离越近,则视标越小。

　　Snellen 的原始视力表(Snellen,1862)有 7 个不同的尺寸,最大一行只有 1 个字母,每一个水平的视标数目逐渐递增至最小尺寸的 8 个(7 个字母和 1 个数字)。视标设计距离换算成英尺则为:200,100,70,50,40,30,20(换算成米制单位则为 60,30,21,15,12,9,6)。之后又对 Snellen 原始视力表设计作了较多的修改,尽管与 Snellen 原始视力表设计存在较大的偏差(如字母设计和选择、增率、间距关系以及各个尺寸水平的视标数目),但现在一般仍然把顶部仅单个字母、往下字母变小数目逐渐增多的视力表称为"Snellen 视力表",或者" Snellen 标准视力表"。

3. Bailey-Lovie 视力表 Bailey 和 Lovie (1976)为视力表的设计制定了一系列原则,并将其应用于视力表的每一行视标。所以,视力表中唯一有意义的变量就是每行字母的大小。

该视力表设计的原则如下。

(1)几何级数的增率(各行比例恒定)。

(2)每一行的字母数相等,为 5 个。

(3)字母间距与行间距同字母大小呈比例。

(4)各行视标具相同(或相似)的可辨性。

该视力以视角的对数来表达,与传统的理念相反,即数字越小,视力越好,如能辨认 1′视角的表达为 0,小于 2′视角的,表达为负值,而最佳能辨认视角为 10′视角,表达为 1。适合统计分析,故在学术研究中常用。

虽然视力表有多种,在形式上、视力表达上有比较大的差异,但所有的视力表的视标大小和计算都应用了"视角"的设计原理,因此可以通过数学的方式,将各种不同的视力表达进行转换。

(五)近距视力表

通常把 40 cm 作为标准近距检查距离。从理论上讲,如果近视力表的设计和照明等条件与远视力表相当,且眼球能正常调节或已矫正屈光不正,使得视网膜像清晰聚焦,那么近视力应该与远视力相等。但在许多情况下,近距视力与远距视力不相等,如调节集合问题、老视等都可能使得近距视力低于远距视力。眼部的一些病理变化如有前囊膜下白内障的患者,由于视近时瞳孔缩小,白内障几乎完全充满瞳孔区,从而近视力下降。

1. 近距视力表的类型 主要分为两种。

(1)等价视力表:根据远距视力表的形式,近距视力表的设计、形式、表达完全等同远距视力表。将临床常用的视力表的视标缩小至 40 cm 的设计形式,被称为等价视力表,如等价 Snellen 视力表(图 2-6)、标准近距对数视力表。

(2)阅读视力表:以常规阅读的文字形式作为检测视标。阅读视力表检测更复杂的视觉认知功能。阅读视力检查以排版印刷的字体作为视标,视标排列更拥挤,笔画更复杂。如果患者患有可影响黄斑的疾病(如年龄相关性黄斑病变、弱视),阅读视力会明显下降(图 2-7)。

2. 近视力的表达 近视力的记录通常包括检查距离和能辨认的最小印刷字体大小。在说明近视力表上的印刷字体大小时,有好几种不同的表达方式。

(1)等价 Snellen 等表示法:由于采用了等同于远距视力表的设计方式,其表达方式也等同远距表达。如采用近距对数视力表,用 5 分记录;若采用等价 Snellen 近视力表,则记录为 20/20(14/14)等。

(2)M 单位:M 单位,是由 Sloanh 和 Habel(1956)提出的一种印刷字体大小。它以某一米制距离表示视标尺寸,印刷字体高度(小写印刷字母 x 的高度)在该距离上对应 5 弧分的视角。印刷体为 1.0 单位,表示对应 5 弧分视角的距离为 1 m,对应视标高度为

1.45 mm。普通的报纸印刷字体一般是1.0 M单位。

A
C E
G L N
P R T 5
V Z B D 4
F H K O S 3

图2-6　等价 Snellen 视力表

兒 走 而 米
方 弓 工 王 也
才 卜 力 朱 下 子
片 人 上 走 弓 大 也
而 力 衣 凹 凸 水 亞 本
米 工 太 朱 丁 手 充 竹 走
方 弓 水 亞 而 子 王 夕 長 心
人 工 山 丁 王 朱 走 本 兒 衣
子 上 下 方 而 片 衣 木 水 凹 小 手
才 卜 大 弓 也 力 太 凸 戈 天 予 比 九 牛 成

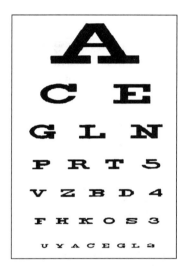

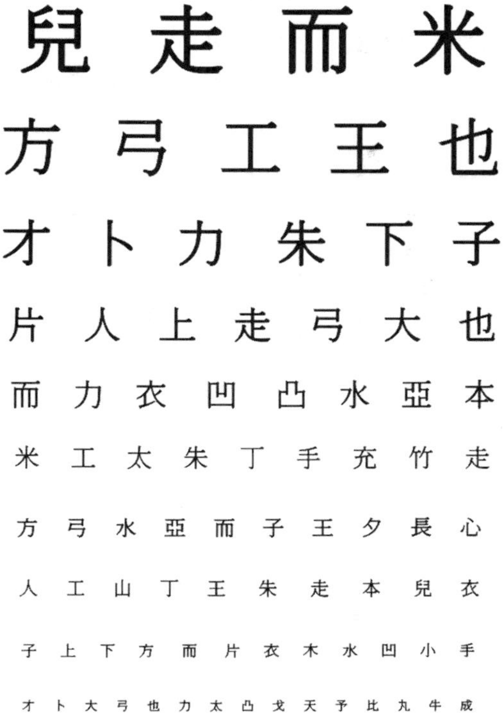

图2-7　中文阅读视力

(3)点数:点数是一种在印刷业中用来表示印刷排版尺寸的单位。一点等于一英寸的1/72。一个印刷样本的点制尺寸表示从下行字母(如字母g,j,P,y)的底部到上行字母(b,d,f,i,j,k,l,t)的顶部之间的印刷区域大小。这种印刷格式在报纸文章中用得最普遍。再小一点的小写字母(a,c,e,m,n,o,r,s,u,v,w,x,z)采用总高度的一半。报纸印刷体一般是8点,故字母x的高度是4点。由于4/72英寸=1.41 mm,因此,8点印刷体的小写字母以M制表示就约为1.0 M。因为这种铅字格式和一般的新闻报纸差不多,所以要估算小写字母的M值只需将点制尺寸除以8即可。大写字母和数字比小写字母更高一点(一般高1.5倍)。对于这种较大字体,8点=1.5 M而不是1.0 M。在电脑屏幕上显示的字体通常就是点阵式的。

M=1.45 mm≈8点(小写字母,报纸字体)≈典型报纸印刷体

(4)N标识:为了将近视力检查标准化,英国眼科学院采用现代罗马字体作为近视力检查的标准字体,他们建议印刷体尺寸以点阵表示。标识"N8"表示:近视力检查采用标准字体,其大小为8点。近距视力值以患者能辨认的最小字体记录(以N标识记录),并注明检查距离(如:N8,40 cm)。

(5)Jaeger表示法:Jaeger表示法以字母J后跟一个数字来表示印刷字休尺寸,近视力值应同时记录字体大小和检查距离(如J3,40 cm)。但是Jaeger的字体尺寸没有标准

化,其表示字体尺寸的数字也没有确切的含义。J1 表示字体最小,J16 表示字体最大。

(六)视力表形式及检查的环境设定

1.视力表的形式　视力表可以制成印刷版面形式或装成灯箱形式。视力表还可以做成投影幻灯片形式或视屏显示形式。这样的视力表可以进行如下控制,如使其整张出现、单行视标出现、单个视标出现。一般还配备一些特殊的视标,如红绿视标、蜂窝视表等(图2-8),这样的形式对综合性主觉验光很有用。

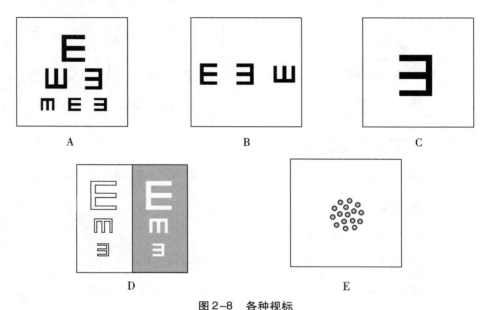

图2-8　各种视标

视屏视力表是由计算机设计控制和视屏显示的视力表,尚未普及使用,但它具有独特性。它可以提供很多模式,如选择不同的视标,改变字母顺序,改变一些诸如对比度、间距、显示时间等刺激参数。在电脑里面还可以有更详尽的视力反应记录和分析。计算机控制的测试视标可以通过自动或半自动重设字母来方便地进行重复测试,这样就可以避免患者的一些视标记忆问题。但是,就现在的视频技术而言,这种视力表仍有不足之处:照明通常少于 100 cd/m² ;显示器像素限制了最小字母的尺寸;屏幕大小会限制单行或单个显示最大字母的尺寸。

2.视力表与被检者的距离　视力表和被检者之间的距离取决于视力表的设计距离,对数视力表设计距离为 5 m,所以一般视力检查都以 5 m 为标准。检查室的距离亦按照该距离设计。若房间距离不够标准,可以借助反光镜原理,将物理距离缩短一半而达到 5 m 的实际距离效果(图2-9)。

3.检查时的照明

(1)视力表亮度:对大部分视力检查目的而言,视力检查应在中等适光亮度下,检查室的光线应较暗为宜。建议标准视力表亮度为 85 ~ 320 cd/m² 。当照亮视力表时,检查者应该注意避免眩光光源出现在患者视野内。

（2）视力表对比度及周围照明：大部分视力表采用高对比度的白底黑字视标。印刷视力表的明暗亮度比通常是 3：100 或 5：100。而投影或视频视力表则不太容易获得如此高的对比度，一般其亮度比更多的是 10：100 或 20：100。

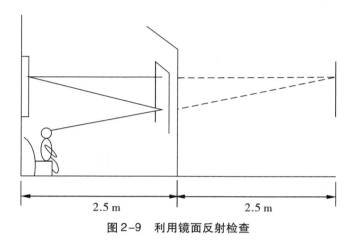

2.5 m　　　2.5 m

图 2-9　利用镜面反射检查

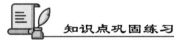

知识点巩固练习

简答题

1. 常用的视力表有哪些?

2. 视力的各种记录方式之间有何关系?

任务二　视力检查

【任务目标】

掌握远、近、针孔视力检查的步骤及注意事项；能够使用不同类型视力表、手电筒、针孔镜片等工具准确检查远视力、近视力及针孔视力；会规范记录视力检查结果，并对检查结果进行分析。对不同被检者选择不同的视力表，并且在视力检查中要通过观察被检者的反应、动作、表情变化等综合判断其视力情况。在检查时要严谨认真、洞幽察微，对被检者有耐心，并注意检查时的沟通方式，体现人文关怀。

【岗位实例】

某同学，8 岁，学校筛查发现视力差，此次来诊家长想要确认其视力是否有问题，检查结果如下：

VAsc：OD 0.2　　OS 0.2@D

检查者告诉家长,该同学视力低于正常,需进一步检查。

请问:您认为对该同学还需做哪些检查?

使用远视力表检查被检者远距离单眼、双眼、裸眼、戴镜视力;使用近视力表检查被检者远距离单眼、双眼、裸眼、戴镜视力;借助手、手电筒等工具检查指数视力、手动视力等;使用针孔片检查被检者针孔视力。通过不同的检查结果,对被检者的视力进行评估。

一、远视力检查

(一)视力表检查

1. 设备　视力表(灯箱视力表、投影视力表等)。

2. 准备　被检者裸眼检查或配远距离戴框架矫正眼镜(或角膜接触镜)。视力表和被检者的距离根据所用视力表规定的检查距离而设定,一般为 5 m。房间灯光根据视力表的要求设置。

3. 步骤

(1)被检者手持遮眼板遮住一只眼并不要眯眼睛。一般先测右眼,后测左眼。

(2)展示视力表,鼓励被检者尽量读出尽可能小的视标直至在一行中有半数的视标读错。该行的上一行就是该被检者的视力+该行读对的视标数。例如 4.9^{+2}。

(3)遮盖另一只眼重复以上测量。

(4)如果被检者不能看到最大的视标,那么让被检者走近视标直至能阅读视标。记录能看清最大视标的实测距离,将所标的视力乘以实测距离/规定距离的比值,便换算成远距视力。如被检者在 2.5 m 距离时看清设计距离为 5 m 的 0.1 视标,则该被检者的视力为 0.05。或者记录为所测视力/实际检测距离,如在 4 m 处被检者能读出 0.12 的视标,记录为 0.12/4 m。

4. 记录　记录测试的实际值。

记录举例:视力记录有多种方法,如小数记录法、5 分记录法和 Snellen 分数记录法,根据所用视力表规定的记录方式记录。举例:

VA_{cc}:OD 5.0(1.0),OS 4.9(0.8)@ D(cc 表示戴镜视力,sc 表示裸眼视力,OD 表示右眼,OS 表示左眼,D 代表远距)。

(二)指数检查

1. 准备　被检者裸眼检查或配戴常规的远矫正眼镜(或角膜接触镜)。检查初始距离为 40 cm,房间照明要充分。

2. 步骤

(1)如果被检者在 1 m 甚至更近距离处都不能看到最大的视标,则进行指数检查。

(2)检查者与被检者相对而站,距离为 40 cm,检查者向被检者显示手指数。让被检者说出指数。若能准确说出,以 10 cm 为一阶梯,逐渐增大距离直至被检者不能看清;记录能准确辨认指数的最大检测距离。

(3)如果在 40 cm 处,被检者不能辨认指数,则以 10 cm 为一阶梯,逐渐减小距离直至被检者能够准确说出指数,记录能准确辨认指数的最大检测距离。

3. 记录　记录为指数/能准确说出指数的最大距离,如指数/30 cm或CF/30 cm。

(三)手动检查

如果被检者在眼前仍然不能辨认指数,需要进行手动检查。在40 cm处向被检者晃动手,询问是否能够觉察手动,检测距离、步骤与记录方法同指数检查,如手动/100 cm或HM/10 cm。

(四)光感与光定位检查

1. 目的　在被检者不能辨认眼前手动的前提下,检查被检者残余的视觉功能。

2. 设备　笔式小手电筒。

3. 准备　被检者舒服位,检查手电离被检者40 cm,房间照明暗。

4. 步骤

(1)光感测量:①被检者手持遮眼板遮住一只眼,一般先测右眼,后测左眼。②将手电光直接亮在被检者眼前,问能否看到灯光。③遮盖另一只眼重复以上测量。

(2)光定位测量:①被检者手持遮眼板遮住一只眼,一般先测右眼,后测左眼。②将手电光分别亮在被检者眼前40 cm处的9个视野位置(正前上、中、下,颞侧上、中、下,鼻侧上、中、下),请被检者指出,记录正确光定位的手电位置,用(+)表示。如果哪个方位不能正确光定位,用(-)表示。③遮盖另一只眼重复以上测量。

5. 记录

光感:OD:LP(+)OS:LP(-)

$$+\ +\ +$$
光定位:OD:LP　+　+　+
$$+\ +\ +$$

二、近视力检查

1. 目的　衡量视觉系统在阅读距离能辨别最小视标的能力。

2. 设备　近视力表(或阅读视力卡)。

3. 准备　被检者裸眼检查或配戴远距离框架矫正眼镜(或角膜接触镜),视力表和被检者的距离为40 cm,良好的阅读照明。

4. 步骤

(1)被检者手持遮眼板遮住一只眼并不要眯眼睛,一般先测右眼,后测左眼。

(2)展示视力表,鼓励被检者尽量读出尽可能小的字直至在一行中有半数的字读错,该行的上一行就是该被检者的视力了。

(3)遮盖另一眼重复以上测量。

5. 记录　记录测试的实际值,如:VAcc:OD 5.0(1.0),OS 4.9(0.8)@N(cc表示戴镜视力,sc表示裸眼视力,OD表示右眼,OS表示左眼,N代表近距)。

视力检查的注意事项:检查视力是了解眼睛视功能最首要也是最简单、快捷的方法,视力的检测是在问诊后进行的一项必需的检查。视力检查时应分别检查右眼和左眼的远距视力和近距视力、裸眼视力、戴镜视力、单眼视力和双眼视力。视力检查看似简单,但是需要检查者严谨认真的工作态度,以获得准确的检查结果,以下是视力检查中的一些注意事项。①被检者不能眯眼,不能仰头或歪头,身体不能前倾。②非检查眼要遮盖严密但不能压迫眼球。如若遮盖不严密会导致检查结果不准确,尤其对于单眼视力低下的患者,易导致漏诊延误治疗时机。③对于儿童应耐心,不配合者应多次检查,直至获得准确结果。④伪盲者,可采用客观视力检查方法,比如视觉电生理检查。

三、针孔视力检查

1. 目的与原理　判断被检者视力低于正常是否由屈光不正引起。通过给被检者的眼前添加针孔镜片,通过针孔镜片来辨认视标,会增加焦深和减少视网膜模糊斑大小(图2-10)。如果视网膜与视路都是正常的,针孔镜减少了屈光状态的影响因素,则被检者的视力将会提高。针孔视力的检查通常用于被检者的矫正视力低于4.8(0.6)的情况下。

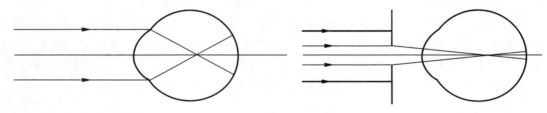

图2-10　针孔镜的原理

2. 设备　投影式视力表或壁挂式视力表灯箱、遮盖板、针孔镜片。

3. 步骤

(1)被检者配戴远距矫正镜片,针孔视力检查用于远视力检查。

(2)遮盖被检者左眼,先检查被检者右眼。

(3)让被检者手持针孔镜置于被检眼前,同一般视力检查方法检查被检者能辨认的最小视标。

(4)鼓励被检者尽量辨认视标,即使发现被检者在猜测视标方向。如果被检者对一行视标中的一半以上视标辨认错误,即可停止辨认。

4. 记录　在视力检查后面记录 PH(pinhole)表示针孔视力,通常记录在远距矫正视力后面。如果使用针孔镜片,被检者的视力没有改善,则记录为 PHNI。

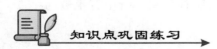
知识点巩固练习

简答题

1. 简述不同视力检查的方法。

2. 简述不同视力检查的注意事项。

3. 若检查0.8这一行的视标时有2个不能认出,应如何记录被检者的视力?

任务三 ｜ 光觉检查

【任务目标】

掌握暗适应的概念,暗适应的检查方法及暗适应曲线变化的特点;熟悉原发性视网膜色素变性、先天性静止性夜盲的光觉检查特点;了解人眼感光细胞的工作机制;能进行规范的暗适应检查,通过暗房光觉检查法进行光觉初查,通过暗视野计检查进行常见影响光觉疾病的筛查。

【岗位实例】

王某,33 岁,货车司机,主诉开车时从明亮处进入隧道后,在相当长的一段时间内看不清物体,对开车造成很大影响。

请问:您认为对该患者应该做哪些检查?

光觉检查是指人眼对光的感受功能进行的检查,主要针对暗环境下人的光觉。在不同环境下,视锥细胞和视杆细胞发挥不同的作用,从而表现出明视觉与按视觉。在明亮环境与黑暗环境转变时,视网膜细胞功能发生一系列变化,表现为明适应与暗适应。暗适应的检查是眼睛功能检查的一项重要指标。

视觉的产生是由光的刺激、眼的感光功能、视觉信息的传导功能、中枢的感知功能共同完成的。在自然状态下,人眼可以处理极大范围光照环境下的视觉信息,从微弱的星光到强烈的阳光,$10^{-5} \sim 10^5$ lx,称为人眼的视觉范围。

本节所述的光觉检查是指人眼对光的感受功能进行的检查,主要针对暗环境下人的光觉。能诱发光感受器启动光化学反应的最小亮度称为光刺激阈值,光刺激阈值越低,光敏感度越高,两者呈线性负相关关系。

可见光线穿过人眼屈光介质达到视网膜上感光细胞层,通过一系列化学-细胞生物电变化,将光线信息转换为神经冲动。通过视路到达视皮质,产生光的感觉,从而形成光觉,是最基本的视觉功能。人眼的高级视觉功能均建立在光觉的基础上,其中根据视网膜感光细胞的分类,人眼的视觉分为视锥细胞主导的明视觉及视杆细胞主导的暗视觉。

一、明视觉与暗视觉

(一)明视觉

在明亮环境下,视网膜感光细胞以视锥细胞的活动为主,具有很高的视敏度和辨色力,但对光的感觉相对不敏感。视锥细胞主要分布在黄斑区,有 600 万～700 万个,10°视网膜范围外视锥细胞密度急剧下降,这也是人眼中心凹对应最高视敏度和色觉的解剖学基础。

（二）暗视觉

在低亮度的环境下，视锥细胞活动受抑制，视杆细胞经过暗适应后开始工作，参与无色觉的、高敏感度的暗视觉，视杆细胞主要分布在中心凹以外，有 1.1 亿～1.3 亿个，以20°视网膜外最密集。因此视网膜周边部能感受弱光的刺激，敏感度较高，但无色觉且视敏度较差。

人眼所能感受到的最小光刺激，理论上由视杆细胞的功能决定。光觉检查通过定性或定量检测视锥、视杆细胞的光敏度来描述人眼的感光能力，对鉴别影响视网膜感光细胞功能、代谢的疾病均具有重要价值。

二、明适应与暗适应

当环境亮度发生变化时，就会出现视锥细胞和视杆细胞活动的转换，也就是明视觉与暗视觉的转化。

（一）明适应

从以视杆细胞活动为主的黑暗环境进入相对明亮的环境时，最初一瞬间过强的光敏感度使眼睛感到眩光，几乎看不清外界事物。随着时间的延长，视锥细胞的感光色素逐渐分解，光刺激阈值逐渐提高，光敏感度逐渐下降，直至视锥细胞感光色素的定量水平与外界环境的亮度形成动态平衡，逐渐看清外界事物，这个过程称为明适应，通常在 1 min内完成。

（二）暗适应

从以视锥细胞活动为主的明亮环境进入暗环境时，起初眼睛完全看不到任何东西。随着时间的延长，视紫红质逐渐再生，光刺激阈值逐渐下降，光敏感度逐渐提高，直至视紫红质再生的定量水平与外界环境的亮度形成动态平衡，逐渐能看清物体，这个过程称为暗适应，通常需要 30 min 左右达到完全暗适应状态。

三、暗适应曲线

明适应与暗适应的过程均包括了两种感光细胞的转换过程，但由于明适应通常在较短时间内迅速完成并且在明适应过程中人眼的视觉状态受强烈的眩光影响，难以进行准确的检查，通常对人眼的光觉检查以对暗适应的检查和分析为主。

在暗适应过程中，以暗适应时间为横坐标，以可以分辨的最小光刺激阈值为纵坐标，所得的曲线称为暗适应曲线（图 2-11）。

由图 2-11 可见，暗适应曲线可以粗略地分割为两段相邻的曲线（A、B）。暗适应初期，光敏度较差，需要较高的光阈值刺激才能为人眼所察觉。5～10 min 光阈值迅速下降，然后达到第一个平台期（A 后段）。此后阈值进一步开始迅速下降，但降速低于暗适应初期，到 30 min 左右达到第二个平台期（B 后段）。此时，人眼的光敏度较高，完全进入以视杆细胞为主的暗视觉。总的来说，暗适应过程是视觉系统的光阈值降低和光敏度升高的过程：最初 5 min，光敏度提高很快，缓速至第一个平台期；10 min 左右，光敏度又开始缓慢增加，约 30 min 完成这一过程，光敏度最高，之后不再随时间变化。

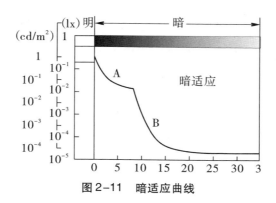

图2-11 暗适应曲线

结合前文所述,不难理解,暗适应的第一曲线为视锥细胞的暗适应。此时,视杆细胞的光阈值仍高于视锥细胞,人眼的光敏度增加由视锥细胞介导为主;第二曲线为视杆细胞的暗适应。此时,视锥细胞的光敏度达到峰值,视杆细胞的光敏度仍具有很大的上升空间,至30 min左右视杆细胞的光敏度达到峰值,暗适应达到完全状态。两段曲线的转折点称为Kohlrausch转折,是视锥细胞、视杆细胞活动的切换点。

四、光觉检查方法

光觉检查法主要针对各类影响感光细胞的疾病或先天异常,包括暗房光觉检查法(又称对比法)和暗适应计检查法。

(一)暗房光觉检查法

儿童或智力低下的被检者,对比法可很快测试和了解其光觉的大致情况。由被检者与正常暗适应功能的检查者,同时进入可控制光度的暗室,分别记录在暗室内停留可辨别周围物体的时间,以粗略判断被检者的暗适应功能。

(二)暗适应计检查法

被检者坐于暗室机器前,开亮灯光。让被检者先注视仪器中乳白色玻璃板5 min,然后关灯。把乳白色板换成有黑色线条的间隔板,逐渐加强板上亮度。当被检者见到黑白线条时,立即告诉检查者,检查者即在表上记录此点。每1~2 min重复1次,以后可相隔较长时间予以重复,共检查1 h,最后将各点连成曲线,即暗适应曲线。常用的有Goldmann-Weekers计、Hartinger及自动暗适应计等。

1. 目的 通过本实训,掌握光觉检查中对比法、暗适应计法这两种检查方法,包括检查方法的环境、检查步骤和记录,熟悉正常暗适应曲线。

2. 设备 暗适应计一台,环境为暗室,被检者应具备正常视力或在最佳矫正视力下行该检查。

3. 步骤

(1)暗房光觉检查法(对比法):①被检者与具有正常暗适应功能的检查者同时进入暗室。②在相同距离和条件下记录暗室内可辨出测试光或物体所需停留的时间。③粗略判断被检者的暗适应能力。

（2）暗适应计法（Goldmann - Weekers 暗适应计）：①被检者在绝对暗室内暗适应 20 min。②检查开始，注视仪器内光源进行明适应（时间按仪器要求）。③关闭光源，开始暗适应，呈现不同亮度的视标，当被检者汇报正确时记录相应的光阈值。1～2 min 检测 1 次，待第一曲线完成后可延长检测时间间隔，共检测 1 h。④作图，横坐标为暗适应时间，纵坐标为光阈值的对数，连接得到暗适应曲线。

（3）暗适应计法（Kpabkob 暗适应计）：①被检者在绝对暗室内暗适应 15 min。②检查开始，注视仪器内光源进行明适应（时间按仪器要求）。③记录被检者可辨出蓝色视觉刺激时间。

4.记录

（1）暗适应曲线：通过检查画图得到暗适应曲线。

（2）Kpabkob 暗适应计：检查结果直接打印。

Kpabkob 暗适应计检查结果正常值：21～40 岁正常人为 2～16 s，平均为 7.33 s，41 岁以上男性平均为 10.72 s，女性则显著延迟，平均为 12.05 s。

知识点巩固练习

简答题

1.明适应与暗适应的概念与发生过程是什么？

2.光觉检查方法及注意事项是什么？

任务四　色觉检查

【任务目标】

掌握色觉的概念及检查方法；了解色觉相关的不同学说；能够使用不同工具对色觉进行检查；会规范书写色觉检查结果，并对检查结果进行分析。

【岗位实例】

男，5 岁，幼儿园查体，眼科检查发现其色觉出现障碍，被检者不能辨认红、绿颜色。

请问：被检者何因导致色觉障碍，该如何处理？

色觉是指人或动物的视网膜受不同波长光线刺激后产生的一种感觉。产生色觉的条件，除视觉器官之外，还必须有外界的条件，如物体的存在以及光线等。Young - Helmholtz 学说、Hering 学说、近代的"阶段学说"等都尝试解释色觉现象，足以表明色觉的复杂程度。使用不同方法及工具对色觉进行检查，可以使检查者掌握更多的信息，并对被检者提供更多指导意见。

一、色觉概述

色觉,即颜色视觉,是指人或动物的视网膜受不同波长光线刺激后产生的一种感觉。产生色觉的条件,除视觉器官之外,还必须有外界的条件,如物体的存在以及光线等。色觉涉及物理、化学、解剖、生理、生化及心理等学科,是一个非常复杂的问题。

(一)相关学说

有许多学说尝试解释色觉现象,每种学说均有其优点,但尚没有一个学说能完美地解释生活中的各种色觉现象。其中人们较为重视的学说有 Young-Helmholtz 学说、Hering 学说和近代的"阶段学说"。

1. Young-Helmholtz 学说　该学说又名三色学说,其主要论点是:所有的颜色,逻辑上均可由红、绿、蓝 3 种色光匹配合成。Young-Helmholtz 学说认为视网膜具有 3 种锥体细胞,分别感受红、绿、蓝三原色,并且其中一种三原色在刺激其主要感受锥体细胞外,还对其余两种锥体细胞产生刺激。例如,在红光刺激下,不仅感红色的锥体细胞兴奋,感绿和感蓝的锥体细胞也相应地产生较弱的兴奋。而 3 种刺激不等量地综合作用于大脑,便产生各种颜色感觉。如果 3 种锥体细胞受到同等刺激则产生白色,无刺激则产生黑色。对于色盲的解析,该学说认为,红色盲缺乏感红色的锥体细胞,绿色盲缺乏感绿色的锥体细胞。因为红色刺激感红锥体细胞的同时也刺激感绿锥体细胞,所以色盲者常红、绿都分不清楚。

2. Hering 学说　又名四色学说。Hering(1878)观察到,颜色现象总是以白-黑、红-绿、黄-蓝这种成对的关系发生的,因而假定视网膜上有白-黑、红-绿、黄-蓝 3 对视素(光化学物质);此 3 对视素的代谢作用包括通过分解(异化)和合成(同化)两种对立过程。当白光刺激时,可分解白-黑视素,引起神经冲动,产生白色感觉;无光线刺激时,白-黑视素合成,引起神经冲动,产生黑色感觉。对红-绿视素,红光引起分解作用,产生红色感觉;绿光引起合成作用,产生绿色感觉。对于黄-蓝视素,黄光引起分解作用,产生黄色感觉;蓝光引起合成作用,产生蓝色感觉。而我们感觉到的各种色彩则是这 3 种组合分解或合成的结果。该学说认为色盲是缺乏一对视素(二色觉)或两对视素(全色盲)的结果。

3. 近代的"阶段学说"　近年来,大量的实验结果表明,在视网膜上的确有 3 种感色锥体细胞,分别对红、绿、蓝 3 种色光敏感;另外,关于视路传导特性的研究结果,使 Hering 学说也获得了不少的支持。因此,有学者主张把色觉的产生过程分两个阶段:第一阶段为视网膜视锥细胞层阶段。在这一水平,视网膜的 3 种锥体细胞选择吸收光线中不同波长的光辐射,分别产生相应的神经反应,同时每种锥体细胞又单独产生黑和白反应。第二阶段是信息传送阶段,即在颜色信息向大脑传递过程中,不同颜色信息再重新组合、加工,形成"四色应答密码",最后产生色觉。颜色视觉的这一学说,也称为"阶段学说"。它把两个古老的完全对立的色觉学说巧妙地统一在一起了。这一新学说,显然更接近实际的色觉机制。

(二)色觉异常

色觉异常,也称色觉障碍,是指对各种颜色的心理感知的不正常。色觉异常分为先天性色觉异常和后天性色觉异常。根据异常的程度,又分为色盲和色弱。先天性色觉异常是一种 X 染色体连锁隐性遗传病,此病的发病率男性远高于女性。患者出生时已具有,绝大多数是双侧性,但偶见单眼发病,或者两眼色觉异常的类型及程度不同。先天性色觉异常与生俱来,在他们的一生中,"颜色"的含义,始终与正常人不同,因为他们对颜色的认识完全来自别人教授的经验,他们可以通过亮度来区别各种颜色,其对颜色的感觉与正常人有本质的区别。后天性色觉异常是因为某些眼病、颅脑疾病、全身病变以及中毒所致,除色觉异常外,常合并视力、视野以及其他视功能障碍。常见的色觉异常包括红绿色盲、全色盲、蓝黄色盲等。

二、色觉的检查方法

(一)色觉检查的主要方法和注意事项

1.色觉检查的主要方法 色觉检查的目的在于确定有无色觉异常,鉴别色觉异常的类型以及程度。色觉检查为主观检查,包括假同色图法、彩色绒线团法、色相排列法和色彩镜法等。彩色绒线团法较原始,现已少有用到。

(1)假同色图法:常称为色盲本,国内常用的有俞氏、贾氏和汪氏色盲检查图。此图以亮度相同而色调不同的色点组成数字、字母、图形等,如图 2-12。

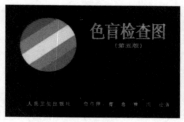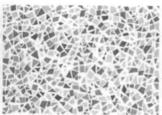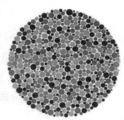

图 2-12 不同类型色觉检查图

(2)色相排列法:是让被检者按照自己的感觉对不同颜色的圆形视标排序。根据排序的速度和差错程度来判断色觉异常的种类和程度。常用的有 FM-100 色彩试验和 D-15 色盘试验,如图 2-13。

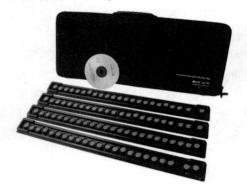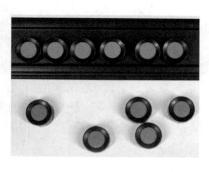

图 2-13 FM-100 色棋(左)和 D-15 色盘(右)

（3）色彩镜法：用545 nm的黄-绿光和670 nm的红光混合作为混合野，通过调整两者的比例，可产生两者之间的中间色：红、橙、黄、黄-绿、绿，然后以589 nm的黄光作为实验对照野，通过检查者对混合野的调校来定性和定量地确定其色觉异常。色彩镜法是精确检查色觉的方法。

2. 色盲本检查的注意事项　每种色盲本均有其详细的使用方法以及结果的判断标准，但在使用各种色盲本时都应注意以下几点。

（1）视力：视力太差不能进行检查。屈光不正者可以戴镜检查，但不能戴有色眼镜。

（2）距离：不管色觉正常与否，视角及亮度大时，辨色能力均有所提高。所以距离近时，视角大，亮度高，图形与底色的色调差别明显；但如太近，色调与亮度的差别即不明显，图形反而不易辨认。距离远时，各色斑容易融合，图形辨认较容易。但如果太远，则色觉正常者亦不能读出。所以，各种检查图都规定了一定的检查距离，多为0.5 m左右。

（3）照明：最好能在自然弥散光下进行，最好由北窗照明。有些色盲图也可以在日光灯照明下进行。照明度不应低于150 lx，以500 lx为宜。

（4）判读时间：每页图片判读时间规定在2~3 s。为了取得正确的结果，必须对时间进行严格限制。因为色弱者往往能正确认出图案或数字，只不过表现出辨别困难或辨认时间延长而已。

（5）其他：尽管单眼色觉异常非常少见，但确实存在。故希望有条件尽量两眼分别检查。另外，色盲图为色素色，容易褪色及弄脏，在检查时不要用手触及图面。不用时应避光保存，如有污染及褪色，即不能使用。

（二）色觉检查的步骤（以假同色盲本为例）

1. 目的　评估被检者黄斑视锥细胞和视神经及视皮质的功能。常见的色觉障碍是一种连锁遗传的先天性异常，后天性色觉障碍则发生于某些视神经、视网膜疾病。色觉障碍按其严重程度又分为色盲和色弱。色盲是指不能辨别颜色，色弱是指对颜色的辨别能力降低。

2. 设备　遮盖板、色盲本、特殊色盲检查本所需要的特殊镜片。

3. 步骤

（1）被检者配戴常用或习惯的远距矫正眼镜，手持遮盖板。

（2）在充足的自然光线下进行，以北窗照明为佳。

（3）检查者手持色盲检查本。

（4）检查距离约50 cm。

（5）先检查被检者右眼，遮盖左眼。

（6）注意完全遮盖非检查眼。

（7）让被检者逐步阅读色盲本的每一页，辨认色盲本的数字或图形，每页应在5 s内读出。

（8）用同样的方法检查被检者左眼。

4. 记录　分别记录每眼所能阅读辨认的页数。由于每本色盲检查本的第一张图画是作为区别伪盲所用，而不是真正用于色觉检查，所以该页不能计算在内，并记录所用色盲本的版本。举例：OD 12/12 Ishara；OS 12/12 Ishara。

知识点巩固练习

简答题

1. 常见的色觉异常有哪些?

2. 色盲本检查时对被检者的要求有哪些?

任务五 | 调节幅度检查

【任务目标】

掌握调节、调节近点、调节远点、调节幅度的概念,调节幅度年龄最小值公式;熟悉影响调节的因素,熟悉调节幅度检测的影响因素;能够使用推进法检查调节幅度;会规范书写调节幅度检查结果,并对检查结果简单分析。

【岗位实例】

男,25 岁,屈光检查患者不存在远视、近视以及散光,患者远视力可以达到 1.2,患者近距离阅读模糊。

请问:患者为何近距离模糊?该进行哪项检查?

调节近点、调节远点、调节幅度是调节中重要的概念。规范的检查方法对于得出较为准确的检查结果具有重要意义。

一、调节幅度的概述

1. 调节及与其相关概念   无限远的平行光线经过无调节的正视眼的屈光系统,聚焦于视网膜上。位于有限远的物体发出或反射的光线(尤其是离眼较近的物体)经过无调节的正视眼的屈光系统,会聚焦于视网膜后,在视网膜上形成模糊影像,导致视物不清。此时若想看清该物体,必须增加眼的屈光力,使焦点移到视网膜上,此过程就叫调节,如图 2-14 所示。

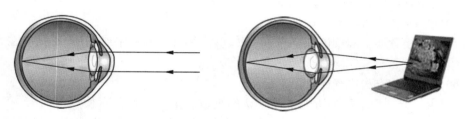

图 2-14　调节的过程

与调节相关的概念如下。

调节远点:当调节完全放松时,与视网膜共轭的一点(图2-15)。正视眼的调节远点在眼前无限远处。

调节近点:当充分调节时,与视网膜共轭的一点(图2-15)。正视眼的调节近点在眼前有限远处。

调节幅度:调节远点和调节近点之间距离的屈光度表示形式。

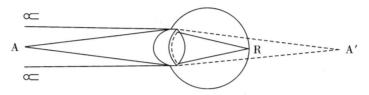

图2-15 正视眼的调节远点与调节近点

如果调节远点位于光学无穷远处,那么调节幅度就等于调节近点即近注视距离的倒数。测量调节幅度的方法包括推进法、负镜法和融像性交叉柱镜法。

2. 影响调节的因素

(1)年龄:调节幅度随年龄的增加有下降的趋势。Donders 和 Duane 报道每年将有 0.3 D 调节幅度的下降。以下公式表示调节幅度随年龄下降的最大、最小和平均值。

$$最小调节幅度 = 15 - 0.25 \times 年龄$$
$$平均调节幅度 = 18.5 - 0.3 \times 年龄$$
$$最大调节幅度 = 25 - 0.4 \times 年龄$$

(2)气温:地理环境对调节幅度及老视发生的年龄有影响。有报道认为居住在赤道附近的人老视发生较早,这可能与温度对晶状体的影响有关。

(3)屈光不正:许多研究认为调节幅度受屈光不正的影响,认为近视者调节幅度比远视和正视者高,也有资料报告正好相反。

3. 调节幅度检测的影响因素

(1)单眼和双眼测量:双眼测量的调节幅度略高于单眼测量的调节幅度。

(2)注视角度:当注视的角度改变时,所测得的调节幅度也有差别,通常向下注视时比向上注视时测得的结果略大。在综合验光仪上的测量结果与个体在习惯注视位下的调节幅度是存在差异的。

(3)视标的尺寸:对于注视较大尺寸的视标,调节幅度的值可能会增加,而较小的视标所测得的调节幅度将偏低。

二、调节幅度的测定(推进法)

1. 目的 检查被检者的晶状体对近刺激的反应。

2. 设备 近点视力卡、遮盖板、测量尺。

3. 步骤

(1)在双眼的屈光不正被完全矫正的基础上进行。

（2）被检者配戴常用的或习惯的远距矫正眼镜。

（3）该检查也可在综合检查台上进行，将被检者远屈光矫正度数放在验光头上，检查者或被检者手持近视力表。

（4）近视力表需要良好的照明。

（5）先检查被检者右眼，同时遮盖被检者左眼。

（6）被检者注视近视力最好视力的上一行视标（或近视力卡上的近十字视标）。

（7）逐渐向被检者移近视力表，让被检者报告出现视标变模糊瞬间的位置。

（8）测量从视标模糊的位置到被检者镜片平面的距离，再折算（以米为单位的倒数）成屈光度即为调节幅度 AMP，以屈光度 D 为单位。

（9）同样步骤测量左眼调节幅度。

4. 记录　举例：AMP OD：15 D；OS：15 D。

知识点巩固练习

简答题

1. 调节、调节近点、调节远点、调节幅度的概念是什么？

2. 推进法调节幅度的检查过程及注意事项是什么？

3. 测量调节幅度时应选择的视标是什么？

4. 为什么在测量调节幅度的时候被检者必须配戴其远矫正眼镜？

任务六　集合近点检查

【任务目标】

掌握集合（俗称辐凑）、集合近点的概念，集合近点的检查方法；会规范书写集合近点检查结果，并对检查结果简单分析。检查时要严谨认真，对被检者有耐心，并注意检查时的沟通方式。

【岗位实例】

女，25 岁，屈光检查正常，患者主诉近距离阅读时出现重影，长时间阅读感觉到头痛。请问患者该进行哪些项目检查？该如何进行处理？

一、集合近点的概述

当无斜视的眼在调节松弛状态下注视远处物体时，双眼的视轴是近似平行的。当双眼注视一近距物体时，除了会产生调节，双眼的视轴也会转向被注视物体，使双眼物像落在视网膜黄斑中心凹，经过视中枢感知成一个物体（双眼单视），这就叫集合（图 2-16）。

双眼内转过程中能保持双眼单视的最近点称为集合近点或辐凑近点（NPC）。本检查是与双眼视觉功能有关的基础检测项目之一，属于运动融像检查。其检测方法与调节近点类似，所不同的是，测定集合近点时的指标是双眼复视而非视标变模糊。

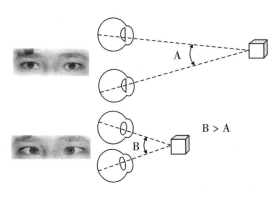

集合近点一般不受年龄的影响，其值较恒定，正常值：5/7 cm。集合近点大于 10 cm 时，可能会出现集合功能异常。

图 2-16   集合的过程

二、集合近点的测定

1. 目的   测量在双眼保持融像的前提下的集合能力。

2. 设备   笔式手电筒、红玻璃，近调节视标（贴在笔式手电筒上或压舌板上，4 个大小不同的视标，20/25 ~ 20/200），头灯。笔式手电筒仅用于 NPC 的普查视标。当集合近点小于 7 cm 左右，应该使用调节视标。

3. 步骤

（1）被检者配戴习惯性处方眼镜。

（2）头灯朝向注视视标。

（3）笔式手电筒或调节视标从 40 cm 处开始。

（4）指导被检者注视视标，并说明看到几个。①如果视标看起来为两个，将视标移远些，直至视标为单个。②将视标移向被检者，注意观察被检者的眼睛，直至被检者报告看到两个像，或检查者观察到被检者的一眼离开了注视视标。

（5）记录该距离，即为被检者集合的破裂点。

（6）将视标反向移动，注意观察被检者的眼睛直至眼睛回到注视视标状态，或被检者报告由原来的双像变为单像，该距离为被检者的集合恢复点。

4. 记录   记录 NPC（sc 或 cc），记录破裂点和恢复点。若被检者一直能集合直至视标接近鼻子，记录为 TTN。

正常值为：破裂点 3 cm±4 cm，恢复点 5 cm±5 cm。

 知识点巩固练习

简答题

1. 集合、集合近点幅度的概念是什么？

2. 集合近点的检查方法及注意事项是什么？

3. 集合近点检测时，其判断指标与调节幅度有何区别？

任务七 | **双眼视觉检查**

【任务目标】

掌握交替遮盖试验、遮盖-去遮盖试验检查方法,使用不同工具对立体视检查的方法;会规范书写眼位、立体视检查结果,并对检查结果进行简单分析。融像与立体视是人眼重要的功能,是影响看物体是否清晰、是否单一、是否能准确定位的重要因素。在检查时要严谨认真,对被检者有耐心,并注意检查时的沟通方式。

【岗位实例】

女,17岁,屈光检查:OD −0.50 DS,OS −5.00 DS,被检者主诉看3 D电影立体感不明显,感觉左眼不能正常的参与工作。

请问:被检者出现上述症状的原因是什么?该进行哪些项目检查?如何处理?

交替遮盖试验与遮盖-去遮盖试验检是眼位定性与粗略定量检查的重要手段。检查结果的判断对于不同眼位诊断具有重要意义。立体视是人眼最高级的双眼视功能的体现,良好的立体视对于工作、学习及生活影响重大。

一、融像检查

融像为两个要素的融合或结合。融像有两种类型:感觉融像和运动融像。关于融像功能的检查项目很多,本任务仅介绍遮盖试验,其他融像功能检查项目请参阅本套教材之《双眼视与低视力技术》。遮盖试验主要内容如下。

1.目的 衡量被检者有无隐斜、斜视,以及隐斜或斜视的性质和大小。

2.设备 视力表、近用遮盖试验视力表、遮盖板、手电筒、水平和垂直的棱镜排。

3.步骤

(1)被检者配戴习惯的远用矫正眼镜。

(2)视标选择:远距离检查时,使用被检者双眼中较差眼的最好远矫正视力的上一行视标。近距离检查时,使用近视力表,能控制调节的单个视标。检查距离约40 cm,使用被检者双眼中较差眼的最佳矫正视力的上一行视标,或笔式电筒。

(3)由被检者手持视力表,检查者手持遮盖板。

(4)室内的照明使检查者可以观察到被检者眼睛的运动情况。

(一)交替遮盖试验

可判断被检者的隐斜或斜视的方向和程度,但不能区别是隐斜还是斜视。

1.让被检者注视视标,并保持视标清晰。

2.将遮盖板遮盖被检者右眼2～3 s,迅速移动遮盖板至左眼,观察去遮盖瞬间右眼的移动方向。

3. 将遮盖板遮盖被检者左眼2~3 s,迅速移动遮盖板至右眼,观察去遮盖瞬间左眼的移动方向。

4. 重复2、3步骤多次(图2-17)。若交替遮盖试验没有发现眼球运动,无须做遮盖-去遮盖试验;若交替遮盖试验发现眼球运动,则需做遮盖-去遮盖试验。

5. 根据去遮盖瞬间眼球的运动方向,可以判断眼球斜视偏离的方向,两者为反向关系。如果眼球内转表示外斜视或外隐斜(图2-18);反之,则为内斜视或内隐斜。

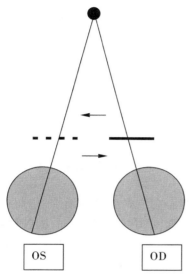

图2-17　交替遮盖试验(正位)

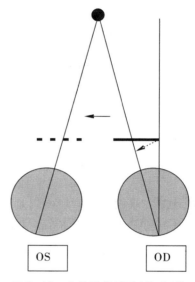

图2-18　交替遮盖试验(外隐斜)

(二)遮盖-去遮盖试验

可区分斜视与隐斜,同时可区分斜视是交替性还是固定性的。

1. 检查左眼,双眼同时睁开,遮盖被检者右眼。在遮盖右眼的瞬间注意观察左眼的运动情况。如果左眼没有运动,表示在双眼同时注视视标时左眼的方向就是注视方向。移去遮盖板交替遮盖双眼,停留时间为2~3 s,观察双眼正常的相互关系,重复。

2. 检查右眼,双眼同时睁开,遮盖被检者左眼,在遮盖左眼的瞬间注意观察右眼的运动情况。如果右眼没有运动,表示在双眼同时注视视标时右眼的方向就是注视方向。移动遮盖板交替遮盖双眼,停留时间为2~3 s,观察双眼正常的相互关系,重复图2-19所示。

完成此两步检查,观察双眼均无转动,表明为隐斜(前提是交替遮盖试验是观察到了眼球转动)。

3. 假如在1、2两步的任何一步中发现眼球移动,则被检者有斜视。区分交替性斜视与固定性斜视。开始遮盖一眼,在去遮盖瞬间,注意观察未遮盖眼的移动方向。

(1)如果在步骤1中右眼遮盖时左眼移动了,去遮盖右眼同时观察左眼:①如果去遮盖右眼瞬间,左眼没有移动,则被检者为交替性斜视,如图2-20所示。②如果去遮盖右眼瞬间,左眼移动了,则被检者为固定性左眼斜视。

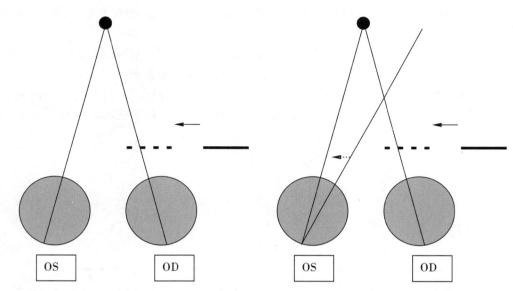

图2-19　遮盖-去遮盖试验（左眼无显性斜视）　　图2-20　遮盖-去遮盖试验（交替性内斜）

（2）如果在步骤1中右眼遮盖时左眼没有移动，而在步骤2中左眼遮盖时右眼移动了，则去遮盖左眼，同时观察右眼：①如果去遮盖左眼瞬间，右眼没有移动，则被检者为交替性斜视。②如果去遮盖左眼瞬间，右眼移动了，则被检者为固定性右眼斜视（即在双眼同时注视时，左眼能注视视标，而右眼处于斜视位，没有注视视标）。

4.交替遮盖试验和遮盖-去遮盖试验时，可在远距和近距约40 cm处进行。被检者或检查者手持近视力表，放于被检者眼睛水平，并保持良好照明。

记录：用"CT"或"cover test"表示该试验；用sc表示裸眼状态，用cc表示屈光完全矫正状态；记录D表示远距离，N表示近距离；用以下的缩写表示方法：ESO表示内隐斜，EXO表示外隐斜，RH表示右眼上斜，LH表示左眼上斜。如果偏斜属于斜视，用R、L、ALT分别表示右眼斜视、左眼斜视、交替性斜视；可使用棱镜进行中和，记录棱镜度。

正常值：远距离，1△EXO（±1△）；近距离，3△EXO（±3△）。

二、立体视检查

（一）常用检查方法

所有立体视觉的检查都是基于双眼视差的原理。检查立体视锐度的器具有不同的种类，从图卡到计算机化的仪器均已用于实验室和临床检查中，基本上可分为两大类。一类属于二维的检测方法，使用时被检者要求戴特种眼镜（偏振光眼镜或红绿眼镜）。这一类检测器有RDS、Randot stereo test，Frisdy Test，TNO等，还有国内颜少明和郑竺英合作研发的《立体视觉检查图》。二维的检测图卡由于价廉和携带方便而在临床上广泛使用。另一类属于三维检测方法，被检者无须戴任何眼镜，如Holward-Dolman立体视觉计、电脑测量仪等。但临床上少用，常用于研究领域。现就临床上常用的检测方法进行介绍。

1.Titmus Stereo Test图卡　Titmus Stereo Test整套图卡由三部分组成：3 000″立体视

锐度的"大苍蝇"视标,400″~100″立体视锐度的"小动物"视标以及 80″~20″立体视锐度的"圆圈"视标(图 2-21)。使用时需要被检者配戴偏振光眼镜,并在 40 cm 的检查距离进行。如果受检者有屈光不正要配戴相应的矫正眼镜。

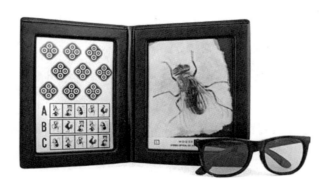

图 2-21 Titmus Stereo Test 图卡

2. TNO 随机立体图 TNO 随机点立体图是用红、绿二色印刷的随机点立体图卡,共有 7 张。前 3 张用于定性筛选有无立体视,第 4 张用于测定有无单眼抑制,后 3 张用于定量测定立体视锐度(图 2-22)。

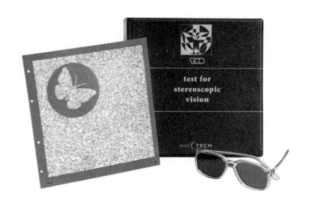

图 2-22 TNO 随机立体图

3. 随机点立体检查图 1984 年颜少明和郑竺英合作研发国内第一部随机点立体视觉检查图,已在全国广泛使用。其使用方法与上述方法类似:在自然光线下,配戴红绿眼镜在 40 cm 距离进行检查,检测时从视差大的图形开始,正确识别后按顺序检查,每图均有既定的立体视锐度参考。

4. 同视机检查 同视机有定性的立体视图片以及定量的随机点立体图片,因此能定量、定性检查立体视觉。检查方法为受检者坐在同视机前,调整下颌托及瞳距,使双眼视线与镜筒高度平行,先进行同视视觉和融合功能检查,如正常再用Ⅲ度立体视图片先定性再定量检查立体视功能。将两画片同时放入镜筒片夹处,让受检者说出所辨认的图形或特征,检查者判断其回答的正确与否,并按所用的检查图号得出立体视锐度值。

(二)立体视检查方法(以国内随机点立体视检查图法为例)

1. 目的　衡量被检者是否有良好的深度觉来融合立体性的视标。

2. 设备　红绿色片、立体视检查本。

3. 程序

(1)在检查者近距离矫正镜片前加戴红绿色片。

(2)被检者手持立体视检查本。

(3)距离40 cm。

(4)照明在后方,正对检查本。

(5)被检者在通常的阅读位注视视标,分辨哪一个视标相对其他视标是漂浮在上方的。

(6)继续辨认直到被检者连续给出两个错误答案。

4. 记录　应记录所用的立体图类型、测试距离和测试结果。正常成年人为60″。

知识点巩固练习

简答题

1. 交替遮盖试验、遮盖-去遮盖试验的检查方法及注意事项是什么?

2. 使用不同工具对立体视检查的方法及注意事项是什么?

3. 遮盖试验的检查意义是什么? 其中的两个项目检查的先后顺序是什么?

4. 何种情况可以判断被检者为隐斜? 何种情况可以判断为交替性斜视?

项目三

客观验光

【项目简介】

完整的屈光检查过程包括 3 个阶段：初始阶段、精确阶段和终结阶段。客观验光是初始阶段的关键步骤。客观验光是在不需要被检者的主观和应答下，检查者通过检测从被检眼视网膜反射出来的光的影动或光的状态来判断其屈光状态。客观验光包括电脑验光和检影验光两大板块。

客观验光包括电脑验光和检影验光。电脑验光使用率较高，是我们得到客观验光数据的来源。电脑验光仪操作方便，检查无痛快捷；检影验光需要一定的时间和练习，但是可用于特殊的验光(如角膜瘢痕患者等)。

【项目实施】

通过对电脑验光和检影验光的学习，熟练掌握电脑验光仪的操作流程及注意事项；掌握检影验光的原理及方法，散光检影验光的步骤；熟悉电脑验光仪的结构和优缺点，检影镜的种类及检影验光的优缺点；了解电脑验光的地位评估，能熟练运用电脑验光仪和检影镜进行客观验光并且在面对不同情况能及时分析处理。

任务一 | 电脑验光

【任务目标】

熟练掌握电脑验光仪的操作流程及注意事项；熟悉电脑验光仪的结构，电脑验光仪的优缺点；了解电脑验光仪地位评估；会用电脑验光仪进行客观验光；会分析电脑验光仪上的数据。培养对工作充满耐心、细心的视光人。

【岗位实例】

某男童,6 岁,家长主诉其喜眯眼视物、阅读书写时喜靠近材料,前来验光配镜电脑验光结果：

OD：−1.50 DS/−0.50 DC×178

OS：−1.75 DS/−0.25 DC×180

请问：电脑验光结果能否直接作为配镜处方？电脑验光的结果参数说明什么？

一、电脑验光仪的结构

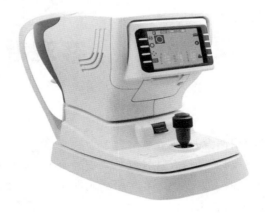

电脑验光发展于 20 世纪 70 年代，属于客观验光法。用于这种验光的设备是光学、电子、机械三方面结合起来的仪器，其原理与检影镜基本相同，另外采用 800～950 nm 的红外线光源减少眼内光线能量的损失及自动雾视装置达到放松眼球调节的目的，采用光电技术及自动控制技术检查屈光度，并可自动显示及打印出屈光度数。此法操作简便，速度快，是验光技术的一大进步。电脑验光仪主要包括固视（雾视）系统、测量记录系统、观察瞄准系统（图 3−1）。

图 3−1　电脑验光仪

1. 固视（雾视）系统　包括灯、靶、聚焦透镜和分光片。作用：给患者一个观察点，使之固定不动，靶象置于远点之外，可以雾视。

2. 测量记录系统　包括测量和记录两部分（图 3−2）。

（1）测量：包括灯、红外滤色片、聚光镜和扫描转鼓。主灯 20 W 白炽灯，经过红外滤片后，输出红外光。减少调节刺激，可不用散瞳、扫描转鼓，在眼底形成扫描红外光束。

（2）记录：准直透镜、检测透镜、记录笔和光接收器。眼底象（红外光束）经准直透镜、检测透镜成像于光接收器；根据红外光束扫描方向采用电子方法自动寻找共轭位置。一次测量记录需要旋转 180°，费时 3 s。

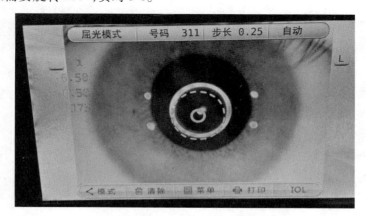

图 3−2　电脑验光仪界面

3.观察瞄准系统 是一个望远镜,眼与仪器光路共轴。

二、电脑验光仪的操作流程

(一)准备工作

1.环境准备 暗室或者半暗室。

2.用物准备 电脑验光仪、擦拭试纸。

3.准备流程

(1)消毒颌托和头靠。

(2)嘱被检者摘掉其眼镜或者角膜接触镜。

(3)打开电源开关。

(4)初始化仪器参数,设置的参数包括柱镜的符号、顶点距离、角膜接触镜、监视器的显示参数、主观或客观模式、注视目标的选择、打印方式和显示器操作模式等。

(5)调整椅子的高度和仪器的高度,使被检者和检查者的位置舒适为止。

(6)松开锁定开关。

(7)指导被检者将下巴放入颌托,额头靠入头靠;嘱测量过程中保持头位不动。

(8)升降颌托,直到被检者外眦角与支架上的高度标志对准。

(二)检查步骤

1.选择测量的项目,通常包括屈光度、角膜曲率。需要注意的是,不同厂家和不同型号的仪器功能可能不同。

2.指导被检者正视前方注视验光仪内的光标。

3.通过仪器的监视器来观察右眼的位置,并使用操纵杆前后调焦使图像清晰;上下左右移动操纵杆使角膜反光点光标位于瞳孔中心。

4.按操纵杆上面的按钮,测量屈光度或角膜曲率。如选择自动模式,对焦和定中心完成后,仪器自动测量3次。

5.重复测量3次以上。

6.重复步骤3~5测量左眼的屈光度或曲率。

7.如果测量角膜直径,完成步骤3后,通过控制按钮选择角膜鼻侧和颞侧边界。按操纵杆上面的按钮,测量角膜直径。

8.打印或记录测量结果;通常仪器自动选择两次最接近和可信度较高的数值作为最终结果。

(三)实验记录

1. OD:-3.25 DS/-0.75 DC×178°(91%)

意义:右眼第一次测量,球镜-3.25 DS,柱镜-0.75 DC,柱镜轴向178°,可信度91%。

2. OD:-3.50 DS/-0.50 DC×10°(83%)

意义:右眼第二次测量,球镜-3.50 DS,柱镜-0.50 DC,柱镜轴向10°,可信度83%。

3. OD:-3.25 DS/0.75 DC×177°(95%)

意义:右眼第三次测量,球镜-3.25 DS,柱镜-0.75 DC,柱镜轴向177°,可信度95%。

4. OD：-3.25 DS/-0.75 DC×178°

意义：电脑自动取平均值综合可信度值后右眼的最终的屈光度值。球镜-3.25 DS，柱镜-0.75 DC，柱镜轴向178°。PD=64 mm，意义：瞳距64 mm。

三、电脑验光仪的优缺点

（一）优点

主观验光法和检影验光法均能准确测出患者的屈光度数和散光的轴位。这两种方法在掌握检影的技术上需要时间较长，而电脑验光技术操作简单、测量迅速，较易学习和掌握。电脑验光仪验光适用于大规模人群查体或门诊大量验光，特别是对门诊的诊断性验光及检查、治疗眼疾病前后的屈光状态改变的情况，能迅速测出屈光的度数，并且使用时可不必对患眼进行散瞳处理。

电脑验光仪自动化程度较高，验光结果全部自动打印，无须换算，一般几秒到几分钟就可测定一个患者，并能迅速测定出屈光不正度数，为镜片矫正提供较准确的屈光度数和瞳孔距离。

（二）缺点

电脑验光仪对于眼睛的测量结果存在一些偏差，并且只能对被检者屈光的大致范围做出预测。电脑验光的另一大缺陷还在于它只在一瞬间就完成了操作的全过程，就好比照相机快门一闪容易造成被检者紧张，视力度数也随之瞬间上升，进而导致检测结果不准确。其次，电脑验光结果引起的误差也不能排除验光员操作不当和主观偏见，以及机器本身质量的稳定性或者机器老化而导致验光结果不准确。

电脑验光结果引起的误差主要是近视度数偏高，远视度数偏低，散光轴差位。因此电脑验光结果只能供临床参考，不能直接作为配镜处方。所以目前无论哪种先进的电脑验光仪，都不具备人工验光的精确度。当然，由于电脑验光仪能快速测出屈光不正的大致情况，对眼病诊疗中了解患者屈光程度及大量门诊验光时可提供有益的参考。目前比较保险、规范的配镜方法应该是在电脑验光之后再进行人工插片验光，对两种验光方式的结果加以综合。

此外，由于青少年的睫状肌调节力强，变化因素增多，一些青少年在电脑验光时没有完全放松眼睛，往往测得的近视度数偏高，而所测得的散光度偏差较少，导致电脑验光的偏差就会更大。且青少年中有很大部分的近视眼属调节性近视或者假性近视，如果确需采用电脑验光法，验光之前也应使用阿托品眼药水，待充分麻痹睫状肌后再进行，特别是12岁以下的儿童选择验光方法时就应该更加谨慎。

四、电脑验光仪使用的注意事项

（1）测量结果只能作为验光的初始数据，而不能作为最后处方。

（2）保持头位直立和双眼在同一水平，并正视前方，头位和眼位的倾斜会引起散光轴位和屈光度的误差。

（3）近感知性调节或器械性近视往往使球镜结果偏负；不同厂商和不同设计的验光

仪球镜偏差的程度不同,检查者可以总结经验公式,得出校准值。

（4）散光轴向和屈光度误差较球镜误差少。

（5）每眼测量一般不少于3次。几次测量结果相差较大时,重复测量5次以上,取两次最接近的数值或可信度较高的数值。

（6）如果可信度低于80%,需重复测量。

（7）瞳孔较小无法测量时,散瞳后测量。

（8）被检眼的屈光度超过+/−20.00 D时,通常提示超过测量上限而无法测量。

（9）测量白内障摘除联合人工晶状体植入术眼,在参数上选择人工晶状体（IOL）选项。

（10）测量过程中不要移动头部,少眨眼,眼调节应尽量放松。

（11）如果上睑下垂或睫毛较长遮盖角膜时,需助手协助上提上睑至合适的位置。

（12）泪膜不稳定、圆锥角膜、角膜炎、角膜屈光手术后、屈光介质不清、瞳孔较小或形状不规则、调节痉挛、注视功能差的被检者都有可能使测量结果不可靠或无法测量;需要结合检影获得其客观验光的结果。

（13）在测量过程中,显示屏出现"E"或"RR"的字样,说明测量数据的可信度小于70%（一般由被检眼的不规则散光、白内障或眨眼引起）。

（14）当显示"AAA"字样,则因被检眼位移动或瞳孔过小而无法测定;显示"OOO"或"OUT"则说明被检眼屈光度超过了测量范围。

（15）应保持仪器的清洁,并经常保养,发现故障及时维修,定期复查仪器精度。

（16）眼外眦角需与电脑验光仪的刻度线对齐。

五、电脑验光在验光中的地位评估

正确而全面的医学验光包括3个流程,具体内容如下。

1. 初始阶段　通过检影验光或电脑验光,角膜曲率计算以及检测原先配戴的眼镜度数收集有关患者眼部屈光状况的基本资料。

2. 精确阶段　以初始阶段获得的资料作为基础,让患者对验光的每一微小变化做出反应。医师随之作出相应的调整。由于这一步非常强调又称"主觉验光",这一步必须通过综合验光仪才能完成。

3. 终结阶段　这个阶段是经验和科学判断的有机结合。通过试镜架的测试,根据被检者的反应,医师做出相应的调整,得出最适合的处方。这个处方不仅使被检者配戴舒适、看得清晰,还能进行持久的阅读和工作。

因此,不难看出,电脑验光作为医学验光的初始阶段,可以为后续验光提供基础数据,有着极其重要的作用。有人觉得使用电脑验光方便、简捷,而不使用其他方法就足够了,这是错误的。电脑验光是机械物体,不能灵活处理每一位患者的具体情况（如高度近视、调节力过强的人）,其验光处方必须经精确验光（主觉验光）、终结验光后,结合被检者的主观反应,验光医师对配镜处方酌情进行调整才能确定。

知识点巩固练习

选择题

1.电脑验光仪结构主要包括(　　　)

    A.雾视系统、测量系统　　　　　　　　B.雾视系统、观察瞄准系统

    C.测量系统、观察瞄准系统　　　　　　D.雾视系统、观察瞄准系统、测量系统

2.电脑验光仪显示"AAA"表示(　　　)

    A.瞳孔过小　　　　B.瞳孔过大　　　　C.超过测量范围　　　　D.可信度小于70%

3.电脑验光仪测量光线是(　　　)

    A.红光　　　　　　B.红外　　　　　　C.紫光　　　　　　　　D.紫外

4.电脑验光仪显示"RR"或"E"表示(　　　)

    A.瞳孔过小　　　　B.瞳孔过大　　　　C.超过测量范围　　　　D.可信度小于70%

任务二　检影验光

【任务目标】

掌握检影验光的原理及方法,散光检影验光的步骤;熟悉检影镜的优缺点,检影镜的种类;能熟练运用检影镜快、准、稳地进行客观检查,能熟练进行处方的计算。培养学生精益求精、刻苦钻研的工匠精神。

【岗位实例】

李女士,35岁,因所配戴的眼镜视物清晰度下降前来就诊,李女士有眼球震颤。

请问:该如何给李女士进行客观验光?

一、检影镜

平面反射镜镀膜质量要好,反射光线均匀,中间未镀膜小圆孔直径2 mm,孔太大暗影就大,会影响影动的观察。镀膜最好用半透半反膜。检影镜发出光,无中间暗影,电珠与电源之间有一聚光透镜。将电珠发出光会聚,仍是散开光线。只是光束相对集中,电源要稳定。检影验光是一种可靠的客观验光方法,能客观地检查出患者屈光状况,不受患者主观误识的影响,无须询问患者即可检出患者准确的屈光不正。所用器械仅仅是检影镜,器械简单,价廉而实用。对合作不好的婴幼儿验光,检影法是最好的选择。此外,对于疑难光度的验光,如不规则散光、弱视、眼球震颤、白内障、弱视等的验光,使用检影法便于操作,且结果可靠。

（一）检影镜的种类

检影镜有两大类：点状光检影镜和带状光检影镜。

1. 点状光检影镜　从结构来看分为两部分：镜头部分和镜柄部分（图3-3）。镜头部分由小电珠、聚光镜和45°平面反射镜组成；镜柄是电源部分，可以用电池或交流电。国产点状检影镜使用的是3 V小电珠，选电珠特别重要，要形状圆，灯丝位置正。发出光线呈圆团状。不能椭圆。圆点光直径不宜大，且清晰。45°的检影镜虽然方便，但是检影镜亮度会因电池电压不足而变暗，影响检影。交流电能保持稳定的亮度。

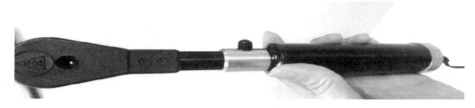

图3-3　点状光检影镜

2. 带状光检影镜　较复杂，总体也分为镜头部分和镜柄两部分（图3-4）。镜头部分有一电珠。电珠要特殊加工，灯丝是一直线状，发出光线为光带。45°反射镜要求较高。镜膜层既能反射又能透过光。如果只能镀反射膜，中间留一圆形不镀膜部分。不镀膜圆孔不宜大，只能2 mm左右，孔太小影响观察，孔太大圆孔投影也会影响观察影动。最好是镀半透半反射膜（进口带状光检影镜），镀膜无须留无膜层小孔。聚光凸透镜（光源与电珠之间），与电珠之间距离可以改变。靠近电珠为散开光线，用于一般屈光不正检影和屈光系统混浊观察，增加电珠与聚光凸透镜距离可将检影镜出射光束变为会聚光线，用来检影高度屈光不正的近视或远视。中间距离可使检影出射光束为平行光线，投射在眼皮上为一狭窄细长光束，可以准确确定散光光轴。镜柄部是电源部分可携带3 V电池或交流电，增加两种结构。可改变电珠与聚光凸透镜距离的移动套管（上述），同时可改变检影镜出射光带360°位置的旋转套管。检影时可精确检查各子午线的屈光状态。

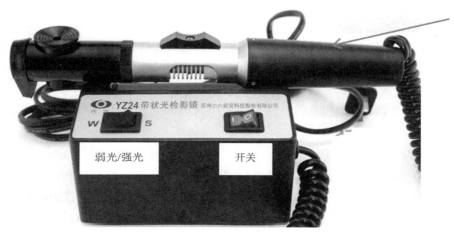

图3-4　带状光检影镜

（二）检影镜的光路

不论点状光检影镜还是带状光检影镜,其光路分为两部分(图3-5)。

1.入射光路　检影镜投射光线一般虽呈微散开状。于被检眼前 1 m、0.67 m 或 0.5 m远,投射至患眼角膜、瞳孔、房水、晶状体、玻璃体直到视网膜,这一光路为入射光路。入射光路易于受到眼球屈光系统混浊的干扰,如角膜混浊、晶状体混浊、玻璃体混浊等。不论屈光系统哪一部分混浊,都会影响视网膜的照度。此外,就是受到瞳孔大小的影响(相当于孔径光阑)。瞳孔大,入射光束宽,便于检影但易暴露眼的球面像差。瞳孔小则入射光束窄,不易准确观察影动。带状光检影镜可以改变入射光束的聚散。散光光线用来作常规检影,会聚光束作高屈光检影。平行光束用来精确散光轴。

2.反射光路　检影镜投射光线到达视网膜后,视网膜犹如平面反射镜,再将这一束光射回来,光束沿着原光束路径。从视网膜—玻璃体—晶状体—房水—角膜再到检影镜,从检影孔被验光师观察到。由于个体屈光状态差异,从眼底视网膜反射的光线可能平行、分散或会聚。摇动检影镜会发现光影的顺动、逆动或不动。在被检眼前添加一定消解镜片就可使影动中和,完成检影工作。

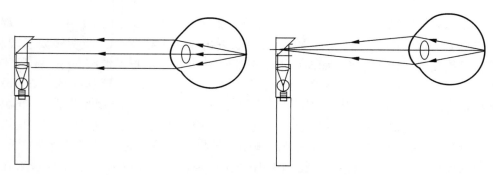

图3-5　检影镜的入射光路(左)及反射光路(右)

二、检影技术的光学原理

检影法是用检影镜将一束光线投射到患者眼屈光系统直达视网膜,再由视网膜的反射光抵达检影镜,穿过检影镜窥孔(简称检影孔),被验光师观察到。视网膜反射光即"红光反射",是检影分析的主要依据。患者屈光状态不同,其由红光反射而形成的顺动、逆动也不同。验光师分析这不同的影动,在标准镜片箱中取出相应镜片来消解影动,直到找到中和点。用来找到中和点的标准镜片与患者的屈光状态密切相关。检影法又称视网膜检影法,检影镜又称视网膜镜。

（一）检影工作距离

检影验光中工作距离的转换容易遗忘,需引起重视。当用检影镜和镜片达到了中和点,是人为地把被检眼的远点放在了检查者的入瞳上。在中和时,被检眼的眼底与我们的入瞳共轭,用于中和或者使被检眼的眼底与检查者入瞳共轭的所用镜片度数部称为粗检影镜度数;把工作距离的负屈光度(即人工近视度数)直接加到原来检影镜度数上,转换为纯检影镜度数,即其在数量上等于矫正屈光不正的镜片度数(检影结果=检影所加镜片的度数+1/工作距离)。如果配合综合验光仪使用,内置辅镜转到"R",工作距离为0.67 m,所加的镜片度数=检影结果。临床上,验光师常用0.67 m的距离检影。身高比较矮的男性或女性验光师可用0.5 m检影。用不同距离检影,可方便更换消解镜片。同一个被检者不可随意更改检影工作距离。

例:工作距离67 cm检影,工作距离负度数为-1.50 D。

若粗检影镜度数+1.50 D,工作距离负度数-1.50 D,纯检影镜度数0,这是一个正视眼;若粗检影镜度数+0.50 D,工作距离负度数-1.50 D,纯检影镜度数-1.00 D,这是一个近视眼。

(二)视网膜影动与屈光状态的关系

假设工作距离为0.67 m,若被检眼为正视眼,其远点在无穷远,那么从眼内反射回来的光线是平行光线;若被检眼为远视眼,其远点在眼后,理论上可以认为该像在无穷远以外,那么从眼内反射回来的光线是发散光线;若被检眼为近视眼,其远点在眼前有限距离处,那么从眼内反射回来的光线是会聚光线。

(三)相关名词

1. 光与影　光也称映光,是检影镜下,视网膜的反射光。验光师在检影孔所见为一圆,形成椭圆形红光反射。光是橘红色,直径与瞳孔相同。"影"是检影镜在瞳孔区未被照亮的部分,其与影相连。犹如人在光下总有一影相随。

2. 影动　摇动检影镜时光和影互换位置称为影动。检影镜做水平、垂直、45°、135°摇动。光和影在检影镜水平摇动下,原光在右影在左,变为光在左影在右;检影镜垂直摇动时,光在上,影在下,改变为光在下影在上。事实上验光师在检影孔下观察影动时,只关注光的动向,而忽视影如何动。

3. 顺动和逆动　顺动,检影镜向右摇动,光向右移动,反之检影镜向左摇动,光向左移动;检影镜向上摇动,光向上移动。反之光向下移动,也就是影动与检影镜摇动方向一致。逆动,检影镜向右摇动,光向左移动,反之检影镜向左摇动,光向右移动;检影镜向上摇动,光向下移动。反之光向上移动,也就是影动与检影镜摇动方向相反。

4. 中和点　检影消解过程中,顺动用正球镜片消解;逆动用负球镜片消解;顺动光带用正柱镜消解;逆动光带用负柱镜消解。逐渐光变亮,影动速度加快,直到原顺动转逆动或逆动转顺动;顺动光带转逆动光带,或逆动光带转顺动光带的转折点。这个转折点称为中和点或反转点。中和点有如下特征:①视网膜反射光线在检影镜上的焦点;②视网膜反射光线会聚结束,散开开始的点;③患者视网膜与验光师视网膜在检影孔上的共轭焦点;④正像停止倒像开始的点;⑤摇动检影镜看不出顺动逆动的点;⑥检影过程中最亮的点;⑦顺动结束,逆动开始;⑧仔细观察就是中间稍有顺动,周边稍有逆动,表现为眼球的球面像差(尤其在散瞳情况下,中顺周逆现象明显)。

5. 顺动光带与逆动光带　摇动检影镜,其中一条子午线的影动已中和,与之垂直的子午线仍在顺动,称为顺动光带。反之,一条子午线影动中和,与之垂直方向在逆动,称为逆动光带。在检影时,验光师一般喜欢消解顺动光带,而不消解逆动光带。因顺动光带易辨识,指示光轴较明显。

6. 消解　检影的目的是寻找中和点。而手段是通过对顺动、逆动光带的消解。消解的方法是:顺动,在患眼前逐渐递增正球镜片,直到中和逆动,在患眼前逐渐递增负球镜片,直到中和;顺动光带,先找出光轴,摇动检影时,哪一条子午线影动不动(中和),此子午线即为散光轴,这时在镜片箱取出正柱镜,柱镜的轴与散光轴对准。逐渐增加正柱镜,直到中和;逆动光带,也是先寻找散光轴,影动不动的子午线即为散光轴,用负柱镜的轴与散光轴对齐,放在试镜架上,逐渐增加柱镜度。直到出现中和现象。

7. 影动四要素　动向、速度、亮度、形态。

(1)动向:检影时,首先辨识影动的动向。常见的映光运动方向有 3 种形式:顺动、逆动和中和。中低度屈光不正,顺动、逆动易辨识。高度屈光不正顺动、逆动就不易辨认。用点状检影镜检影,需仔细辨认。带状光检影镜,需将套筒下降至出射光线为会聚光线,这时观察高度远视为逆动,高度近视为顺动,很易区分。逆动用正球镜消解。顺动用负球镜消解。

(2)速度:检影镜下,影动的速度与屈光不正程度有关。影动速度快,屈光不正程度低;反之,影动速度慢,屈光不正程度高。

(3)亮度:检影时,映光的亮度是估计消解镜片的重要依据。如果顺动,眼前添加正球镜,直到中和,患者屈光程度中低度,更换几片镜片即可找到中和点。如果高度近视或远视,则更换太多块消解镜片,使检影的时间延长,精度下降。映光的亮度越亮,越接近中和点,越暗,越远离中和点。因此在检影镜摇动下,光亮者,消解镜片用低度逐渐递增,"光"暗者,消解镜片就要用高光度。这样可以提高检影精度,减少时间。

(4)形态:有散光者,映光至椭圆形,散光越高,映光愈狭窄。反之无散光的映光,则呈圆团状。带状检影镜检影时,只能通过光带的宽窄来断定散光多少,光带愈窄,散光愈高,反之,散光度就少。检影时,根据影动四要素合理选择第一片消解镜片,有经验的验光师根据映光亮度、速度、形态、顺逆,第一片消解镜片就可接近中和点,更换三块镜片,就可以完成一只眼的检影。

特殊影动现象:某些特殊疾病,如圆锥角膜、不规则角膜等,检影时会出现一些奇怪的现象,如影动的中央部分为顺动,边缘部分为逆动,这个时候我们的中和是根据影动的中央部分进行的。

三、检影过程中的调节控制

人眼通过改变晶体凸度从而看清近处的物体称为调节。年龄越小这种调节能力越强越充沛。所以在门诊工作中我们经常遇到裸眼视力较好,但有明显疲劳症状的患儿,他们利用眼球较强的补偿功能矫正其明显的屈光缺陷,使得一些屈光异常难以发现。如一名 9 岁的男孩电脑验光结果显示有 -0.75 D 的近视(双眼),戴镜后双眼视力均达到 1.0。但通过屈光试验后,发现双眼均有不同程度的视疲劳。经过散瞳验光,3 d 后经检影,证明有 $+1.50$ D 的远视,散瞳情况下戴镜矫正为双眼 1.0。半个月后双眼 1.2,并且再没有产生视疲劳。

上述病例说明青少年儿童的代偿功能较强,一些明显错误的镜片也能配戴,并且将其纠正至正常视力。但时间一长就会产生视觉干扰症状,而产生疲劳,使眼肌功能受到损害,而产生一些眼位的变化。长此以往,就会造成不可挽回的眼部功能性的损害而得不偿失,所以青少年儿童一定要散瞳验光以控制调节,以使其获得准确的度数,从而配戴一副合适的眼镜,以使视力向良性发展。成人在检影过程中应注视远处的视标以达到放松调节,这样在检影过程中可减少调节对检影结果的影响。

检影法找到的中和点,是患者视网膜与验光师视网膜在检影孔上的共轭焦点。为了达到这中和点,所用的消解镜片光度,包括患者的屈光不正、患者的调节导致屈光改变、验光师的屈光不正、验光师的调节所组成。只有排除后3项,才是患者的屈光不正。首先,在检影前必须消除患者调节,方法是使用睫状肌麻痹剂或患者注视5 m以远视标,松弛调节。其次,验光师的屈光不正必须全矫,即使只有0.50°。再者,验光师在检影时必须放松自己调节。检影镜下所见不是图像,而是视网膜的反射,在调节松弛下完全可以辨别顺动逆动。初学者难以掌握,需长时间训练,方可得心应手。

四、检影验光步骤

(一)操作程序

1. 使用工具 检影镜、试镜片箱、远处注视的目标,或可用模拟眼进行练习。模拟眼是专供检影练习的仪器,影动情况与真实眼相似,初学习检影时,需用模拟眼练习(图3-6)。模拟眼有一凸透镜,代替眼屈光系统;可拉伸改变长度的镜筒,横置。镜筒上有刻度,表示不同的屈光不正患者。凸透镜前有光圈,表示眼瞳孔,并可改变大、中、小3种瞳孔大小。初学者用检影镜将光束投射至模拟眼中,再由模拟眼的眼底(模拟眼也可供练习检查眼底图)反射到检影孔,再到验光师的眼屈光系统达眼底。模拟眼眼底反射光线在瞳孔区形成红光反射。改变模拟眼镜筒长度,可显示为顺动、逆动。在模拟眼前插片槽可以柱镜片,可以显示光带。

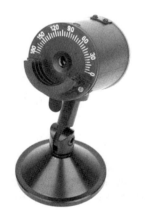
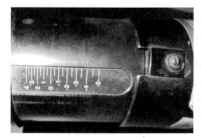

图3-6 模拟眼

2. 环境要求 必须有使被检者双眼注视无限远的无反射光的暗室。

3. 操作前准备

(1)端坐,检查者与被检者相对而坐。

(2)调节座椅高度,使检查者与被检者的视轴在同一水平面内且其夹角不得大于15°。

(3)确定检影距离。

(4)检查者与被检者的眼调节应尽量放松。除要求被检者双眼注视5 m以远的小红灯目标外,两人的双眼在检影的全过程中要做到自然睁开,不要眯,更不能闭。

4. 检影过程

(1)一手持检影镜在眼前,使检查者视轴恰对准检影镜的观察孔。

(2)开启电源,使点状光束射入被检眼瞳孔区。

(3)转动眼前的检影镜,观察被检眼各子午线上的视网膜反射映光的动向、亮度、速度和形状(起始时至少在水平、垂直、45°、135° 4个方向上观察映光四要素)。

(4)凡见映光顺动,即在被检眼前加置正性球面试镜片;凡见映光逆动,即加置负球面试镜片,并不断增加试镜片的顶焦度,直至映光不动、最亮和最圆为止。

(5)若在检影过程中,在某子午线上的映光已呈不动状,而与之垂直的子午线上仍显逆动状(或顺动状),则应加置负柱镜(或正柱镜)试镜片,其轴放在光带(或椭圆长半径)的子午线上,并不断增加其顶焦度,直至此子午线上的映光呈不动状为止。若用带状检影镜检影,在一子午线上的映光已呈不动状,而与之垂直的子午线上仍显逆动状(或顺动状),则拟加置负球镜(或正球镜)试镜片,并不断增加其顶焦度,直至此子午线上的映光呈不动状为止。

(6)若被检眼为高度屈光不正,可将推板开关推至顶端作汇聚入射光检影。若此时映光的顺动,则加置正球镜度镜片中和之。

(7)记下检影结果:试镜架上的试镜片的全部顶焦度再加上检影距离的倒数即是。如试镜架上的试镜片顶焦度为-3.00 DS-1.00 DC$\times180°$,检影距离为0.67 m,则检影结果应为:-3.00 DS$/-1.00$ DC$\times180=-1.50$ DS,即-4.50 DS$/-1.00$ DC$\times180°$。

5. 注意事项

(1)被检眼在检影过程中应使眼调节尽量松弛,故必须做到:①始终注视5 m以远的目标小红灯;②始终不要眯眼,并如常眨眼。

(2)检查者在检影过程中也应使眼调节尽量松弛,必须做到:始终双眼睁开,不要闭一眼,用另一眼观察。

(3)为使检影结果误差最小,必须做到:①在检影过程中检影距离应始终保持同一,如果采用0.67 m,就一直是0.67 m,直到检影结束;②被检眼与检查眼的视轴夹角应尽量小,以不大于15°为宜;③检查者若有屈光不正,应予完全矫正;④在检影过程中,检影环境应较暗,从而提高其亮度对比;无多余光源及反射光,以减少干扰。

(二)近视的检影

距模拟眼1 m检影,近视状态可能有3种影动方式。顺动:-1.00 D以下近视、正视或远视。中和:-1.00 D近视。逆动:-1.00 D以上近视。检影条件如顺动。

将模拟眼刻度调到-0.50。摇动检影镜,各子午线均顺动,映光亮、影动快。模拟眼前添加+0.50 D即中和,+0.75 D出现逆动。+0.5 D为中和点。加-1.00人工近视后,该模拟眼为-0.50 D。检影镜沿各子午线各摇动10次,反复体会影动要素。

　　将模拟眼镜筒刻度调到-1.00。检影镜沿各子午线摇动,应该各子午线方向均处于中和。此时只有光而无影。加+0.25 D为逆动;加-0.25 D为顺动。计算该眼屈光不正为0+(-1.00)=-1.00 D。该中和点的检影,初学者要反复揣摩,熟记于心。

　　将模拟眼镜筒刻度分别调至-1.50、-5.00,再在眼前镜片槽上加+5.00 D标准镜片,即-10.00 D的模拟眼光度。检影镜沿模拟眼90°、180°、45°、135°子午线方向,用迅速法摇动检影镜,每子午线摇动10次。比较模拟眼3次不同刻度的影动速度、光的亮度和形态。应该是影动速度:-1.50>-5.00>-10.00。光亮度:-1.50>-5.00>-10.00 D逆动的消解。

　　1. 模拟眼刻度-1.50　摇动检影镜有这样几个特征:逆动、影动速度快、映光亮、圆。预示用低度负球镜消解。第一片用-1.00 D,出现顺动,退回至-0.5中和,再退至-0.25逆动。证明中和点是-0.50 D。计算模拟眼光度为:-0.50+(-1.00)=-1.50 D。

　　2. 模拟眼刻度-5.00　摇动检影镜各子午线检影。发现逆动,影动速度较慢,光较暗、光带较细预示光度较高。第一片消解镜片用-3.00。再摇动检影镜,影动快、映光亮。继续更换镜片消解,直至-4.00中和。模拟眼光度为:-4.00+(-1.00)=-5.00 D。

　　3. 模拟眼镜筒刻度-5.00再在眼前加+5.00 D的球镜　使模拟眼成-10.00状态。摇动检影镜检查各子午线方向的影动状况。发现光非常暗,影动非常慢,甚至几乎辨认不出影动,仔细辨认是逆动。带状光检影镜将套筒降到最低位置,可看出是明显顺动,这是典型的高度近视影动。第一片消解镜片就用-10.00。在检影镜下,映光突然亮了,影动速度快了,但已是顺动。退回至-9.00 D是中和点。该眼光度应是-10.00 D。

　　此3种状况的影动,临床上很常见。

　　(三)远视的检影

　　将模拟眼的套筒刻度分别调到+0.50、+3.00、+5.00。检影距离为1 m。模拟眼高度与验光师的眼等高。检影镜射出光线与模拟眼的视轴重合。检影镜沿患眼垂直、水平、45°、135°摇动。顺动影动在检影中较易辨识。模拟眼镜筒刻度+0.50,检影镜沿水平、垂直、45°、135°子午线用迅速法摇动检影镜。每子午线方向摇动10次。仔细体会映光的亮度、影动速度、形态。再将模拟眼镜筒刻度调为+3.00和+5.00,仍然沿垂直、水平、45°、135°子午线方向摇动检影镜。比较3次远视屈光状态不同,影动四要素的差异。体会屈光度愈高映光愈暗、影动速度愈慢。这样的练习要反复多次,细心体会。

　　接下来进行消解训练。在摇动检影镜下,发现为顺动,影动速度快、光亮且圆。说明模拟眼光度低。第一块消解镜片可用较低正球镜片。逐渐递增镜度,接近中和时,检影镜的摇动逐渐放缓。摇动频率减少、幅度变小,在动与不动之间。直到刚出现逆动,退回一点光度,如+1.50度顺动,+2.00逆动,+1.75度即为中和点。当模拟眼镜筒缩短到刻度为+5.00时,出现影动速度较慢,光较暗。第一块消解镜片就要用中高度正球片。影动会快起来,光会亮起来,这时检影镜的摇动改为徐缓法,摇动频率要慢、幅度要小。消解到出现逆动,再减少一点正镜度,即为中和点。达到中和点的消解镜片光度要加-1.00度人工近视,即为屈光不正度。如+5.75 D中和,该模拟眼应是+4.75 D。对照模拟眼镜筒上的刻度,就可验证检影结果是否正确。

凡是远视眼一定是+1.00 D 以上的顺动。低于+1.00 D 顺动是近视,如顺动消解度为+0.50 D,加-1.00 D 人工近视后是-0.5 D。该眼为-0.5 D。顺动消解至中和点等于+1.00 D 为正视。

(四)散光的检影

1. 顺动光带的检影　将模拟眼镜筒刻度调-1.00。在模拟眼前镜片槽上分别置-1.00 DC轴180°、-2.00 DC 轴45°、-3.00 DC 轴90°。检影要点如前。

(1)模拟眼镜筒调至-1.00,镜筒前镜片承接架置-2.00 轴180°。点状光检影镜在做水平摇动时,影动已中和。亦加+0.25 D 为逆动;加-0.25 D 为顺动。前倾检影为顺动,后移检影是逆动。散光轴是在摇动检影镜影动中和的子午线方向。此散光轴在水平方向,即180°。检影镜做垂直摇动,影动是顺动。带状光检影镜检影。水平摇动时,映光充满瞳孔,无顺逆动;垂直摇动时,瞳孔区见一横置映光带,亮、窄且顺动。摇动检影镜方向始终与检影镜光带方向垂直。此时首先是定散光轴。水平摇动时已中和,初步判定散光轴在180°。精确判断散光轴还须根据下列情况:观察模拟眼映光横向光带与检影镜发出光带是否有夹角? 如果没有夹角,说明散光轴可以定;如果有夹角,应稍调整摇动方向,直至映光横向光带与检影镜光带夹角为0°。其次,确定散光轴。将带状光检影镜套筒下降至光带最狭窄时套筒停止下降,光带两端所指模拟眼光轴刻度,即为散光轴。如:检影镜垂直子午线摇动时,映光光带横向,检影镜光带横向且与映光光带夹角为0°。降低套筒检影镜光带两端所指示为180°,光轴即180°。

消解方法:根据影动要素,亮、快、顺。选低度正柱镜片,轴180°消解,逐渐增加柱镜度,直到刚出现逆动光带,退回0.25 即为中和点。此例加+1.00 D 可找到中和点。最后再用跨骑法验证一下散光轴。模拟眼的屈光度为:-1.00 DS/+1.00 DC×180°。

(2)模拟眼镜筒调至-1.00,镜筒前镜片承接架置-2.00 轴45°。摇动检影镜垂直、水平、45°、135°各子午线方向。发现只有45°方向摇动时有中和现象,轴45°。135°子午线方向摇动时,顺动光带,亮、快、窄。且检影镜光带与映光光带夹角0°。取低度正柱镜,轴45°添加在模拟眼前。逐渐增加镜度直至中和。本例用+2.00 DC 轴45°为正确。模拟眼屈光度是-1.00 DS+2.00 DC×45°。

(3)模拟眼镜筒刻度调到-1.00,镜筒前置-3.00 轴90°。摇动检影镜,垂直方向中和,水平方向有一竖直顺动窄光带。映光亮度、影动速度稍差。判断:用正柱镜消解,轴90°。取+2.00 DC 轴90°,递增柱镜度,直至中和。该例正确消解为+3.00 DC×90°。模拟眼屈光度为-1.00 DS +3.00 DC×90°。

一般认为,顺动光带比较容易辨识。点状光检影镜下的顺动光带边缘较平直,指示光轴较准。所以用点状检影镜的老一辈们喜欢消解顺动光带。而带状光检影镜检影的技巧和控制方法较多,不一定需要消解顺动光带。

2. 逆动光带的检影　将模拟眼镜筒刻度调至-1.00,模拟眼前分别置+0.50 DC 轴180°,+1.50 DC 轴90°、+5.00 DC 轴5°。

(1)模拟眼前插片槽置+0.50 DC 轴180°。检影要点如前。检影镜水平摇动已达中和点。垂直摇动有逆动,且亮、快、宽。判断用低度负柱镜片消解,轴180°。添加-0.50×

180°,垂直、水平均已中和。计算模拟眼屈光度为:-1.00 DS$/-0.50$ DC$\times180°$。

(2)模拟眼前加$+1.50$ DC轴90°。检影要点同前。垂直摇动检影镜,影动已中和。水平摇动检影镜,见有一垂直光带且逆动,光带显示窄、亮、快。在模拟眼前镜片槽置负柱镜轴90,由低向高递增,直到出现顺动光带,退回0.25 D,即为中和点。跨骑法验证45°、135°均无影动。所用消解镜片为-1.50 DC$\times90°$。该模拟眼光度:$-1.00/-1.50\times90°$。

(3)模拟眼加$+5.00$ DC轴5°。检影要点同前。摇动检影镜沿水平方向,影动中和态。垂直摇动,发现检影镜发出的带状光与眼底反射光带有一夹角,也就是光带不同行。证明散光轴与180°有偏差。稍调整检影镜光带角度,使带状光与光带夹角为0°,下降套筒使检影镜发出的带状光变为一细长线,这细长光两端所指模拟眼刻度为散光轴。此例散光轴应是5°。影动特征是,逆、稍暗、稍慢、非常窄。消解光度应是-5.00 DC$\times5°$。模拟眼屈光度是$-1.00/-5.00\times5°$。

3.复性光带的检影 复性光带,是指近视联合近视散光或远视联合远视散光。如:-2.50 DS$/-0.75$ DC$\times180°$或$+1.50$ DS$/+2.00$ DC$\times75°$。临床常见的是复性光带。前面所讲的几种影动的检影,只是基本功的练习。可以在模拟眼上多次反复地摇动检影镜。迅速摇动和徐缓摇动区别不明显。在复性光带的检影中,就要注意这两个问题。实际临床检影的时间不能长,摇动检影镜的次数不能多。尤其是定性的迅速摇动法,每个子午线方向(90°、180°、45°、135°)只能摇1~2次,检影纯熟者只用检影镜绕患眼旋转一圈,就可了解影动四要素。一般在定量时的徐缓摇动法用的时间稍长一些。

有些复性散光在初检影时,不知道有无散光。在消解顺逆动的过程中才会发现散光带。检影、消解用上述方法即可。初学者可在模拟眼上任意拉长或缩短镜筒,并在模拟眼前插片槽中任意放置正负柱镜片,其轴也可任意放置。在模拟眼上可以反复训练。但在实操时,就不能用患者的眼做练习。要规范操作和程序。尽可能缩短检影时间,一定要找到中和点,才算检影结束。

4.混合光带的检影 混合散光是指近视联合远视散光或远视联合近视散光,而且散光的绝对值要大于近视或对远视的绝对值。如:-1.00 DS$/+2.00$ DC$\times90°$或$+1.75$ DS$/-2.00$ DC$\times175°$。摇动检影镜会发现,互呈垂直子午线方向的影动相反。如90°方向顺动,180°逆动;60°逆动,150°方向顺动等。初学者往往无法消解。此时处理的方法,先用负球镜消解逆动光带。当逆动光带被负球镜消解找到中和点后,与之垂直子午线顺动更加严重。按常规再消解这顺动光带。所有子午线均消解找到中和点,再加-1.00 DS为模拟眼光度。

 知识点巩固练习

选择题

1.0.5 m检影时,单纯近视眼可能出现什么影动( )

    A.顺动   B.逆动   C.中和   D.以上3种说法都正确

2.$+2.00$ DS与$+4.00$ DS的影动相比较( )

    A.$+2.00$ DS影动为逆动,$+4.00$ DS影动为顺动

B. +2.00 DS 比 +4.00 DS 影动要暗而慢

C. +4.00 DS 比 +2.00 DS 影动要暗而慢

D. +4.00 DS 比 +2.00 DS 影动要快而亮

3. 检影的原理是找到眼的(　　)

A. 远点　　　　　B. 结点　　　　　C. 主点　　　　　D. 回旋点

4. 50 cm 处检影,−3.00 D 近视的影动为(　　)

A. 顺动　　　　　B. 逆动　　　　　C. 中和　　　　　D. 以上 3 种说法都正确

5. 50 cm 处检影,−1.50 DS/−2.00 DC×120 的影动为(　　)

A. 30°方向影动为顺动,120°方向影动为顺动

B. 30°方向影动为逆动,120°方向影动为逆动

C. 30°方向影动为逆动,120°方向影动为顺动

D. 30°方向影动为顺动,120°方向影动为逆动

6. 67 cm 处检影时,如若发现眼内反射光影动都是同等大小顺动,则有可能是以下哪种屈光不正(　　)

A. −1.00 DS　　　B. −1.50 DS　　　C. −2.00 DS　　　D. −3.00 DS

项目四

主观验光

【项目简介】

经过前述项目和内容的学习,我们已经知道了客观验光法。但是由于眼镜最终是戴在被检者眼前,舒适是合适眼镜处方的重要评估因素之一,因此应尽量使用主观验光法进行最终的处方确定。本项目为主观验光,内容包括主观验光相关的仪器设备结构及使用方法、插片验光的方法、综合验光仪验光的操作步骤等。通过本项目的学习,学习者将系统掌握主观验光所需的仪器设备、使用方法以及主观验光的具体步骤。

本项目围绕主观验光主要设计了两个任务,其中任务一是综合验光仪验光,通过本任务学习,学生将知道综合验光仪的基本结构,知道利用综合验光仪进行主观验光的操作方法是什么。任务二是"插片验光",通过本任务的学习,学生将知道什么是插片验光,插片验光需要哪些设备,插片验光的具体操作步骤有哪些以及每个步骤具体怎么实施。

【项目实施】

本项目主要通过文字结合图示的方式,促进学习者认识与理解主观验光用到的视力表、散光盘、手持交叉柱镜、综合验光仪等眼视光仪器设备的结构和使用方法,促进学习者更好地掌握主观验光的操作步骤。

任务一 综合验光仪验光

【任务目标】

掌握综合验光仪的基本结构,雾视技术的操作流程,红绿试验的操作流程,散光盘检查散光的操作流程,交叉柱镜精查散光的原理与操作流程,双眼平衡的原理及方法,主观验光的标准流程及规范操作;熟悉各种辅助镜片的使用;能在不同的验光工作条件下、能根据不同的被检者选择合理的验光程序。通过分析综合验光仪的结构组成、主观验光的关键步骤实施原理以及主观验光程序,培养学生认真细致、求真务实的职业态度,培养学生的系统思维。

【岗位实例】

某男童,9岁,家长主诉其看远处时爱眯眼、阅读时喜靠近材料,前来验光配镜。客观验光结果为 OD:-2.25 DS/-1.00 DC×180,OS:-2.50 DS/-1.25 DC×175。

请问:客观验光结果能够直接作为配镜处方? 如果不可以,需要进行哪些操作? 具体操作流程是什么?

主观验光法是在客观验光法的基础上,在被检者的眼前试验性地放置不同度数的镜片,根据被检者的主观反应,由检查者检测出其屈光不正的方法。其目的是进一步强调患者的主观感受,促进被检者视物清晰、注视持久、用眼舒适。主观验光法需要被检者的高度配合,要求验光师具备一定的沟通能力,因此对于年龄较小等难以配合的被检者此方法具有一定的局限性。可以利用综合验光仪进行主观验光。

一、综合验光仪的结构

综合验光仪在眼视光诊疗中常见常用。本任务内容关注利用综合验光仪进行主觉验光的方法。综合验光仪由验光盘、视标及支撑调整部件构成。在此,我们将分别从验光盘和视标来认识综合验光仪的基本结构。

(一)验光盘

验光盘,俗称"牛眼""肺头",是综合验光仪发挥功能最主要的部件,包括视孔、主透镜组、外置辅镜、内置辅镜以及相关的调整部件(图4-1)。

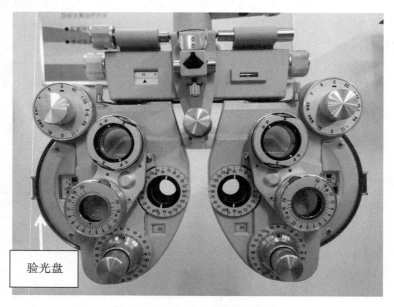

图4-1 综合验光仪验光盘结构

1. 视孔 视孔位于验光盘的最内侧,左右眼各一个,是被测眼视线透过的通道(图4-2)。视孔周围有一圈数字,代表柱镜轴位,内圈的小三角形符号代表了柱镜轴位游标。

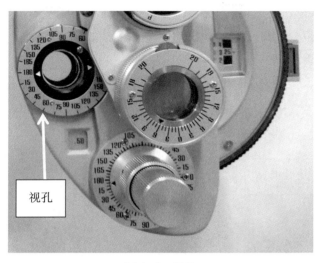

图 4-2　视孔

2. 主透镜组　见图 4-3。

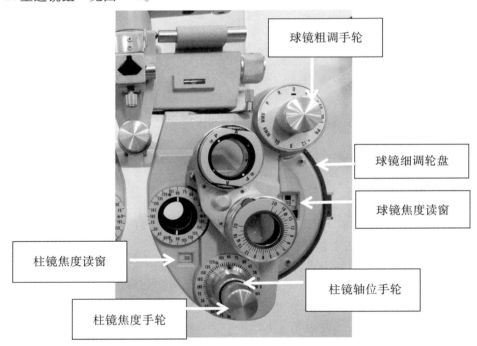

图 4-3　主透镜组

（1）球镜透镜组。焦度范围：-20.00 D～+20.00 D。球镜焦度读窗：显示球面镜片顶焦度。球镜细调轮盘：位于验光盘最外侧，每旋转一档增减 0.25 D 球面焦度。球镜粗调手轮：位于内置辅镜刻度盘的外环，每旋转一档增减 3.00 D 球面焦度。

（2）柱镜透镜组。焦度范围：0～-6.00 D。柱镜焦度读窗：位于柱镜手轮内上方，用于显示柱镜焦度。柱镜焦度手轮：位于验光盘的最下方，用于增减-0.25 D 柱镜焦度。柱镜轴位手轮:位于柱镜焦度手轮外环,用于调整柱镜轴位。柱镜轴位手轮的底部有柱镜轴位游标和柱镜轴位刻度盘。柱镜轴位刻度:显示柱镜的轴方位角度。

3.外置辅镜　主要包括两种,见图4-4。

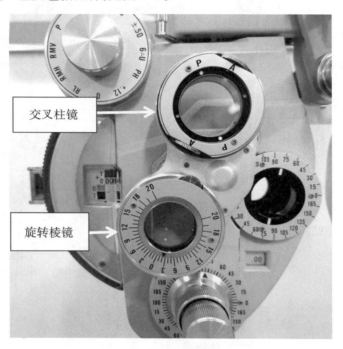

交叉柱镜

旋转棱镜

图4-4　外置辅镜

(1)旋转棱镜:被用于测定被检眼隐斜及双眼视觉平衡。旋转棱镜的外环标有三角形符号和"0~20"的刻度,分别为棱镜底向和棱镜度刻度盘。在旋转棱镜外环的边缘有旋转棱镜手轮,可以用于调节旋转棱镜的底向和棱镜度。

(2)交叉透镜:被用于精调散光的轴位和焦度。交叉柱镜的外环标记有"P"和"A"。其中"P"代表交叉柱镜的焦度轴位,"A"代表交叉柱镜的翻转手轮轴位;交叉柱镜的内环装有交叉柱镜,标记有红点和白点,其中红点代表负柱镜轴位,白点代表正柱镜轴位。

4.内置辅镜　手轮位于验光盘的外上方。通过旋转内置辅镜手轮可以将所需要的辅助镜片置入视孔中(图4-5)。当某辅助镜片的标志位于辅助镜片手轮12点位置时,表示该辅助镜片已置入视孔中。各类型内置辅片的名称和功能如下。

(1)O——无镜片或平光镜,进行常规验光时使用。

(2)OC——黑片,起到对眼睛的遮盖作用。

(3)R——视网膜检影片,为+1.50 D的球镜,适用于工作距离67 mm的检影检查,以抵消检影验光工作距离所产生的相应屈光度数。

(4)+.12——焦度为+0.12的球面镜片,可配合交叉柱镜使用,当每改变0.25 DC时需要相应地改变0.12 DS。

(5)PH——1 mm直径小孔镜片,验证被测眼视力不良是否由于屈光不正造成。

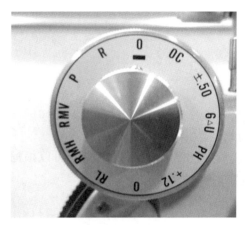

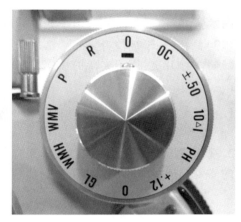

右侧内置辅镜　　　　　　　　　　　左侧内置辅镜

图 4-5　内置辅镜

（6）P——偏振滤镜,配合相应的视标进行立体视及双眼平衡的检查

（7）±.50——±0.50 D 的交叉圆柱透镜,配合井字视标进行调节滞后的检查。

（8）RL——红色滤光片,与绿色滤光片配对使用,配合相应的视标进行双眼同时视功能、融合功能的检查。

（9）GL——绿色滤光片。

（10）RMV——红色垂直马氏杆,配合点光源进行垂直隐斜的检查。

（11）RMH——红色水平马氏杆,配合点光源进行水平隐斜的检查。

（12）WMV——白色垂直马氏杆,配合点光源进行垂直隐斜的检查。

（13）WMH——白色水平马氏杆,配合点光源进行水平隐斜的检查。

（14）6△U——6△底向上三棱镜,与旋转棱镜配合进行水平隐斜的检查。

（15）10△I——10△底向内三棱镜,与旋转棱镜配合进行垂直隐斜视的检查。

5. 支撑及调整部件

（1）顶架:用于悬吊验光盘。

（2）固定手轮:用于调节并固定验光盘位置。

（3）旋转调节手轮:用于调整验光盘平面与被检者面部的相对位置。

（4）水平手轮:用于调节视孔与被测双眼水平相位置。

（5）水平标记:显示验光盘水平倾斜状态。

（6）光心距读窗:测定当双眼视孔透镜的光学中心与被测眼瞳孔中心水平对齐时,双眼视孔透镜光学中心的距离,以毫米（mm）为单位。

（7）瞳距手轮:用于调节两视孔之间的光心距,至所需的瞳距。

（8）额托手轮:用于调节验光盘与被检眼的相对位置,至所需的镜眼距。

（9）角膜位置（镜眼距）读窗:用于测定被测眼角膜顶点距矫正试片后顶点的距离。

（10）集合掣:用于调节两验光盘面的集合程度和双眼视孔透镜的近用光心距。当把集合掣向内收时,对应的是近用瞳距;当把集合掣向外展时,对应的是远用瞳距。

（11）近观标刻度杆旋钮：用于固定近观标刻度杆。

（12）近观标刻度杆槽口：用于夹持近观标刻度杆头端。

（13）额托：利于被检者额部紧靠并固定。

（14）护颊片夹：用于夹持护颊片。

（二）视标

1. 视标投影仪　采用光投照的方式将验光视标投照在视标面板上，对其照度、亮度、对比度、清晰度和单色光的波长均有一定的要求（图4-6）。

2. 视标遥控器　视标遥控器上排列有不同的功能键。在实际工作中，可以根据屈光检查的需要选择不同的视标。主要的功能键如图4-7所示。

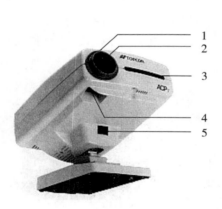

1.顶盖;2.投影仪;3.遥感器;4.调焦手轮;5.电源开关。

图4-6　视标投影仪

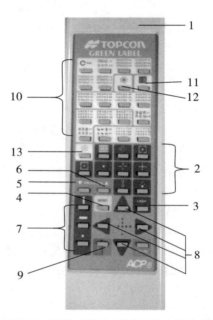

1.发射极：采用红外线技术将指令信息传递到视标投影仪。2.视标键：通常在视标键上方均标有该键所显示的视标类别，有关内空将在下文详述。3.开关键（Light）：用于开启遥控器电源，通常在接通后显示0.1的视力表视标。4.复原键（Reset）：若视标遥控器已程序化处理，按动复原键可使检查步骤恢复显示初始视标。5.进帧键（Program △）：依次向前显示程序化检查步骤。6.退帧键（Program ▽）：依次后退显示程序化检查步骤。7.选择键：根据需要选择性的显示整帧投影上的部分视标，如选择显示一行、一排或单一的视力表视标。8.替换键：依照键位所在的方向依次替换显示紧邻视标。如替换显示紧邻的一行、一排或单一的视力表视标。9.红绿键：在整帧投影视标的后方显示左右等大的红绿双色背景。10.各类型视力表键：包括环形视力表视标键、E字视力表视标键、数字视力表视标键及儿童图形视力表视标键等。11.红绿视标键。12.散光盘视标键。13.蜂窝视标键。

图4-7　视标遥控器

3. 视力表呈现方式 目前,常用的视力表呈现方式有配合投影仪使用的偏振视标板及不需要投影设备的液晶视力表两种(图4-8、图4-9)。

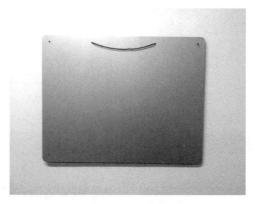

图4-8 偏振视标板

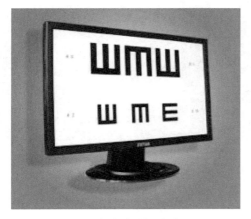

A. 台式液晶视力表

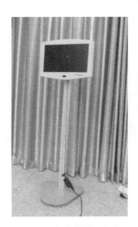

B. 立式液晶视力表

图4-9 液晶视力表

4. 常用视标

(1)视力视标见图4-10。

配合镜片:球面透镜和圆柱透镜。

检查方式:单眼或双眼。

检查目的:测定视力,评估被检眼戴矫正试片后的屈光矫正情况。

(2)放射状散光试验视标(常称为"散光盘""散光盘",见图4-11。)

配合镜片:柱镜验光试片。

检查方式:单眼检查。

检查目的:评估被检眼戴矫正试片后是否仍有未矫正的散光。

(3)窝蜂状散光试验视标见图4-12。

配合镜片:交叉圆柱透镜。

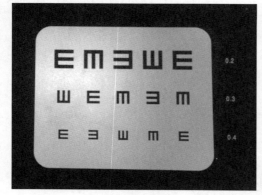

A."E"字视标

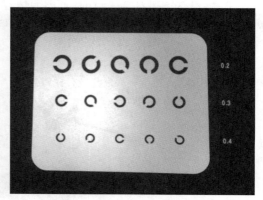

B."C"字视标

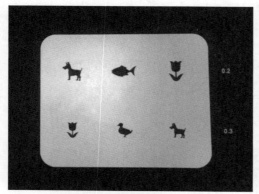

C.图形视标

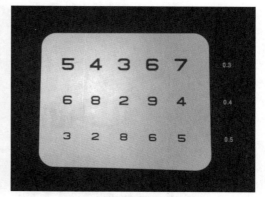

D.数字视标

图4-10　视力视标

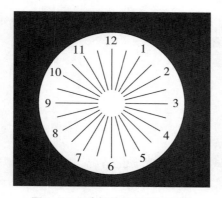

图4-11　放射状散光实验视标

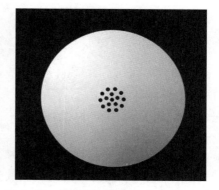

图4-12　蜂窝状(斑点状)散光试验视标

检查方式:单眼检查。

检查目的:精确散光轴位和散光度数。

(4)红绿试验视标见图4-13。

配合镜片:球面透镜验光试片。

检查方式:单眼检查。

检查目的:评估被检眼戴矫正试片后的球面屈光矫正程度。

(5)偏振红绿视标见图4-14。

配合镜片:偏振镜片联合球面透镜验光试片。

检查量方式:双眼检查。

检查目的:评估被检眼戴验光试片后双眼是否平衡。

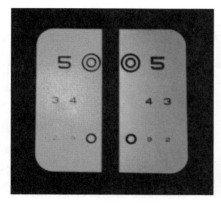

图4-13　红绿试验视标

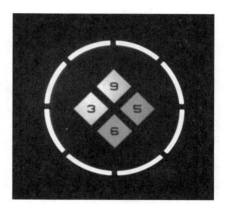

图4-14　偏振红绿视标

(6)偏振平衡视标见图4-15。

配合镜片:偏振辅片联合球面透镜验光试片。

检查方式:双眼检查。

检查目的:评估被测眼戴验光试片后双眼是否平衡。

(7)worth四点试验视标见图4-16。

配合镜片:右眼戴红色滤光片,左眼戴绿色滤光片。

检查方式:双眼检查。

检查目的:评估被检眼双眼同时视功能及融合力,也可评估主导眼。

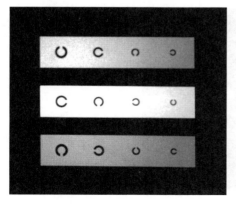

图4-15　偏振平衡视标

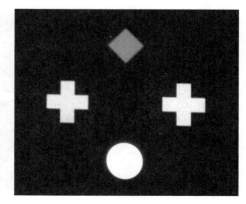

图4-16　worth四点试验视标

（8）立体视视标见图 4-17。

配合镜片：偏振辅片。

检查方式：双眼检查。

检查目的：评估被检眼融合力、立体视功能，并诊断隐斜。

（9）马氏杆视标见图 4-18。

配合镜片：垂直或水平马氏杆辅片联合旋转棱镜。

检查方式：双眼检查。

检查目的：检查隐斜。

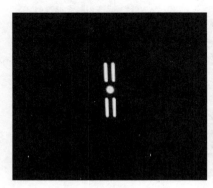 

图 4-17　立体视视标　　　　　　　　　图 4-18　马氏杆视标

（10）十字环形试验视标

配合镜片：红绿辅片联合旋转棱镜。

检查方式：双眼检查。

检查目的：评估被检眼同时视功能，测定隐斜。

（11）偏振十字试验视标见图 4-19。

配台镜片：偏振辅片联合旋转棱镜。

检查方式：双眼检查。

检查目的：评估被检眼同时视功能，测定隐斜。

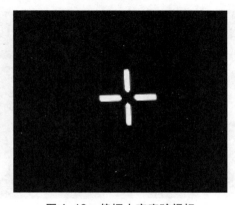

图 4-19　偏振十字实验视标

（12）偏振十字固视点试验视标见图4-20。

配合镜片：偏振辅片联合旋转棱镜。

检查方式：双眼检查。

检查目的：评估被检眼同时视功能，诊断隐斜伴周边融合者。

（13）垂直对齐试验视标见图4-21。

配合镜片：偏振辅片联合旋转棱镜。

检查方式：双眼检查。

检查目的：评估被检眼同时视功能，定量测定双眼不等像及垂直隐斜。

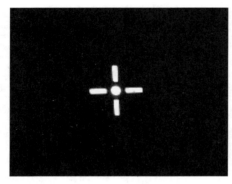
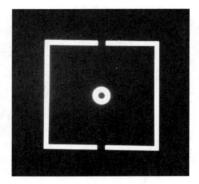

图4-20　偏振十字固视点试验视标　　　　图4-21　垂直对齐试验视标

（14）水平对齐视标见图4-22。

配合镜片：偏振附镜联合旋转棱镜。

检查方式：双眼检查。

检查目的：评估被检眼同时视功能，定量测定双眼不等像及水平隐斜。

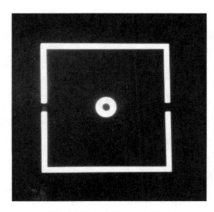

图4-22　水平对齐视标

二、验光相关准备

(一)验光前的问诊

问诊是通过询问患者(被检者)或陪诊者,了解疾病的发生、发展、治疗经过等,有利于掌握与疾病有关的情况,为疾病诊治提供重要参考。在验光前,问诊必不可少。通过对被检者的问询,可以相对准确地把握被检者的视觉需求和相关情况,为准确开展眼视光诊疗提供参考。问诊内容包括了以下几个方面。

1. **一般询问** 一般问询的项目主要包括姓名、年龄、职业、住址、电话等。每个信息都可以为眼视光诊疗提供参考。一是从年龄可以判断属于儿童、青少年、中老年人中的哪类人群,有利于分析屈光不正或老视的进展情况,为被检者选择合适的矫治手段,同时根据年龄可以预估调节力。二是从职业可以判断用眼需求、用眼习惯及戴镜习惯,有利于为被检者推荐适合的矫治方式,以及推荐选择合适的镜架与镜片。三是如姓名、住址、电话等其他信息都属于基本信息,有利于随访。

2. **特殊询问** 特殊询问的项目主要包括视觉症状、视觉需求、戴镜史、眼病史及全身病史等,有助于了解顾客的视觉需求和视觉习惯,以帮助顾客选择适合的屈光矫正方式。

(二)眼部检查

1. **视力检查** 远视力检查、近视力检查的具体方法详见前述"项目二与眼球屈光系统相关的检查"。

2. **眼部常规检查**

(1)眼前节检查:包括外眼、结膜、角膜、虹膜、前房、晶状体及玻璃体等。一方面着重检查屈光介质是否清澈,如有混浊其发生的部位是否位于视轴部从而影响视力;另一方面着重检查视轴区影响视力的其他因素,如虹膜偏心、形状不规整、双瞳孔均会增大像差;上睑下垂根据病史情况可能导致弱视的形成。这部分检查都会为以后的验光提供主要处方依据。

(2)眼底检查:包括眼底检查,对于弱视及斜视患者需要进行注视性质的检查。

3. **双眼协同运动试验** 令被检者两眼同时看右、右上、左上、左、左下、右下 6 个主要方向,检查双眼眼球运动是否同时、等量、等速地共同运动。

4. **主导眼检查** 可使用穿孔方位试验进行:被检者伸直手臂,双手组合形成一个小孔,使双眼通过小孔注视远处视标,保持头位和手臂不动,检查者分别遮盖被检者两眼。如果出现遮盖左眼时视标仍在小孔内,而当遮盖右眼时视标消失,则说明右眼为该被检者的主导眼,反之左眼为主导眼。

5. **色觉检查** 一般常规使用色盲图检查被检者的辨色能力。

6. **抑制检查** 可以使用 worth 四点检查被检者是否存在单眼抑制。

7. **立体视觉检查** 一般使用立体图配合偏光镜进行检查,常用的立体图有红绿立体图、Titmus 立体图等。

三、主观验光的关键步骤

(一)瞳距测量

瞳距,即瞳孔距离,指的是当两眼视线呈正视和平行状态时的两眼瞳孔中心间的距离,用符号"PD"来表示,单位为毫米(mm)。普通米制直尺、瞳距尺和瞳距仪等均可用于瞳距测量。

1.瞳距的分类

(1)双眼瞳距和单眼瞳距:根据生理状态的不同,可以将瞳距分为双眼瞳距和单眼瞳距。其中,双眼瞳距是指从右眼瞳孔中心到左眼瞳孔中心之间的距离。单眼瞳距是从左眼或右眼的瞳孔中心到鼻梁中心线之间的距离。

(2)远用瞳距和近用瞳距:根据使用目的的不同,可以将瞳距分为远用瞳距和近用瞳距。其中,远用瞳距是指双眼向无限远处平视时,双眼瞳孔中心之间的距离,用 FPD 表示。近用瞳距是指当双眼看近处 30～40 cm 视标时,两眼处于集合状态下的瞳孔中心间的距离,用 NPD 表示。

2.瞳距尺及测量瞳距的方法　瞳距尺是最简单的一类瞳距测量设备,上边标记有刻度用于测量距离(图4-23)。

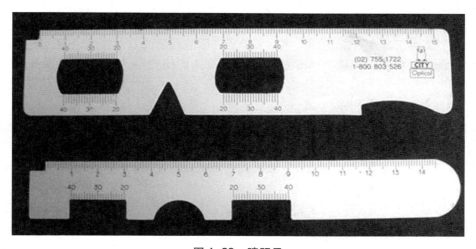

图 4-23　瞳距尺

(1)远用瞳距的测量:在两眼瞳孔处于正常生理状态下,可以采用角膜映光点法、角膜缘法、瞳孔缘法来表征瞳距的大小。其中,角膜映光点法较为常用,是以被检者右眼瞳孔中心点到左眼瞳孔中点之间的距离来表征瞳距的大小。但是如果当被检者存在两眼瞳孔大小不同、瞳孔不规则等特殊情况时,可以使用瞳孔缘法或角膜缘法来测量瞳距。瞳孔缘法是从右眼瞳孔外缘(颞侧)到左眼瞳孔内缘(鼻侧)之间的距离或从右眼瞳孔内缘(鼻侧)到左眼瞳孔的外缘(颞侧)之间的距离来表征瞳距的大小。角膜缘法是从右眼角膜外缘(颞侧)到左眼角膜内缘(鼻侧)之间的距离或从右眼角膜内缘(鼻侧)到左眼角膜的外缘(颞侧)之间距离来表征瞳距的大小。此处以最为常用的角膜映光点法为例,介绍瞳距的测量步骤。

1）检查者与被检查者相距约40 cm正面对坐，使双方的视线保持在同一高度。

2）检查者用右手的拇指和示指拿着瞳距尺，其余手指靠在被检者的脸颊上，将瞳距尺置于被检者鼻梁的最低处，并顺着鼻梁的角度将瞳距尺倾斜。

3）检查者闭上右眼，让被检者注视检查者睁开的左眼，然后检查者将瞳距尺的"零位"对准被检者右眼的瞳孔中心。

4）检查者睁开右眼、闭上左眼，让被检查者注视检查者睁开的右眼，然后检查者用右眼从瞳距尺上读出被检者左眼瞳孔中心所对的刻度。

5）反复测量3次后，取平均值即为双眼远用瞳距。

6）如果需要测量单眼瞳距，则前述步骤同上述1）~4），但是测量右眼的单眼瞳距时，需要读取右眼瞳孔反光点和鼻梁中央的距离；测量左眼的单眼瞳距时，需要读取左眼瞳孔反光点和鼻梁中央的距离。测量3次后，取平均值。

（2）近用瞳距的测量

方法一：

1）检查者与被检者面对面而坐，距离为被检者配镜所需的工作距离。

2）检查者将笔灯置于检查者鼻子的中央，让被检者始终注视笔灯。

3）检查者睁开右眼、闭上左眼，将瞳距尺的某一刻度对准被检者左眼瞳孔反光点的位置。

4）检查者睁开左眼、闭上右眼，观察被检者右眼瞳孔反光点对应的瞳距尺刻度。

5）所测量的瞳距尺的两个刻度之间的差值，即为近用瞳距。重复3次，取平均值。

方法二：

1）检查者与被检者相距约40 cm正面对坐，使双方的视线保持在同一高度上。

2）检查者用右手的拇指和示指拿着瞳距尺，其余手指靠在被检者的脸颊上，将瞳距尺置于被检者鼻梁的最低处，并顺着鼻梁的角度将瞳距尺倾斜。

3）检查者闭上右眼、睁开左眼，令被检者注视检查者左眼，并将瞳距尺的某一刻度对准被检者右眼的瞳孔中心。

4）检查者闭上左眼、睁开右眼，仍令被检者注视检查者左眼，用右眼来读取被检者左眼瞳孔中心对应的瞳距尺刻度。

5）所测量的瞳距尺的两个刻度之间的差值，即为近用瞳距。重复3次，取平均值。

3.瞳距仪及测量瞳距的方法

（1）瞳距仪结构：瞳距仪通过调节测量线使之与被检者角膜反射点重合来达到测量瞳距的目的（图4-24）。可以在直接液晶视窗中读出双眼及单眼瞳距，并可以根据需要测量远用（∞）及30 cm、40 cm、50 cm处的近用瞳距。操作简单，准确率高。

（2）远用瞳距的测量

1）将注视距离调整键调整到注视距离值为"∞"的位置上。

2）将瞳距仪的额头部和鼻梁部置于被检者的前额和鼻梁处。注意，应把瞳距仪放在鼻梁的正中央。

3）让被检者注视瞳距仪中的绿色光标。检查者通过观察窗观察被检者双眼上的瞳

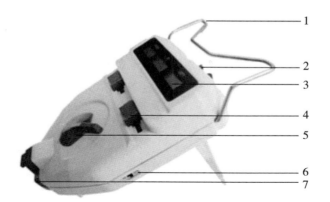

1. 前额支架；2. 鼻托架；3. PD 显示，显示双眼或者左右眼的单眼瞳距；4. PD 调节钮，通过拨动此按钮可以移动被检眼的 PD 指针；5. 注视距离调整键，通过拨动此按钮可以调整被检者的注视距离；6. 电源开关；7. 探视器。

图 4-24　瞳距仪结构

孔反光点，分别移动右眼 PD 调节钮和左眼 PD 调节钮，使 PD 指针分别与被检者左右眼反光点对齐。

4)检查者观察瞳距仪上显示的 PD 数值，即为对应的单眼瞳距、双眼瞳距。

5)如果被检者存在斜视，可以使用遮盖板键遮盖单眼，测量单眼注视时的单眼瞳距。

6)瞳距测量完成后，应将瞳距仪有刻度的面朝上，使瞳距仪中的灯自动关闭。

在此需要注意的是，如果使用瞳距仪测量的左、右眼的单眼瞳距相差过大，需要重复测量一次，如果重复测量结果与上次相近，则可以确定被检者的左右眼单眼瞳距确实相差较大。

（3）近用瞳距的测量：近用瞳距的测量方法同上，只不过需要将注视距离键刻度调整到 30～40 cm。

（二）雾视技术

雾视技术是指在被检眼前加上一定度数的正镜片，将平行光线入射被测眼的焦点（或焦线）移到视网膜的前方，从而放松被检眼的调节。

1. 原理　被检眼被合理地雾视以后，进入眼内光线的焦点落在视网膜前，使其处于人工近视状态，为了获得比较清晰的像，被检眼就会相应地放松调节，使视网膜上清晰成像。雾视乃利用物理心理学的原理达使被检者调节力放松的方法。

2. 操作目的　一方面可以避免因为被检者调节不稳定引起的屈光矫正终点不稳定的问题；另一方面可以通过放松调节，以便在验光时达到最佳矫正视力之最高度数正镜片或最低度数负镜片。

3. 操作步骤

（1）以客观验光的结果为基础，在被检眼前递加正球镜，使被检眼感到 0.3 视标后。

（2）令被检眼注视并努力分辨雾视视标 3～5 min。如果在雾视期被检者视力提高，能清晰分辨雾视视标，则需在双眼前加+0.25～+0.50 DS 透镜；如果被检者视力不变或下降，则说明雾视达到了调节放松的效果。原则上，双眼雾视等量。对于无散光的被检眼来讲，雾视后被检眼应为近视状态；对于有散光的被检眼来讲，雾视后被检眼应为复性近视散光状态。

在此需要注意的是，过度的雾视，不仅不能放松调节，反而会引发张力性调节，有时甚至可以引起几个屈光度的调节。

4. 优点和缺点

（1）优点：适合于青光眼或其他不宜用散瞳剂者；验光一次完成，无须复诊。

（2）缺点：被检者配合度要好；对于调节力强的被检者，仅通过雾视难以充分放松调节，检查结果不可靠。

（三）红绿试验

红绿试验又称为"双色试验"，是主观验光过程中验证球镜度数的常规步骤之一。

1. 原理　临床上使用红、绿两种背景的视力表。由于不同光的波长通过透镜（人眼屈光介质）时的折射率不同。红光波长较长，折射率低；绿光波长较短，折射率较高；黄光波长介于红光和绿光之中，折射率也介于红光和绿光之中。对于正视眼或是屈光不正全矫者，来自视标的光线入眼后，黄光聚焦于视网膜上，波长较长的红光在视网膜后聚焦，而波长短的绿光在视网膜前聚焦，红、绿光线距离黄色光线的聚散度相同，因此对于正视眼及屈光全矫者，注视红绿视标时，感觉红、绿视标的清晰度相同（图4-25）。

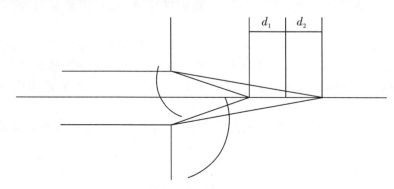

图 4-25　正视眼及屈光不正全矫者红、绿光成像（$d_1 = d_2$）

对于近视患者，由于近视眼的屈光力较正视眼强，因此各波长的光聚焦位置均向前移动，表现为黄光通过眼球后焦点落在视网膜前，绿光的焦点落在视网膜的更前处，而红光相对更靠近视网膜，因此对于近视眼看到的红光要比绿光清楚（图4-26）。

对于远视患者，由于远视眼的屈光力较正视眼弱，因此各波长的光聚焦位置均向后移动，表现为黄光通过眼球后焦点落在视网膜后，红光的焦点落在视网膜的更后处，而绿光相对更靠近视网膜，因此对于远视眼看到的绿光要比红光清楚（图4-27）。

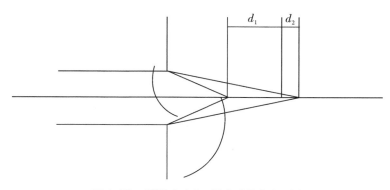

图 4-26　近视患者红、绿光成像（$d_1 > d_2$）

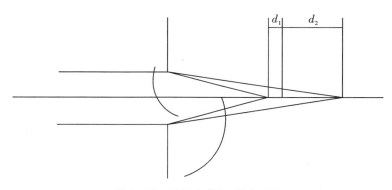

图 4-27　远视患者红、绿光成像

2. 操作步骤

（1）询问被检者红、绿背景中视标的清晰度是否一致，嘱被检者先看绿色—再看红色—再看绿色。

（2）结果判定：可能出现以下 3 种结果。

1）如果主诉红、绿背景中视标的清晰度一致，则说明全矫。

2）如果主诉红色背景中视标较绿色背景中清晰，则说明为近视欠矫或远视过矫，于被检眼前递加-0.25 D 或者递减+0.25 D，直至红、绿背景中视标等清晰。

3）如果主诉绿色背景中视标较红色背景中清晰，则说明为远视欠矫或近视过矫，于被检眼前递加+0.25 D 或者递减-0.25 D，直至红、绿背景中视标等清晰。

3. 注意事项

（1）红绿试验时，为避免刺激调节而影响检查结果，应该嘱咐被检者先看绿色视标，再看红色视标，再看绿色视标，比较两者的清晰度。

（2）询问被检者对比红、绿哪个半面更清晰时，注意是对比红、绿背景中视标的清晰度，而非背景的亮度。

（3）由于红绿试验是由波长的折射率决定的，该法也可用于色盲的被检者。

(四)散光盘粗查散光

散光盘外观类似于钟表,可以用于规则散光的散光轴位及散光度数检查,不过检查结果较为粗略(图4-28)。

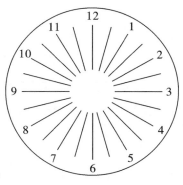

1. 原理 散光盘检查的前提是被检眼处于后焦线靠近视网膜的复性近视散光或焦点靠近视网膜的轻度近视状态。在开始这项检查前,我们一般会加试镜片以被检眼视力为0.5~0.6范围,以使被检眼达到如上状态。

当被检眼为复性近视散光状态时,根据我们在《眼视光应用光学》中所学相关知识可知,点物发出的光线

图4-28 散光盘

经过人眼屈光介质后会形成 Sturm 光锥,而且后焦线更靠近视网膜,此时视网膜上所成的像为与后焦线方向一致的椭圆模糊斑。因此,被检眼观察散光盘时,与散光眼后焦线方向一致的线条最为清晰,而与后焦线方向垂直的线条最为模糊。举例来讲,如果某人为顺规散光,那么他所看到的散光盘的样子如图4-29所示,即垂直方向上的线条最为清晰,而水平方向上的线条最为模糊。

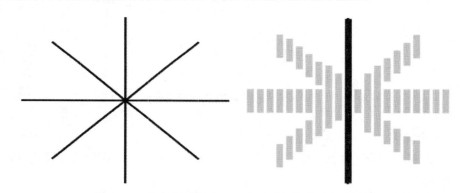

图4-29 复性近视散光眼观察散光盘的视觉效果模拟

如果使用负柱镜矫正散光眼,负柱镜的轴位应与眼的后焦线方向垂直,即与散光盘中被检者嘱最清晰的线条的方向垂直。比如,被检眼看到散光盘上3点方向的线条最为清晰为例:则负柱镜的轴位应与3点方向的线条垂直,由于散光盘每个点数之间的角度差为30°,因此与3点方向互相垂直的线条为6点方向,即负矫正柱镜的轴位在6点方向。如果用 TABO 散光轴位法表示,该被检眼的负柱镜散光轴位是90°。

综上所述,简便的计算负矫正柱镜轴位的方法为散光30倍法则(Rule of thirty):初验散光轴位=钟表最清楚线条对应的最小阿伯数字×30。同理可得出,如果使用正柱镜矫正散光眼,正柱镜轴位应与眼的后焦线方向一致,则与散光盘中被检者嘱最清晰的线条的方向一致。

2. 操作步骤 当在客观检查中没有发现散光,而被检者的矫正视力不能达到1.0时,或者加上试验性散光时矫正视力不理想的情况下,可运用散光盘来验证散光的轴位

和度数。此外,也可直接在主觉验光中使用该项技术来检查散光。具体操作步骤如下。

(1)对被检眼进行雾视、去雾视,使视力达到0.6后,去掉柱镜。

(2)让被检眼注视散光盘,询问散光盘中各条线条之间的清晰度、深浅、浓淡是否均匀一致。如果感觉散光盘上所有的线条均匀一致,则说明被检眼无散光,散光盘检查结束;如果感觉各线条不均匀、颜色深浅不一,则说明被检眼有散光,继续进行以下步骤。

(3)让被检者指出散光盘中哪一条(或几条)线条最清晰、颜色最深、最浓,则负柱镜的轴位即为所看到的清晰的钟点数乘以30;若被检者感觉两条线条一样清晰,则选择这两条线条中间的线条作为轴位(例如,若被检者感觉2点和3点之间的线条较为清晰,则负柱镜轴位为30°×2.5＝75°)。

(4)确定散光轴位后,递加0.25 DC,询问被检者线条清晰度的变化情况,直至被检者回答各条线条清晰度一样为止。

(五)交叉柱镜精查散光

交叉柱镜(Jackson crossed cylinders,JCC)被用于精确散光轴位和度数。从结构上看,交叉柱镜是由两个屈光度相等、性质相反、轴位互相垂直的柱镜组合而成,在两条主经线上分别标有表示负柱镜轴位的红点和表示正柱镜轴位的白点。在红白点所在主经线中间45°的位置上屈光力为0,一般将手柄或者手轮装在此处。当旋转手柄可使镜面做180°翻转时,正负柱镜的轴位也随之变更。常用的交叉柱镜有±0.25 D,±0.50 D及±1.00 D 3种。综合验光仪上为±0.25 D的交叉柱镜。

1.原理　交叉柱镜检查散光的前提是:焦点或最小弥散圆在被检眼视网膜上。将交叉柱镜加于被检眼前,根据被检眼屈光状态和视觉效果的变化来判定散光轴位与度数。

(1)被检眼为正视眼或屈光全矫的情况:对于正视眼或屈光全矫者而言,当在眼前加上交叉柱镜后,翻转交叉柱镜前和翻转后,只是将强弱主经线互换位置,而焦线距离视网膜的聚散度不变,因此视网膜上所成的最小弥散圆的大小不变,视标的清晰度不变。

(2)被检眼为最小弥散圆在视网膜上的混合散光眼:对于最小弥散圆在视网膜上的混合散光眼而言,有3种情况。

第一种是交叉柱镜的翻转轴与眼的强、弱主经线一致,那么在交叉柱镜翻转前后,只是改变了散光眼屈光力的变化率,并未改变散光度及散光性质,视网膜上的最小弥散圆大小不变,因此翻转交叉柱镜前后,视标的清晰度不变。

第二种是交叉柱镜的翻转轴与眼的强、主经线呈45°,即与交叉柱镜的轴与眼的强、弱主经线一致,那么在交叉柱镜翻转前后清晰度不同,当交叉柱镜的正轴(负轴)与眼的强(弱)主经线一致时更清晰。

第三种是交叉柱镜的翻转轴与眼的强、主经线呈其他角度时。假设交叉柱镜翻转前,交叉柱镜的正轴(负轴)与眼的强(弱)主经线靠近,则交叉柱镜的负(正)屈光力区域能够抵消眼的正(负)屈光力区域的屈光力,眼的眼光度减小,更清晰,如图4-30所示。此时将交叉柱镜翻转后,交叉柱镜的正轴(负轴)与眼的强(弱)主经线远离,交叉柱镜的负(正)屈光力区域能够增加眼的正(负)屈光力区域的屈光力,眼的眼光度增大,更模糊,如图4-31所示。以上关于物点发出的光线经过人眼成像的相关内容,可以结合《眼视光应用光学》的相关知识分析得出。

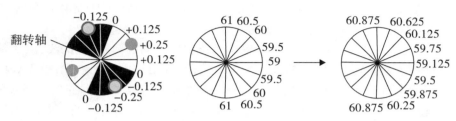

图 4-30 人眼前加上交叉柱镜后的屈光状态(交叉柱镜翻转前)

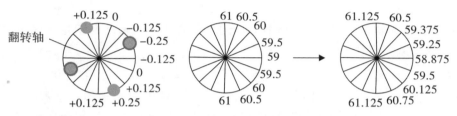

图 4-31 人眼前加上交叉柱镜后的屈光状态(交叉柱镜翻转后)

综上可知,交叉柱镜的正轴(负轴)与眼的强(弱)主经线靠近时,视物更为清晰。在确定被检眼的负散光轴时,将交叉柱镜翻转轴朝着较清晰那面的负轴(红点)方向旋转,直至翻转交叉柱镜两面清晰度一致,此时翻转轴所在的方向即为眼的负矫正柱镜的轴位所在。在确定被检眼的正散光轴时,将交叉柱镜翻转轴朝着较清晰那面的正轴(白点)方向旋转,直至翻转交叉柱镜两面清晰度一致,此时翻转轴所在的方向即为眼的正矫正柱镜的轴位所在。

2.操作步骤 交叉柱镜可以用于鉴别眼有无散光、检查散光轴位及散光度数。

(1)确定散光轴位

1)将左眼遮盖,将交叉柱镜放在右眼前,使手柄(对应综合验光仪上为翻转手轮"A"点的位置)与柱镜试片的轴位重合(综合验光仪上的交叉柱镜此时会有"咔哒"声)。

2)让被检者注视远处蜂窝状视标(或最佳视力的上一行视标)。

3)翻转交叉柱镜两面,嘱咐被检者比较两面的清晰度是否有差别(同样清晰或同样模糊都属于清晰度一样)。此时可能有两种情况。第一种情况是交叉柱镜翻转前后清晰度一样,说明柱镜试片的轴位正确,可进行下一步散光度数的精确调整。第二种情况是交叉柱镜翻转前后清晰度不一样,则说明原柱镜试片的轴位有误,在被检者认为较清晰的一面,以手柄(翻转手轮)为基准,将柱镜试片的轴位朝着红点的方向调整,再次比较交叉柱镜翻转前后视物清晰度;如果翻转前后依然不清晰,那么在清晰面的基础上,继续将柱镜试片的轴位朝着红点(白点)的方向调整,直至交叉柱镜翻转前后两面的清晰度一样,此时就找到了负(正)柱镜轴位。在此需要注意的是,如果柱镜试片≤1.00 D,每次调整轴位的值为10°;如果原来的清晰面变为模糊面,说明调整过量,则需要回调5°;如果柱镜试片>1.00 D,每次调整轴位的值为5°,如果原来的清晰面变为模糊面,说明调整过量,则需要回调2.5°。

（2）确定散光度数

1）转动交叉柱镜,将红点(白点)(对应综合验光仪上交叉柱镜焦度轴位"P"的位置)与柱镜试片的轴位重合(综合验光仪上的交叉柱镜此时会有"咔哒"声)。

2）翻转交叉柱镜两面,让被检者比较两面的清晰度是否一致。此时可能有两种情况。第一种情况是交叉柱镜翻转前后清晰度一样,说明柱镜试片的度数正确,散光检查结束。第二种情况是交叉柱镜翻转前后清晰度不一样,则说明原柱镜试片的度数有误。如果是红点与散光试片轴位重合时更清晰,需要将柱镜试片的度数增加-0.25 DC 后,再次比较交叉柱镜翻转前后视物清晰度。如果是白点与散光试片轴位重合时更清晰,则将柱镜试片减少-0.25 DC。当柱镜每增加(减少)-0.50 DC,则需要减少(增加)-0.25 DS球镜,以保证被检眼的最小弥散圆始终在视网膜上。

在检查左眼散光时,需要将右眼遮盖,重复上述步骤。

（六）单眼 MPMVA 检查技术

单眼 MPMVA 的目的是找到单眼最佳矫正视力的最高正度数的镜片,操作步骤如下。

1. 确定被检者最佳矫正视力 二次红绿平衡之后,检查被检者的视力,确定其最佳矫正视力。

2. 确定最佳矫正视力之最正化的矫正度数 眼前增加+0.25 DS 球镜,检查被检者视力是否有变化。如果视力下降,则变回原来的度数,单眼 MPMVA 检查结束;如果视力保持不变,则再增加+0.25 DS,直至增加正球镜后视力下降,变回原来的度数,单眼 MPMVA检查结束。

3. 单眼主觉验光结束。

（七）双眼平衡

1. 意义 正常的双眼视功能是舒适用眼的必备条件,双眼视觉的形成是外界物体成像于两眼视网膜上,经视神经传递到视中枢,融合成单一的知觉像的过程。若双眼不平衡,视网膜像在清晰度、亮度或形状上存在差异,视中枢融合产生困难,可能会发生复视、抑制或视疲劳等。两眼视网膜上像的相同或接近是大脑融合的前提条件,此外双眼的平衡还需要双眼调节的同步性、双眼集合的同步性以及双眼调节与集合的同步等量性。因此,双眼平衡不仅仅是视力的平衡,更重要的是调节的平衡。而单眼验光结束后,两眼达到同样的最佳矫正视力只能说明两眼的视力达到平衡,因此有必要进行双眼调节的平衡测试。

2. 操作步骤 可以采用交替遮盖法、棱镜分视法、偏振分视法、红绿视标法等方法进行双眼平衡检测。其中,插片验光法常用交替遮盖法。

（1）交替遮盖法

1）令被检者注视其最佳矫正远视力的上一行视标。检查者快速交替遮盖两眼,令被检者比较两眼的清晰度是否相同。

2）如果两眼清晰度一样,则说明双眼平衡,此项检查结束;如果两眼清晰度不一样,则在较清晰的眼前加+0.25 DS 球镜,再次比较、调整球镜,直至两眼清晰度一样;如果始终无法达到双眼清晰度一样,可使被检者的主导眼较清晰。

（2）棱镜分视法见图4-32。

1）双眼分别验光后，使双眼同时开放。

2）出示单眼最佳视力上一行视标或蜂窝视标。

3）双眼同时置入棱镜度相同、基底方向相反的棱镜，一般于右眼前加$3^\triangle$BD，左眼前加$3^\triangle$BU，此时由于棱镜对光线的偏向作用，右眼看到上一行的视标，左眼看到下一行的视标。如果被检者两眼物象无法分离，可同时加大两眼的棱镜量。

4）让被检者比较上下两行视标的清晰度，在视标较清晰的眼前加+0.25 D（或减-0.25 D）球镜。重复上述步骤，直至上下两行视标一样清晰。

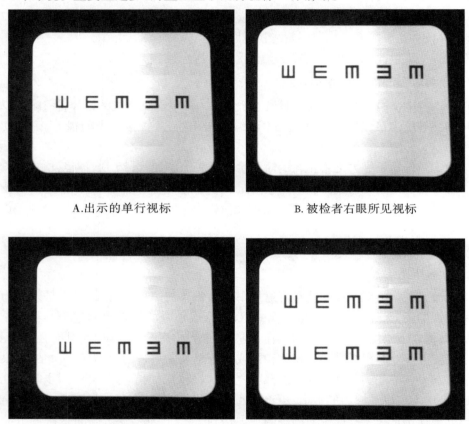

A.出示的单行视标   B.被检者右眼所见视标

C.被检者左眼所见视标   D.被检者双眼所见视标

图4-32　棱镜分视法

（3）偏振分视法见图4-33。

1）双眼分别验光后，两眼前分别放置折射向互相垂直（常为45°和135°）的偏振滤镜（对应综合验光仪上内置辅镜为"P"）。

2）出示偏振平衡视标，此时右眼看到上面两行的视标，左眼看到下面两行的视标，双眼可以同时看到三行视标。

3）让被检者比较上下两行视标的清晰度，在视标较清晰的眼前加+0.25 D（或减

−0.25 D)球镜。重复上述步骤,直至上下两行视标一样清晰。

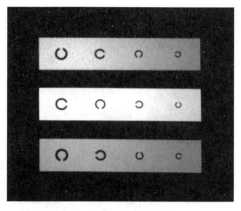

A.偏振分离法视标（双眼所见）

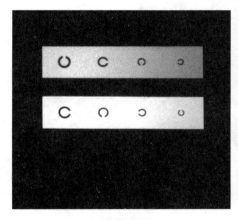

B.右眼所见

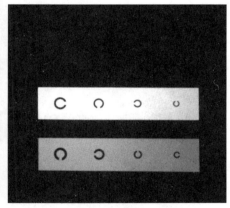

C.左眼所见

图 4-33　偏振分视法

（4）偏振红绿视标法见图 4-34。

1）双眼分别验光后,两眼前分别放置折射向互相垂直(常为 45°和 135°)的偏振滤镜(对应综合验光仪上辅助镜片为 P 或 PF)。

2）出示偏振红绿视标。

3）令被检者比较红绿视标清晰度。可能有如下 4 种结果。

第一种情况是四视标清晰度一样,可能已达到双眼平衡或双眼近视过矫平衡,不用再进行双眼平衡调整。

第二种情况是被检者看绿 9 和红 5 视标清晰,此时可能是右眼近视过矫、远视欠矫或左眼近视欠矫、远视过矫,则在右眼前加+0.25 D(或减−0.25 D)球镜,直至 4 个视标的清晰度一样。

第三种情况是被检者看红 6 和绿 3 视标清晰,此时可能是右眼近视欠矫、远视过矫或左眼近视过矫、远视欠矫,则在左眼前加+0.25 D(或减-0.25 D)球镜,直至4个视标的清晰度一样。

第四种情况是被检者看红6和红5视标清晰,此时可能是双眼近视欠矫、远视过矫,则在双眼前加+0.25 D(或减-0.25 D)球镜,直至4个视标的清晰度一样。

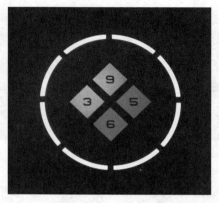

A.红绿分视法视标(双眼所见)

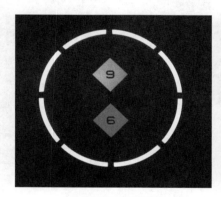

B.右眼所见视标

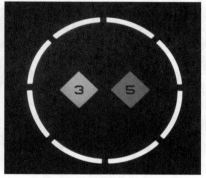

C.左眼所见视标

图4-34 偏振红绿视标

3.注意事项

(1)在比较两眼清晰度时,注意是比较两眼对视标开口方向分辨能力是否一致。

(2)双眼平衡时,只能调整较为清晰一眼的镜片度数,在眼前加+0.25 DS;而不是在较为模糊的一眼前加-0.25 DS,会引起过矫。

(3)如果始终无法达到双眼清晰度一致,可使被检者的主导眼相对清晰。

(4)一般情况下,至多于较清晰眼前增加+0.75 D后即可达到双眼平衡。如果镜片调整度数大于0.75 D,则说明较模糊的一眼单眼屈光矫正可能存在问题,需再次进行该眼的屈光矫正。

(5)双眼平衡一般在两眼视力相等或相近时进行。如果患者两眼视力相差过大,则应根据患者情况放弃双眼的平衡,保持单眼视力良好或进行进一步的相关视觉检查及训练、治疗。

四、用综合验光仪进行全面屈光检查

（一）准备工作

1. 开启电源（图4-35）。

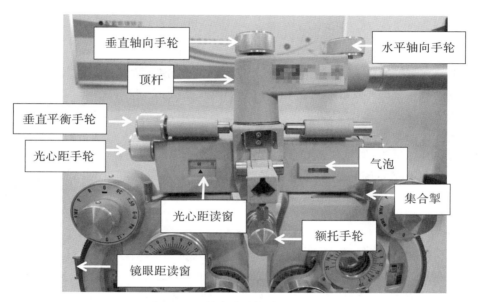

图4-35　综合验光仪的调整附件

2. **综合验光仪基础归零**　检查主透镜读窗、内置辅镜是否归零,检查柱镜轴位是否为垂直向,检查外置辅镜是否移开视孔,检查集合掣是否在远用检测状态。

3. **调整被检眼位置**　嘱被检者取自然舒适坐姿,升降座椅高度,大致使被检双眼中点与对侧墙上悬挂的视标板的坐标中点相对。

4. **调整顶杆长度**　旋松固定螺栓,少量调整顶杆长度,调量根据被检测座椅所在位置而定。通常只要检测座椅的位置固定不变,不经常调整此项。

5. **调整水平轴向手轮**　旋松水平轴位手轮,则顶杆可沿水平轴位旋转。通常调整后使验光盘与地平面垂直,调整完毕后旋紧水平轴位手轮。

6. **调整垂直轴向手轮**　旋松手轮,则验光盘可沿垂直轴旋转,通常用于调整验光盘与被检眼冠状平面相对位置,调整后旋紧垂直轴位手轮。

7. **调整垂直平衡手轮**　旋动手轮,从视孔中观察被检双眼,调整视孔中心与被检眼瞳孔的垂直向相对位置,通常使平衡标管中的气泡居中。

8. **调整光心距手轮**　旋动手轮,从视孔中观察被检双眼,调整视孔中心与被检眼瞳孔的水平向相对位置。可于光心距读窗直接读出光心距数值,单位为毫米(mm)。

9. **调整镜眼距**　通过旋转额托手轮可以调整被检眼与视孔试片后顶点的间距。当被检双眼从视孔中央观察视标的同时,被检者的额部恰与额托稳定接触,检查者可从镜眼距读窗中观察被检眼角膜顶点的位置。如果被检眼角膜前顶点与读窗的中央长线刻度相切,则此时镜眼距为 13.75 mm。长线刻度的眼侧有 3 条短线刻度,每刻度间隔为 2 mm。

(二)综合验光仪验光流程

利用综合验光仪可以进行主观验光,具体步骤如下,其中涉及关键步骤的操作方法详见前述内容。当然,在实际工作中,也可以根据被检者的情况,适当简化主观验光步骤。

1. 在综合验光仪上置入客观验光度数。

2. 雾视。

3. 去雾视:递减+0.25 DS 或递加−0.25 DS 球镜,在视力达到 0.6 后,去掉散光度数。

4. 散光盘检查散光:判断有无散光、散光轴位及度数。

5. 初次红绿试验:调整球镜度数至红、绿色中视标等清晰或者绿色中视标稍微清晰。

6. 交叉柱镜精确调整散光轴位及度数。

7. 再次红绿试验:调整球镜度数至红、绿色中视标等清晰或者红色中视标稍微清晰。

8. 单眼 MPMVA:调整球镜,使用最高度数的正镜片或最低度数的负镜片取得最好的矫正视力。

9. 同样步骤检查另一眼。

10. 双眼平衡。

11. 双眼前各加+0.75 D 球镜使双眼处于近视状态。

12. 双眼 MPMVA:双眼同时递减+0.25 DS(递加−0.25 DS),达到最佳矫正视力的最高度数正镜度或最低度数负镜。这就是所要的主观验光结果。

13. 试镜架试戴,调整、确定处方。

 知识点巩固练习

一、选择题

1. 综合验光仪上内置辅镜"OC"代表( )。

    A. 平光镜片   B. 遮盖片   C. 视网膜检影镜片   D. 小孔镜片

2. 散光盘查散光时,若被检者认为 1 点和 2 点的线条最为清晰,则被检者的散光轴是( )

    A. 负柱镜矫正,散光轴为 30°   B. 负柱镜矫正,散光轴为 45°

    C. 负柱镜矫正,散光轴为 60°   D. 以上都不对

3. 交叉柱镜检查的必要前提是( )

    A. 被检者为近视   B. 被检者为远视散光

    C. 红绿试验中红色较清   D. 最小弥散圆成像在视网膜上

4. 下列关于交叉柱镜精确散光轴位的相关说法正确的是( )

    A. 检查散光轴位时,应将交叉柱镜的焦力轴位与柱镜试片的轴位重合

    B. 若使用负柱镜矫正被检者散光,则在清晰的一面朝着红点的方向旋转

C. 如果需要调整柱镜轴位,则每次的调整值为20°

D. 以上都不对

5. 下列关于交叉柱镜精确散光度数的相关说法正确的是(　　)

　　A. 如果使用负柱镜矫正被检者散光,当红点对准散光轴位时较为清晰,则减少球镜度数

　　B. 如果使用负柱镜矫正被检者散光,当红点对准散光轴位时较为清晰,则减少散光度数

　　C. 如果使用正柱镜矫正被检者散光,当白点对准散光轴位时较为清晰,则减少散光度数

　　D. 如果使用正柱镜矫正被检者散光,当白点对准散光轴位时较为清晰,则减少球镜度数

6. 进行红绿试验时,应(　　)

　　A. 让被检者比较红绿背景的亮度

　　B. 在主觉验光中,初次红绿试验时,如果红绿不能等清,则可以红色中的视标稍清

　　C. 在雾视后立即进行

　　D. 在双眼平衡后进行

7. 下列关于双眼平衡的说法正确的是(　　)

　　A. 棱镜分视时,右眼可以看到红色背景中的视标,左眼可以看到绿色背景中的视标

　　B. 可以利用偏振分视法进行双眼平衡

　　C. 双眼平衡应在双眼雾视后尽快进行

　　D. 以上都不对

二、案例分析

病例:李××,大学教师,30岁。戴镜史:近视10余年,近视稳定8年多。电脑验光结果:OD,−3.00 DS/−1.00 DC×175;OS,−2.75 DS/−0.75 DC×180。请为李××制定一整套合理的主观验光程序。

任务二　插片验光

【任务目标】

掌握插片验光所需设备及其使用方法,插片验光的流程;熟悉插片验光的优点与缺点;会根据不同患者的需求采用一定的验光技巧,提高验光效率及准确性。通过分析插片验光所需设备、插片验光法的流程及操作技巧等,培养学生务实、创新的职业精神,培养学生的系统思维能力。

【岗位实例】

通过前述任务的学习,我们已经知道了利用综合验光仪可以开展主觉验光。如果在实际工作中,工作单位没有综合验光仪或者综合验光仪出现了故障,那么应该怎么完成一套主观验光流程呢?

插片验光是一种最基本的主观验光方式,可以试镜架上直接进行验光操作,并与检影及试戴配合使用,具有设备简单、操作简便、试镜架插片效果接近真实眼镜等优点。但是,插片验光需要手动更换镜片,对于初学者操作时间可能延长。同时,验光师需要具备一定的实践经验来保证以最少的镜片更换次数获得精确的检查结果。

一、插片验光的设备及使用

插片验光的设备相对简单,一般包括一个标准的镜片箱、视力表、试镜架及一把简单的瞳距尺,便可进行验光操作。

(一)视力表

1. 视力表类型　关于视力表的设计原理及常用的视力表类型详见本书"项目二与眼球屈光系统相关的检查",此处内容主要为视力表的类型。在插片验光时,可以使用标准远距离灯箱视力表,多功能、多视标灯箱视力表等类型的视力表(如图4-36)。其中,多功能灯箱视力表上除了视力表,还含有红绿视标、散光盘、蜂窝视标等主觉验光视标。

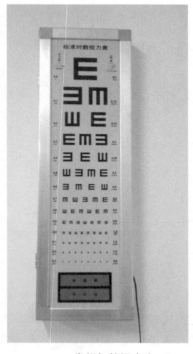 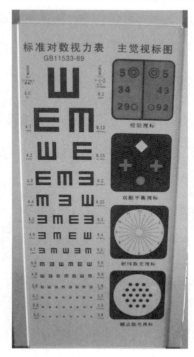

A.常规灯箱视力表　　　　　　　　B.多功能灯箱视力表

图4-36　灯箱视力表

2.视力表的使用　插片验光时,需要配合视力表来判断被检者在检查中实时的屈光状态。关于视力检查的内容详见本书"项目二与眼球屈光系统相关的检查",此处主要分析视力表在使用过程中应该如何科学摆放的问题。

一是关于视力表与人眼的远近距离问题。根据前述项目和任务内容可知,人眼调节放松时,远点与来自无穷远处一点共轭。在远视力检查时,为保证调节处于放松状态,一般会将视力表放在眼前较远的位置处,一般放在 5 m 的距离处。我们在验光时所配合使用的标准对数视力表的检查距离在 5 m 处。因此,插片验光时,如检查远视力,可以将视力表放在距离被检者 5 m 的位置。如果检查场地有限,那么可以将视力表放置在被检者身后的墙上,并于距被检者 2.5 m 处放置一平面反射镜,利用平面反射成像的原理使人眼与平面反射镜中的视标像相距 5 m。在此需要注意的是,选用的平面反射镜质量要好,以防造成视标变形及眩光等不适感觉的产生。

二是关于视力表与人眼的相对位置高度问题。根据前述"项目二与眼球屈光系统相关的检查"中"视力表的设计原理"相关内容可知,视力表 1.0 的视标行应该与被检者的视线等高。一般以中等身高被检者坐下上身挺直时,双眼向前方平视的位置作为放置灯箱视力表的高度确定方法。在此需要注意的是,如果儿童被检者的视线高度与视力 1.0行不等高,则可以在验光室内另放置一高度较低的图形灯箱视力表,或者在视力检查时由儿童父母抱着儿童而坐。

(二)镜片箱

根据插片验光的需求,验光镜片箱中由正、负球镜片,正、负柱镜片,棱镜片,辅助镜片(马氏杆片、裂隙片、针孔片、黑片、磨砂片、平光片、十字片、红色滤光片、绿色滤光片、偏振片、交叉柱镜片)等组成。其中,正、负球镜片,正、负柱镜片用于检查被检者的屈光不正度数;棱镜片可以在验光中用于双眼平衡检测;各类辅助镜片各有功能,在后边的内容中会有涉及。

从镜片规格来看,根据球、柱镜片的梯度不同(通常以 0.25 D 为最小进阶梯度,尚有以 0.12 D 为最小进阶梯度)及辅助镜片数量的不同,镜片箱中总镜片数量不等,有158 型、232 型、260 型、266 型、276 型、288 型、300 型等不同类型,通常 232 片可以满足一般验光需求。

从材质来看,镜片边圈的材质一般有塑料圈和金属圈两种(图 4-37),镜片材质一般有塑料片和玻璃片两种类型。

(三)试镜架

根据试戴架上的参数是否可以调节,可以将试戴架分为固定型和可调节型两种。

1.固定型试镜架　此类试戴架的瞳距、镜眼距、镜面脚、镜腿长度等均固定,不可调节,那么就需要根据被检者的实际情况选择适合的试戴架(图 4-38)。在实际应用中,往往需要准备多副试戴架。

2.可调节型试镜架　此类试戴架的瞳距、镜腿长度、镜腿倾角、镜腿形状、鼻托高度等可以根据被检者需求进行调节,可以满足被检者的个性化需求,但是这类试戴架的结构复杂、重量大、容易变形及在鼻梁上易下滑等,容易引起验光误差(图 4-39)。因此,在实际工作中,固定型试镜架的应用相对更广泛。

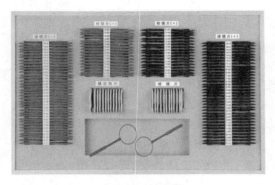
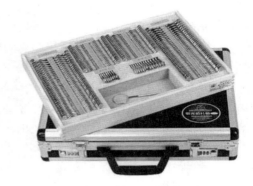

A. 塑料圈镜片箱　　　　　　　　　　　　　　B. 金属圈镜片箱

图 4-37　镜片箱

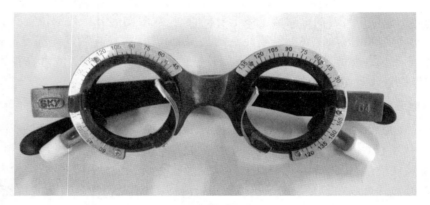

图 4-38　固定型试镜架

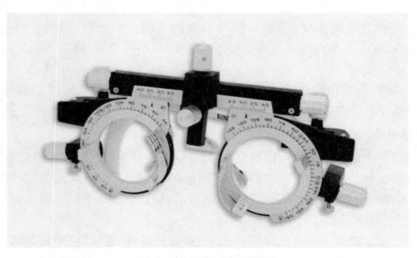

图 4-39　可调节型试镜架

（三）裂隙片

裂隙片是中央有一缝隙的黑色镜片,缝宽有 0.5 mm,0.75 mm,1.0 mm,1.5 mm,2.0 mm 等不同类型,常用为 0.5 mm。裂隙片只能插片检查,被用于检查散光的有无、散光轴位和散光度数。

1. 裂隙片的检查原理　裂隙片与散光盘都属于雾视下检查散光。当裂隙片缝隙方向与弱主经线方向一致时,会最大程度限制强主经线方向的光,使得视网膜上的焦线最短,视网膜像最清晰。

2. 裂隙片的使用

（1）雾视。

（2）去雾视。

（3）将裂隙片（图 4-40）放于被检眼前,缝隙方向任意放置,让被检眼通过缝隙注视远视力表。

（4）检查者慢慢旋转裂隙片,并问被检者视力有无变化。如有变化,说明有散光;如无变化,说明无散光。

（5）对于有散光的情况,则需要继续旋转裂隙片,转到被检眼看视力表最清晰的位置为止。此时裂隙片缝隙的方向即为负散光轴。

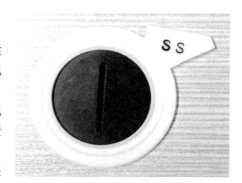

图 4-40　裂隙片

（6）不撤掉裂隙片,眼前加正球镜,问被检者视力有无变化。如果变模糊,则撤去所加正球镜;更换负球镜,如果变清楚或视力不变,则继续加负球镜,直到最清晰。

（7）递加负球镜度数至所能达到的最好视力为止,该度数即为球镜度数。

（8）撤掉裂隙片,按前面已确定的散光轴递加负柱镜至所能达到的最好视力,该度数即为柱镜度数。

二、插片验光流程

（一）插片验光法流程

在以前没有电脑验光仪等客观验光设备时,传统的插片验光要求检查者根据被检者远、近视力等信息,凭经验选择初始度数的试镜片进行插片验光。这就对验光师提出了较高的要求。在今天验光设备较为齐备的情况下,可以在客观验光基础上进行插片验光,节省时间,提升验光结果的精确性。插片验光完整的验光流程如下,其中涉及的部分关键步骤的操作方法详见"任务一综合验光仪验光"中。插片验光和综合验光仪主观验光的步骤和原理上是一致的。

1. 测量瞳距。

2. 配戴符合瞳距的试镜架,置入客观验光度数（电脑验光仪/检影验光/旧镜度数等）,遮盖一眼（通常先查右眼,后查左眼）。

3．雾视。

4．去雾视。

5．散光盘检查散光轴位及度数。

6．初次红绿试验。

7．交叉柱镜精确调整散光轴位及度数。

8．再次红绿试验。

9．单眼 MPMVA。

10．同样步骤检查另一眼。

11．双眼平衡。

12．双眼前各加+0.75 D 球镜使双眼处于近视状态。

13．双眼 MPMVA。

14．试镜架试戴，调整、确定处方。

（二）插片验光法操作技巧

在遵循插片验光操作规范的基础上，适当运用一些技巧，可以提高验光效率。

1．起始眼别的选择　检查眼别的先后顺序对检查结果并没有本质的影响，对于两眼屈光度数相近的病例，我们一般习惯"先右后左"的顺序。但对于特殊屈光度数的病例，起始检查应选择屈光度数相对简单眼（屈光度数相对较低、不合并或合并较低度数的散光）进行。

这是因为：①选择屈光度数相对简单的一眼作为"起始眼"进行验光，可以先获得简单眼的屈光信息，以此对复杂屈光眼与电脑验光单的相差程度作出合理评估（电脑验光对两眼的误差程度一般较接近）；②基于学习效应，被检者在简单眼检查过程中快速了解检查步骤，则能更好地配合另一眼的复杂验光过程。

2．试镜片组合原则　同一个屈光度可以有很多种镜片组合方式，并且不同的镜片组合方式其视觉效果和实际屈光度都有一定的差别，这是因为：①试镜片一般采用玻璃材质且无减反射膜，单片的透光率一般是 90% 左右，多片组合后透光率明显下降；②试镜片的直径较小，由此导致镜片的像差增大，多片组合更为明显；③组合镜片之间的距离导致组合度数并不精确地等于各镜片屈光度之和，对于高度镜片更为明显。

为精确验光结果，避免由于插片造成的误差，必须遵循一定的换片原则：尽量减少组合镜片的数量，能用单片的不用组合片，散光一般不采用组合镜片的形式。

3．试镜片放置原则

（1）一般眼镜的镜眼距为 12 mm，试镜片与被检眼角膜的距离也应尽量接近 12 mm。多片组合的试镜片中必然有些镜片不在 12 mm 这个镜眼距上，镜片与眼睛的距离不同，等效镜面度数则不同，试镜片屈光度越高由镜眼距所致的误差也越大。因此，在放置试镜片时，一般将屈光度较大的镜片及散光镜片放在试镜架的更内槽位置。

（2）在验光操作过程中，需要频繁更换试镜片，在换片时，应该遵循"先加后减"的原则，即需要更换镜片时先将需要换上的试镜片放在试镜架槽内，后去掉需要换掉的镜片。这是为了尽量使被检者在验光过程中保持稳定的调节量，避免由于更换镜片对被检者造成的调节刺激不稳定的情况出现。

知识点巩固练习

一、选择题

1.插片验光法中不会用到的是( )

　A.镜片箱　　　　B.试戴架　　　　C.视力表　　　　D.内置辅镜

2.以下关于插片验光的相关说法正确的是( )

　A.插片验光的结果是客观验光结果　　B.插片验光时可以利用外置辅镜进行操作

　C.插片验光时需要用到试戴架　　　　D.以上都不正确

3.下面不属于插片验光的优点的是( )

　A.设备简单　　　　　　　　　　　　B.操作简便

　C.试镜架插片效果接近真实眼镜　　　D.不需要被检者配合即可完成操作

4.裂隙片可以用于( )

　A.雾视　　　　　B.检查散光　　　　C.双眼平衡　　　　D.偏振分视

二、案例分析

病例:王××,大学生,20 岁。戴镜史:近视 8 年,近视稳定 1 年余。电脑验光结果:OD:-6.00 DS/-1.00 DC×90,OS:-5.75 DS/-1.25 DC×85。如何为王××开展插片验光呢?

项目五

老视的验光

【项目简介】

人类眼睛的屈光系统是一个相当复杂的光学系统。到 40 岁后,随着调节力下降,会逐渐出现近距离阅读困难、不能持久等视觉问题,看远基本没有影响,这就是所谓的老视。但是在临床上,不同视觉状态的群体,甚至人的身高、阅读距离、习惯等都影响老视的程度。因此,老视的验配需要进行远距离屈光检测,再结合患者的年龄、调节力、近阅读距离等才能精准地确定近距离处方。

老视是一种生理现象,所以人都会出现老视;老视的形成与人眼的调节力下降有关,晶状体与眼结构中的睫状肌和晶状体悬韧带共同参与对人眼的调节。

【项目实施】

老视验配的方法有经验法、FCC 法、调节滞后法等,每种方法各有其优缺点。为了对老视进行精确规范的验配,往往需要将这几种方法结合起来。一般来讲,老视的验配分为 3 个阶段,即初始阶段—精确阶段—最终阶段确定处方,我们将在各任务中对每种方法做详细阐述。

在整个老视验光过程中为给患者提供最清晰视力、最舒适用眼、最持久阅读的视觉感受,我们还需要遵循一些原则:①必须在远用屈光矫正的状态下进行,对于任何老视者,验光的第一步就是做远距离的屈光不正的矫正,即规范的验光程序。准确的验光和屈光不正的矫正是老视验配成功的开端。②必须选定患者需要的工作距离,确定准确的工作距离是获得准确近附加的前提。③需要在双眼同时视状态下进行,大多数人看近时是双眼同时视(双眼单视),所以为了获得合理的近附加,老视验光过程中也需要双眼同时调整,屈光参差采用"单眼视"方式矫正者除外。④必须遵守调节幅度一半储备法则,在保留一半调节幅度的情况下视物,才能舒适持久。

任务一 老视验光前调节幅度的检测

【任务目标】

掌握老视验光的标准流程及规范操作,融合性交叉柱镜的原理和操作方法;熟悉老视的处方原则;了解试验性近附加与年龄和屈光不正的关联性。培养学生关爱老人视觉健康,要求学生给其长辈出近用处方;培养学生仁爱之心。

【岗位实例】

案例:某男,45 岁,大学教授,主诉近来看书容易累,前来验光配镜。客观验光结果:OD:-3.75 DS,OS:-3.25 DS。主观验光结果:OD:-3.50 DS,OS:-3.00 DS。

请问:该顾客为何会出现主诉的症状?通过哪项检查可支持你的结论?

老视的根本原因是调节能力的下降。一般情况下,出现老视症状者调节幅度大多已经下降到 4 D 左右,正视者多发于 45 岁前后(表 5-1)。所以,对于怀疑有老视可能的顾客,可先进行调节幅度的检测来对其是否已经发生老视加以确认并可大致得出其老视的程度。本任务介绍两种用综合验光仪来检查的方法:推进法和负镜法(图 5-1)。

表 5-1 各个年龄的平均调节力正常值

年龄	平均调节力/D	年龄	平均调节力/D
26	9.7	43	4.5▲
27	9.5	44	4.0▲
28	9.2	45	3.6▲
29	9.0	46	3.1▲
30	8.7	47	2.7▲
31	8.4	48	2.3▲
32	8.1	49	2.1
33	7.9	50	1.9
34	7.6	51	1.7
35	7.3	52	1.6
36	7.0	53	1.5
37	6.7	54	1.4
38	6.4	55 ~ 58	1.3
39	6.1	59 ~ 62	1.2
40	5.8▲	63 ~ 69	1.1
41	5.4▲	70	1.0
42	5.0▲		

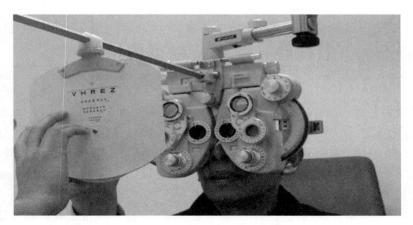

图 5-1 综合验光仪上测量调节幅度

一、测量方法

1. 推进法

(1)在综合验光仪上将被检者的远用镜度置于视孔前,集合掣调为近用。

(2)摆放阅读卡于 40 cm 处。

(3)将合适的照明投射到阅读卡上。

(4)遮盖非检眼,一般先遮盖左眼,检查右眼。

(5)请被检者注视视标(近距最佳视力的上一行视标)并保持视标清晰。

(6)缓慢将视标移近被检者,直至被检者首次报告出现视标模糊。

(7)测量视标卡离眼镜平面的距离。

(8)换算成屈光度,即距离[单位为米(m)]的倒数,就是调节幅度。

(9)遮盖已测试眼,使用同样的方法测量另一眼。

2. 负镜法

(1)在综合验光仪上将被检者的远用镜度置于视孔前,集合掣调为近用。

(2)摆放阅读卡于 40 cm 处。

(3)将合适的照明投射到阅读卡上。

(4)遮盖非检眼,一般先遮盖左眼,检查右眼。

(5)请被检者注视视标(近距最佳视力的上一行视标)并保持视标清晰。

(6)以 -0.25 DS 递进逐步在被检眼前增加负镜度数镜片,直至被检者报告出现视标持续模糊,3~5 s 不能恢复。

(7)所添加的负镜度数的总和之绝对值加上视标离眼镜平面距离的倒数(+2.50 D)即为调节幅度。

(8)遮盖已测试眼,使用同样方法测量另一眼。

二、注意事项

(1)推进法和负镜法测量的结果存在差异,用负镜法测量得到的结果比用推进法得到的结果大约少2.00 D。

（2）推进法受患者反应快慢影响较大,尤其在靠近近点位置的偏差会造成极大的结果偏差,建议在接近近点时减慢推进速度。

（3）负镜法中持续模糊判断的依据为5 s内模糊没有完全消失。

（4）双眼的结果偏差应在1.00 D以内。

【案例】某眼用负镜法测量调节幅度,阅读卡放置于眼前40 cm处,加负镜-1.50 D时首次出现持续性的模糊,3～5 s不能恢复。则该眼的调节幅度为1/0.4+1.25=+3.75 D。

知识点巩固练习

选择题

1. 下列哪一项与调节幅度强弱无关（　　）
　　A. 年龄　　　　　B. 睫状肌力量　　　　C. 晶状体弹性　　　　D. 散光

2. 以下关于调节幅度测量说法不正确的是（　　）
　　A. 首先矫正屈光不正　　　　　　　　B. 瞳距调整为近用瞳距
　　C. 增加正球镜,每次+0.25 D　　　　D. 推进法接近时,应该注意推进速度

3. 根据经验估计,20 岁调节力大约是（　　）
　　A. +10.00 D　　　　B. +15.00 D　　　　C. +8.00 D　　　　D. +5.00 D

4. 用负镜法测量调节幅度,阅读卡放置于眼前40 cm处,加负镜-2.50 D时首次出现持续性的模糊,3～5 s不能恢复,则该眼的调节幅度为（　　）
　　A. +4.50 D　　　　B. +5.25 D　　　　C. +4.75 D　　　　D. +5.00 D

任务二　老视试验性近附加的确定

【任务目标】

掌握综合验光仪FCC测定老视方法,计算法确定老视的程度;熟悉经验法的优缺点;会根据不同患者需求采用一定的验光技巧,提高老视验光效率及准确性。通过分析老视验配的流程及操作技巧等,培养学生务实、仁爱之心及创新的职业精神,培养学生的系统思维能力。

【岗位实例】

对于任务一的案例,如果已经检测出了其调节幅度,如何能够得到初步的老视近附加度数呢?

初步的老视近附加又称为试验性近附加。其获取方法有 4 种:经验法、计算法、FCC 法、旧镜法。下面逐一介绍。

一、经验法

视光学前辈总结出了近附加与屈光不正状态和年龄的关系,可根据顾客的年龄和屈光状态直接查表得出其试验性近附加(表 5-2)。

表 5-2 试验性近附加与屈光不正状态和年龄的关系

年龄/岁	近视、正视/D	低度远视/D	高度远视/D
33 ~ 37	PL	PL	0.75
38 ~ 43	PL	+0.75	+1.25
44 ~ 49	+0.75	+1.25	+1.75
50 ~ 56	+1.25	+1.75	+2.25
57 ~ 62	+1.75	+2.25	+2.50
63	+2.25	+2.50	+2.50

【案例 1】周女士,48 岁,双眼近视-4.25 DS。可查表得出其试验性近附加为 +0.75 DS。

此法的特点是简单、快捷,缺点是不考虑顾客的视近需求的确切距离,且调节幅度的个体差异较大,都会影响到试验性近附加的准确性。

二、计算法

计算法是依据调节幅度一半储备法则。此法需要了解顾客近距工作的确切距离 (d),据此算出调节需求(1/d),另需要调节幅度的数据,可通过公式计算或任务一测量获得。然后可用公式:试验性近附加 = 1/d-AMP/2 计算得出。

【案例 2】赵先生,48 岁,工程师,近视多年,主诉制图时眼易疲劳,问诊观察后得到其近用工作距离约 33 cm,负镜法测量调节幅度为+3.00 D。试计算该顾客的试验性近附加。

解:根据上式试验性近附加 = 1/d-AMP/2 = 1/0.33-3/2 = 3-1.5 = +1.50 D。

另外,此顾客也可直接根据最小调节幅度公式 A = 15-年龄/4 计算得出其调节幅度代入上式中求出其试验性近附加。建议有条件尽量通过测量来获取调节幅度的数据,这样会更准确。

三、FCC 法

老视是由于调节力下降而引起的。在近距离阅读时,对于调节反应总是低于阅读目标的调节刺激,即为调节滞后,其滞后的量也可以作为试验性近附加。临床上常应用融合性交叉柱镜(FCC)方法来测量。融合性交叉柱镜是利用交叉柱镜,在双眼融像的条件下,检测一定调节刺激下的调节反应,即调节滞后或调节超前。FCC测试的注视视标为两组相互垂直的直线,在被检眼前加上±0.50 D的交叉圆柱镜,置负柱镜的轴位在90°,视网膜上的像就会由于附加了这个交叉圆柱镜而从原来的一个焦点变成两条相互垂直的焦线,并且水平焦线在视网膜前0.50 D,垂直焦线在视网膜后面0.50 D(图5-2)。当被检眼注视眼前视标时,如果调节反应等于调节刺激,最小弥散圆落在视网膜上,则看到水平和垂直的两组线条分别在视网膜前后,距视网膜距离相等,因此一样清晰(图5-2)。如果被检眼的调节能力不足,那么最小弥散圆就不能聚集在视网膜上,而是在视网膜后,由于横线离视网膜近,竖线远,因此感觉到横线比竖线清晰一些(图5-3)。这时逐渐在被检眼前加正镜,使整个光锥前移,直到最小弥散圆聚集在视网膜上,横线和竖线分别位于视网膜前后,距离一样,因此感觉横竖一样清晰,所加的正镜就是所需的初步阅读附加。如果调节超前,则最小弥散圆就聚集在视网膜前,这时竖线离视网膜近,横线远;因此感觉到竖线比横线清晰一些(图5-4)。

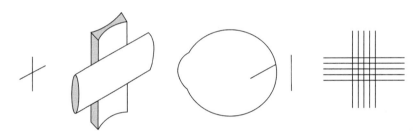

图5-2　调节反应正常时眼前放置±0.50 D柱镜的成像

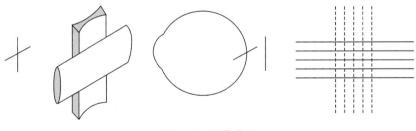

图5-3　调节滞后

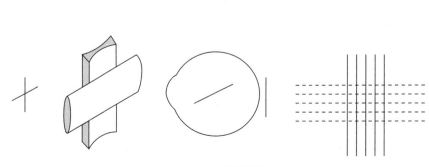

图5-4　调节超前

1. 检查步骤

(1)准备配有杰克逊交叉柱镜(JCC)和±0.50 D镜片的综合验光仪,FCC视标,近距测试杆,照明光源。

(2)综合验光仪上放好被检者的远用矫正度数。

(3)将FCC视力表放在40 cm处(或33 cm处,根据患者实际阅读距离需要调整),照明昏暗。

(4)将±0.50 D的附属镜片放在被检者双眼前,负轴在90°轴位。

(5)调整好瞳距,确认被检者的双眼均无遮盖。

(6)请被检者报告哪一组线条更清晰,线条偏上或偏下,或正好交叉。

(7)如果被检者报告垂直线条比水平线条清晰,减低照明;如果被检者报告水平线条比垂直线条清晰,或两组一样清晰,直接进入第(9)步。

(8)如果照明减低后被检者仍然报告垂直线条较清晰,撤去±0.50 D附属镜片,将JCC转到视孔前并翻转到负轴在180°,再比较:①如果被检者仍然报告垂直线条清晰,则该被检者总是垂直更清晰,因此无法用此方法来测量调节滞后量,结束测量,记录"垂直偏好";②如果被检者报告水平线条清晰,则记录调节超前。

(9)如果被检者报告水平线条较清晰或两组线条一样清晰,双眼同时以+0.25 D级率增加镜片度数,直至被检者报告垂直线条清晰为止。

(10)双眼同时减少正度数,直至两组线条同样清晰。

(11)所增加的正镜度数即为调节滞后量。

记录:FCC=+1.00 D(即调节滞后+1.00 D)。

2. 注意事项

(1)对于垂直偏好的患者,由于其始终都觉得垂直线比横线清晰,故不能用这种方法来测量调节滞后量。

(2)对于初始的老视患者,FCC的测量结果可能会偏大,后续的验光程序可能需要做较大的修正。

【案例3】钱先生,45岁,学者,近年来自觉看近、看远均不清楚,尤其是看近时,几乎无法阅读,来诊要求解决其问题。检查得知,远距离主觉验光:OU:+1.50 DS 1.0。

FCC测量:观察FCC视标诉水平线条比垂直线条清晰,逐步增加正镜共+1.50 D,诉水平垂直线条一样清晰。

可得出该顾客的试验性近附加为+1.50 D。

四、旧镜法

根据旧镜的近附加和前次验光配镜的时间来推算新的近附加。可结合表5-1进行估算。从表5-1可发现,调节幅度随年龄的下降并不是均匀的,在40~48岁期间是一个较快速的下降期(表中▲所标示),每年下降的幅度在0.40~0.50 D。之后的下降明显减速,每年0.10~0.20 D,甚至几年下降0.10 D的情况也存在。所以在估算的时候要考虑顾客所处的的年龄段,同时,不同的屈光不正状态也会有差异,对于正视或近视可据此估算基本准确,但是对于远视者应适当增大。

【案例4】张女士,50 岁,小学教师,近视多年,现镜为-3.25 DS。4 年前验光给近用镜处方为-2.25 DS。试用旧镜法估算其现在的近附加。

解:据题目条件可知,4 年前验出的 Add 为+1.00 D,结合表 5-1,张女士的调节幅度下降值约为 1.50 D。根据公式,设前次的近附加为 Add_1,现在的近附加为 Add_2,前次的调节幅度为 AMP_1,现在的为 AMP_2,有:

$Add_1 = 1/d - AMP_1/2$

$Add_2 = 1/d - AMP_2/2$

$AMP_1 - AMP_2 = 1.50$ D,可导出 $Add_2 - Add_1 = 0.75$ D

本次近附加应调高+0.75 D,即张女士现在的近附加约为+1.75 D。

知识点巩固练习

选择题

1. 赵先生,50 岁,大学教师,近视多年,主诉看书眼易疲劳,问诊观察后得到其近用工作距离约 33 cm,负镜法测量调节幅度为+2.50 D。试计算该顾客的试验性近附加(　　)

    A. +1.25　　　　　B. +1.50　　　　　C. +1.75　　　　　D. +0.50

2. ±0.50 D 的附属镜片放在被检者双眼前,负轴在(　　)轴位

    A. 90°　　　　　　B. 180°　　　　　C. 135°　　　　　D. 45°

3. 刘先生,40 岁,学者,近年来自觉看近、看远均不清楚,尤其是看近时,几乎无法阅读,来诊要求解决其问题。检查得知,远距离主觉验光:OU:+2.00 DS 1.0。根据经验估计,其近用眼镜大约是(　　)

    A. +2.00 D　　　　B. +1.50 D　　　　C. +2.50 D　　　　D. +3.50 D

4. 将±0.50 D 的附属镜片放在正视眼前,此时眼的状态是(　　)

    A. 单纯近视散光　　B. 单纯远视散光　　C. 混合散光　　　　D. 复性近视散光

任务三　老视精确性近附加的确定

【任务目标】

掌握综合验光仪 FCC 测定老视的方法,计算法确定老视的程度;熟悉经验法的优缺点;会根据不同患者需求采用一定的验光技巧,提高老视验光效率及准确性。通过分析老视验配的流程及精细化操作技巧等,培养学生务实、扎实、仁爱之心及创新的职业精

神,培养学生的系统思维。

【岗位实例】

对于任务二的案例,如果已经得到了其试验性近附加,是否能够直接下老视处方?如果不行,还应该进行哪些检查?

老视验光的第二步就是要对试验性近附加进行验证和调整,称为精确性近附加。精确性近附加一般可采用正负相对调节检查法和明视区域检查来进行。

一、负相对调节/正相对调节

老视验配的一个原则就是保留调节幅度的一半作为储备,即增加或减少调节的能力相同。这说明合适的阅读附加镜使患者的调节位于调节幅度线的中点,即能使负相对调节(NRA)和正相对调节(PRA)相等。NRA 和 PRA 的测量就是保证在集合相对稳定的状态下,检查双眼同时放松和增加调节的能力。测量 NRA 时,在双眼前加正镜,检查的是放松调节的能力,结果为正值;测量 PRA 时,在双眼前同时加负镜,检查的是增加调节的能力,结果为负值。通过测量相对性调节来检验初始附加镜是否合适,并对试验性近附加进行修正。修正的方法为:将 NRA 与 PRA 的结果相加除以 2 作为修正值加到试验性近附加上。

1. 检查步骤

(1)综合验光仪上放好被检者的远距矫正度数,并放上试验性阅读附加度数。

(2)将近距离阅读卡放在患者的近用工作距离处(或 33 cm、40 cm 处),照明良好。

(3)确认集合掣为近用状态,双眼均无遮盖。

(4)指导被检者注视近距离阅读卡上最佳视力上面一行的视标(阅读卡上在较高视力水平时代表同一视力的视标有两行,注意应选择比最佳视力更低视力水平的视标,而不是最佳视力水平中两行视标的第一行)。

(5)先做 NRA 即双眼同时加正镜片(以+0.25 D 为增率),直到被检者首次报告视标持续性模糊。

(6)记录增加的正镜度的总量,即为 NRA 的结果。

(7)将综合验光仪中的度数重新调整到原先的度数,并确认视标为清晰。

(8)开始做 PRA,即双眼同时加负镜片(以−0.25 D 为增率),直到被检者首次报告视标持续性模糊。

(9)记录增加的负镜片度数的总量,即为 PRA 的结果。

(10)记录:NRA/PRA = +2.25 D/−2.25 D。

2. 注意事项

(1)调节的放松比起调节紧张更为不易,因此在测量过程中必须先做 NRA,使调节放松,然后再做 PRA,使调节紧张。两者次序不能颠倒,若先做 PRA 后由于调节紧张,不易放松,会影响 NRA 的测量结果。

(2)视标的选择很重要,因为本操作是在试验性近附加的基础上进行,一般近视力已有较大提高,需重新确认此时的最佳视力后选择上一行的视标进行检测。保证患者既能看清视标又能较快反应模糊变化,避免出现太小的视标患者看不清,而太大的视标则不易辨认模糊的情况出现。

(3)持续性模糊判断的依据为5 s内模糊没有完全消失。

【案例1】王先生,51 岁,杂志社编辑,戴近视眼镜多年。主诉戴镜看近模糊,摘镜看近较为清晰,但麻烦,给工作带来很多不便,希望能解决其问题。

原有远用眼镜度数测量　OU:−3.75 DS,检查结果如下。

裸眼远视力　OD:0.1　OS:0.1

戴原镜远视力　OD:1.0　OS:1.0

裸眼近视力　OD:0.8/30 cm　OS:0.8/30 cm

戴镜近视力　OD:0.3/30 cm　OS:0.3/30 cm

远距离主觉验光　　OD:−3.50 DS 1.0

　　　　　　　　　OS:−3.50 DS 1.0

调节幅度测量　负镜法测出调节幅度为3.00 D。

试验性近附加　询问近用工作习惯得出其工作距离约为33 cm。根据任务二中计算法,得出其试验性近附加为+1.50 D。

NRA/PRA 测量:+0.75 D/−0.50 D,可算出修正值为(−0.50 D+0.75 D)/2 = +0.12 D。

确定近用附加为+1.50 D+(+0.12 D) = +1.62 D。根据 ADD 处方原则,最终确定 ADD+1.50 D。

给予试镜架试戴−2.00 D 近用镜,并比较−1.75 D～−2.25 D,感觉−2.00 D 最为舒适,戴镜无不适。

诊断　双眼近视、老视

处理　配镜OU:− 3.50 DS 远用瞳距:67 cm

　　　　　　　ADD:+1.50 DS 近用瞳距:63 cm

建议患者配双光镜或渐变焦镜。

二、明视区域测量

明视区域或称为调节范围,指的是调节近点与远点之间的区域。不同的屈光状态下,明视区域是不同的。同样的屈光状态,不同的矫正状态下,明视区域也是不同的。如,近视−3.00 DS,调节幅度5.00 D,在足度矫正状态下,其明视区域为20 cm～∞;在裸眼状态下,明视区域为12.5～33.5 cm。明视区域测量也可作为精确性近附加的方法,根据调节幅度一半储备法则,远端、患者的近用距离和近端的距离的倒数成等差关系为合适的近附加,如:测出远端为50 cm,近用工作距离为33 cm,近端为25 cm,则其倒数分别为2,3,4,为等差关系,表明近附加合适。此法大多仅作为NRA/PRA 之后的补充。

1.检查步骤

(1)综合验光仪上放好被检者的远距矫正度数,并放上试验性阅读附加度数或精确近附加度数。

（2）将近距离阅读卡放在患者的近用工作距离处,照明良好。

（3）确认集合掣为近用状态,双眼均无遮盖。

（4）指导被检者注视近距离阅读卡上最佳视力上面一行的视标。

（5）先做远端检测,将阅读卡缓慢移远,直到被检者报告视标出现模糊,记录此时的距离,然后将阅读卡拉回到近用工作距离处。

（6）做近端检测,将阅读卡缓慢移近,知道被检者报告视标出现模糊,记录此时的距离。

（7）评估远端、近用工作距离与近端的倒数之间的关系,对近附加做适当修正。

2.注意事项

（1）在测量过程中必须先做远端检测,然后再做近端检测,次序不能颠倒,原因是为了避免近端检测导致调节紧张,会影响远端的测量结果。

（2）近端检测时,在靠近近端时应更缓慢一些才会让结果更准确。

（3）视标出现模糊指的是感觉到视标有模糊感,而不是无法认出视标。

【案例2】赵女士,52岁,中学讲师。主诉戴原镜看近模糊,原镜为老花镜,为3年前验配,要求解决其看近模糊的问题。

原镜度数测量为　OU:+1.25 DS,检查结果如下。

裸眼远视力　OD:1.0 OS:1.0

裸眼近视力　OD:0.3/30 cm OS:0.3/30 cm

远距离主觉验光　OU:PL(平光)

FCC测量　调节滞后为+1.75 D。

试验性近附加　把FCC的结果作为试验性近附加。

NRA/PRA测量　+0.75 D/-1.00 D,可算出修正值为$(-1.00 \text{ D}+0.50 \text{ D})/2 = -0.125 \text{ D}$(可不做调整或调整-0.25 D,本例选择调整-0.25 D)。

确定近用附加为$+1.75 \text{ D}+(-0.25 \text{ D}) = +1.50 \text{ D}$。

测量明视区域　28~50 cm,确认近附加偏低,调高+0.25 D后再次测量,结果为24~46 cm。

给予试镜架试戴+1.75 D近用镜,戴镜无不适。

诊断　双眼老视。

处理　配近用镜OU:+1.75 DS 近用瞳距57 cm。

 知识点巩固练习

一、选择题

1.老视验光时(　　　)

A.是否先矫正远用的屈光不正对老视验光无影响

B.必须准确确定近用的工作距离

C.验配时球镜和柱镜的度数都要进行调整

D.老视要多给一点正度数,因为以后还会升高度数

2.按公式计算,80岁老年人的调节幅度应为(　　)。

　　A.0 D　　　　　　　B.−5 D　　　　　　C.−3 D　　　　　　D.3 D

3.老视验配是以(　　)为基础

　　A.矫正视力达到0.8　　　　　　　　　B.远用屈光状态的矫正

　　C.近用屈光状态的矫正　　　　　　　D.矫正视力达到1.0

4.假如老视者阅读时不需要配戴眼镜,那么他的视远屈光状态可能是(　　)

　　A.散光　　　　　　B.近视　　　　　　C.远视　　　　　　D.以上都对

5.为一被检者做常规验光得出其远用屈光度为−1.00 DS/−1.50 DC×180,老视验光
后得出近附加为+1.00 DS,则其近用镜度数可表达为(　　)

　　A.+1.50 DC×90　　　　　　　　　　B.+2.00 DS/−1.50 DC×180

　　C.−1.50 DS/+1.50 DC×90　　　　　　D.以上都不对

二、案例分析

孙先生,52岁,会计,正视眼,8年前配的老花镜现在看电脑比较清楚和舒服,做账时
看不清(距离25 cm)。

(1)请分析这种症状产生的原因并为其制定合理的验光程序。

(2)试推导其Add大约为多少。

项目六

特殊患者的验光

【项目简介】

在验光工作中,经常会遇到诸如斜视、弱视、视疲劳、高度屈光不正、圆锥角膜、屈光参差、眼球震颤、屈光介质混浊等特殊情况。这些情况下的验光比较复杂和特殊,需要根据不同情况采用不同的方法。

弱视对于球镜和柱镜的改变往往不是很敏感,而斜视由于眼的偏斜会对光线进入眼睛的路径发生变化,从而产生误差。视疲劳患者因涉及双眼视力,需在单眼常规验光的基础上,进行双眼平衡检查、调节功能检查和聚散功能等一系列双眼视检查。高度屈光不正由于在验光过程中综合验光仪或试镜架的水平不正可造成双眼垂直棱镜差异及散光轴向误差,镜眼距的大小又会影响屈光度的准确性。圆锥角膜由于角膜形态异常,在检影验光时会形成扭曲的影动而无法获取检影结果,故多采用单眼主观验光的方法或裂隙片法验光。屈光参差患者由于可能出现弱视、斜视和抑制,在验光时需要注意区别对待。眼球震颤患者需在睫状肌麻痹、暗室环境和对侧眼不遮盖的情况下进行单眼主观验光和双眼偏振分离平衡。屈光介质混浊多见于白内障患者,在白内障术后,由于患者年龄不同,选择验光的时间也不一样。

【项目实施】

通过对几种特殊患者验光的学习,掌握斜视、弱视、视疲劳、高度屈光不正、屈光参差、圆锥角膜、眼球震颤、屈光介质混浊等特殊患者的屈光检查;熟悉斜视、弱视、视疲劳、高度屈光不正、屈光参差、圆锥角膜、眼球震颤、屈光介质混浊患者的处理;了解各种特殊患者的医学治疗。能在不同的验光工作条件下给特殊患者提供一个合理的处方;会根据不同特殊患者制定一套合理的治疗方案。

任务一　斜视和弱视验光

【任务目标】

掌握斜视、弱视等特殊患者的屈光检查；熟悉斜视、弱视等特殊患者的处理方法；了解斜视和弱视患者的医学治疗；能为斜视和弱视患者提供合理处方、制定合理治疗方案。

【岗位实例】

某儿童,3岁,父母发现小孩双眼内聚比较严重前来就诊。电脑验光结果:OD:+6.75 DS/+1.75 DC×170°,OS:+6.25 DS/+1.00 DC×165°。

请问:该患者应该如何验光才更为精确?

斜视和弱视是儿童视觉发育期最常见的疾病,如不及时治疗,对于孩子的一生都会有重大影响,就像思想政治教育要从娃娃抓起一样,人的视觉健康也要从娃娃抓起。

一、斜视与弱视

精准的验光是有效治疗弱视和斜视的前提,弱视和调节性内斜视显得尤为重要,而在临床上能够准确检查弱视和斜视患者的屈光状态是比较困难的。弱视对于球镜和柱镜的改变往往不是很敏感,所以在临床上很难给出正确的处方。斜视由于眼的偏斜会对光线进入眼睛的路径发生改变,从而产生误差。在临床上斜视常常会导致弱视,所以很难应用常规客观和主观的流程进行检查。

(一)斜视

斜视是指两眼不能同时注视目标,属于眼外肌疾病。可分为共同性斜视和麻痹性斜视两大类。前者以眼位偏向鼻侧或颞侧、眼球无运动障碍、无复视为主要临床特征;麻痹性斜视则有眼球运动受限、复视,并伴有眩晕、恶心、步态不稳等全身症状。斜视病因复杂,现代西医学除针对病因治疗和手术治疗外,对病因不明者,尚无理想的治疗方法。

(二)弱视

近年来,国内流行病学调查资料显示我国弱视的检出率明显高于预期和国际同类流行病学调查结果,甚至有报告称我国的弱视检出率高达11.8%。部分研究结果显示4~6岁儿童弱视的检出率随年龄增大呈几何级数递减。弱视的高检出率导致弱视诊断扩大化和过度治疗,这种现象严重冲击医疗规范和秩序,并造成巨额卫生资源浪费,给相关儿童和家庭带来沉重负担甚至伤害。此外,中华医学会眼科学分会斜视与小儿眼科学组在1987年提出、1996年修订的《弱视定义、分类和诊疗指南》中,也强调了诊断弱视时应注意年龄因素,且尚需补充具有可操作性的参考数据或指南。由于不断收到相关咨询和质疑,因此该学组在国内进行了以人群为基础的大样本儿童视力流行病学调查研究,并参考国外同期的研究成果和小儿眼科学专著,经多年实践和充分讨论,达成下述共识。

视觉发育期由于单眼斜视、未矫正的屈光参差、高度屈光不正及形觉剥夺引起的单眼或双眼最佳矫正视力低于相应年龄的视力为弱视或双眼视力相差 2 行及以上,视力较低眼为弱视。临床工作中应避免两种错误倾向。①诊断儿童弱视时,一定要首先进行系统检查,排除眼部器质性改变;同时,应发现导致弱视的相关因素,不能仅凭视力 1 个指标即诊断弱视。②根据儿童视力发育规律,对于 3~7 岁儿童,诊断弱视时不宜以视力低于 0.9 作为依据,而应参考相应年龄的视力正常值下限。不同年龄儿童视力的正常值下限不同,3 岁儿童视力的正常值下限为 0.5;4~5 岁儿童视力的正常值下限为 0.6;6~7 岁儿童视力的正常值下限为 0.7。

1. 弱视的分类

(1)斜视性弱视:单眼性斜视是引起弱视最常见的原因之一,因注视眼对斜视眼的压抑作用,导致弱视的发生。交替性斜视中,双眼黄斑区获得视觉刺激的机会均等,一般不会引起弱视。

(2)屈光参差性弱视:由于双眼的屈光参差较大,黄斑形成的物像大小及清晰度不等,屈光度较大的眼存在形觉剥夺,导致该眼发生屈光参差性弱视。一般来讲是指双眼远视性球镜屈光度相差 1.50 DS,或柱镜屈光度相差 1.00 DC,屈光度数较高眼形成的弱视。

(3)屈光不正性弱视:多发生于未配戴屈光不正矫正眼镜的高度屈光不正患者。屈光不正主要为双眼高度远视或散光,且双眼最佳矫正视力相等或接近。远视性屈光度数 ≥5.00 DS、散光度数 ≥2.00 DC,近视 ≥10.00 DS 可增加弱视的危险性。一般在配戴屈光不正矫正眼镜 3~6 个月后确诊,屈光不正是引起弱视最常见的类型,其中以远视性散光最为常见。一般来讲,弱视发生率:远视性散光>高度远视>中度远视>高度近视。

(4)形觉剥夺性弱视:由于屈光间质混浊、上睑下垂等形觉剥夺性因素造成的弱视,可为单眼或双眼,单眼形觉剥夺性弱视较双眼性弱视后果更为严重。

2. 视力检查方法　不同年龄儿童应使用不同的视力表。年龄小于 3 岁的儿童,可用选择性观看(PL)、视动性眼球震颤(OKN)、视觉诱发电位(VEP)或使用儿童视力表检查视力;年龄在 3 岁及以上的儿童,可使用目前我国通用的国际标准视力表检查视力。临床应重视儿童双眼视力差别的定性检查。注视功能较差、视力较低眼,在排除器质性病变后,可以诊断为弱视。

二、斜视及弱视验光的影响因素

(一)斜视验光的影响因素

斜视患者的有效光学矫正是基于获得双眼融像的棱镜矫正度和屈光不正矫正。这些矫正处方结果受到患者远近眼位偏斜角的差异及感觉适应类型的影响。

1. 最佳矫正视力与双眼正位　对于屈光矫正后的内斜患者,如果其视远时是双眼正位,而视近时却是内斜,此时需要重点考虑患者最佳矫正视力与双眼正位的关系,患者很可能是高 AC/A 型内斜视,对于此种类型的患者应该考虑双光眼镜和渐变多焦点眼镜,近附加的正度数需要依据视近眼位确定。

2. 双眼正位与近视的诱发　当处理散开过度型外斜患者时,即视远外斜角大于视近外斜角,可以通过增加负镜来刺激调节性集合,从而获得双眼融像和正位,但是远方过度的负镜矫正后刺激过度调节,可能出现调节紧张,从而导致近视度数的加深。

3. **棱镜矫正** 棱镜度数的确定通常在常规验光结束后进行。如果患者之前没有配戴矫正眼镜或在睫状肌麻痹验光中发现高度屈光不正,最好让患者配戴足矫眼镜后适应2个月左右再进行斜视角检查。

(二)弱视验光的影响因素

1. **视觉发育敏感期** 视觉发育敏感期大致是 0~12 岁。据目前所知,在敏感期,视觉输入刺激能够促进视觉系统在解剖和生理上的正常发育。如果在视觉发育的关键时期出现异常的视觉输入信号,将导致模糊影像,从而影响视觉系统的正常发育。因此,了解患者是否处在视觉发育的关键时期,对指导临床起着至关重要的作用。

2. **非视力因素** 弱视患者的治疗不仅需要矫正视力,还需要考虑其他视觉功能的康复治疗,如对比敏感度、双眼固视、空间定位、调节控制等方面。即使弱视患者视力不能再提升,其他视功能依然有恢复提高的空间,所以对弱视患者长期治疗是非常有必要的。

3. **双眼视觉因素** 不同原因造成的弱视有着对应的立体视水平。即使有着微弱的屈光参差也能产生立体视的显著下降,所以立体视检查是筛查弱视的有效办法。

三、斜视及弱视患者的验光

1. **睫状肌麻痹验光** 睫状肌麻痹验光是诊断斜视、弱视患者屈光不正最有效的办法。目前临床上常用的睫状肌麻痹剂是 1% 阿托品眼凝胶、1% 硫酸环戊酮滴眼液、0.5% 托吡卡胺滴眼液等。

2. **检影验光** 由于儿童的特殊性,儿童很难配合一般验光师进行耐心试片,同时其矫正视力较差,所以在决定镜片度数时,国际上通用的做法是由斜弱视专科医师一人操作,独立完成医学验光和开具处方。虽然电脑验光和检影验光都是客观验光,但通过斜弱视专科医师亲自检查的检影验光结果较为可靠。

另外,对于儿童斜弱视患者,在确定何种验光方法之前要确定是否存在明显的屈光参差,这将有利于判断哪只眼可能患有弱视。还可以采用动态检影来确定双眼调节是否平衡。

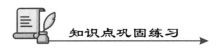

知识点巩固练习

选择题

1. 下列关于斜视、弱视的概述及验光检查叙述错误的一项是( )

    A. 睫状肌麻痹验光为斜视及弱视常用的验光方法

    B. 过度的负镜矫正可以刺激调节性集合,但是容易诱发近视的加深

    C. 高 AC/A 的内斜视,可以考虑采用一定下加光或者渐变焦眼镜

    D. 棱镜的度数确定通常是在睫状肌麻痹后确定

2. 下列关于不同年龄儿童视力的正常值下限描述错误的是( )

A.3 岁儿童视力的正常值下限为 0.5　　B.4～5 岁儿童视力的正常值下限为 0.6

C.5～6 岁儿童视力的正常值下限为 0.7　D.6～7 岁儿童视力的正常值下限为 0.7

3. 弱视根据病因可分为(　　)

　　A. 斜视性弱视　　B. 屈光不正性弱视　　C. 屈光参差性弱视　　D. 形觉剥夺性弱视

4. 年龄小于 3 岁的儿童,可选用下述哪种方法检查视力(　　)

　　A. 选择性观看(PL)　　　　　　　　　B. 视动性眼球震颤(OKN)

　　C. 视觉诱发电位(VEP)　　　　　　　D. 儿童视力表

5. 目前临床上常用的快速睫状肌麻痹剂有(　　)

　　A.1% 阿托品眼凝胶　　　　　　　　　B.1% 硫酸环戊酮滴眼液

　　C.0.5% 托吡卡胺滴眼液　　　　　　　D.1% 后马托品滴眼液

任务二　视疲劳验光

【任务目标】

掌握视疲劳患者的屈光检查;熟悉视疲劳患者的处理方法;了解视疲劳患者的医学治疗;能为视疲劳患者提供合理处方、制定合理治疗方案。

【岗位实例】

患者,男,26 岁。双眼视疲劳,眼睛酸胀、眼痛(放射至整个眼眶)、流泪、近距离阅读不能持久。旧眼镜的屈光数据如下。R:球镜−3.50,柱镜−0.75,轴位 165;L:球镜−3.25,柱镜−0.50,轴位 110;瞳距:65 mm。

请问:患者出现视觉疲劳的症状,应进行哪些检查? 该如何处理?

近年来,随着社会环境变化,视频终端普及和工作节奏加快,视觉使用已远超负荷,越来越多的人开始抱怨眼睛干涩、胀痛及视物模糊等视疲劳症状。流行病学研究结果显示,23% 学龄儿童、64%～90% 电脑使用者及 71.3% 眼干燥症患者均有不同程度的视疲劳症状。然而,目前我国对于视疲劳的定义、临床症状、病因、发病机制及诊治等尚无统一标准,临床治疗水平参差不齐,使得治疗效果不明确。

视疲劳是由于各种病因使得人眼视物时超过其视觉功能所能承载的负荷,导致用眼后出现视觉障碍、眼部不适或伴有全身症状等以至于不能正常进行视近作业的一组症候群。视疲劳以患者主观症状为主,眼或者全身因素与精神心理因素相互交织,因此,它并非独立的眼病。

一、视疲劳的临床症状

视疲劳的临床症状多种多样,主要表现为用眼后出现如下症状。

1. 视觉障碍　近距离工作或阅读不能持久,出现暂时性视物模糊或重影。

2. 眼部不适　眼胀、眼痛、眼干、眼烧灼感、流泪、眼痒、眼异物感及眼眶疼痛。

3. 全身症状　易疲劳,头痛、头晕,记忆力减退,严重时甚至恶心、呕吐,并出现焦虑、烦躁及其他神经症的症状。一般认为,症状局限在眼部为轻度视疲劳,而兼有全身症状则为重度视疲劳。

二、视疲劳的病因及发病机制

由于病因不同,视疲劳的类型也很多。视疲劳的病因主要归纳为以下3个方面。

(一)眼部因素

1. 调节功能异常　主要包括调节不足和调节痉挛,当持续近距离工作或阅读时,很容易引起视疲劳症状。

2. 双眼视功能异常　如内隐斜、外隐斜或融合储备功能低下等多种双眼视功能异常患者,在长时间用眼后会出现眼胀、眼痛或眼部不适等一系列视疲劳症状。

3. 屈光不正　未矫正或未给予准确矫正的屈光不正患者,尤其是远视或散光性屈光不正患者,为看清楚物体,过度或不当使用其调节和集合,且二者处于相互协调和竞争的状态,容易导致视疲劳症状。

4. 高度屈光参差　由于这些患者的双眼视网膜成像倍率不等,导致其双眼融像功能受到影响,因此容易产生视疲劳。

5. 老视　随着年龄增加,人眼的调节幅度下降,导致近距离视物障碍,若未经合理矫正且长时间近距离工作就会出现视疲劳。

6. 眼干燥症　视疲劳是眼干燥症最常见的症状之一。有报道显示,眼干燥症患者中71.3%有视疲劳症状,而视疲劳患者中51.4%符合眼干燥症诊断标准。眼干燥症患者其泪膜破裂时间缩短,角膜上皮损伤,暴露其下的角膜神经末梢,加上角膜光滑表面受到影响,导致形觉功能受损,因此常会出现视疲劳症状。

7. 眼科手术术后　各类眼科手术后的早期均可能出现不同程度的视疲劳症状,但通常是自限性的,如角膜屈光手术、白内障手术、青光眼手术和斜视手术等。这里以角膜屈光手术为例,尽管手术可以提高绝大多数患者的裸眼视力,但术后早期部分患者可能会因为屈光度数一过性远视漂移或者高阶像差增大等而出现不同程度的近距离工作视疲劳,并诉有视物重影、眩光等不适。

8. 某些眼病　如眼球震颤、睑板腺功能异常、睑缘炎、结膜炎或上睑下垂等,当影响其视觉功能时,都可能出现视疲劳症状。

(二)环境因素

工作和生活环境中的各种光线与色觉异常刺激,包括照明不足致对比度下降,照明过强致眩光和光辐射、注视目标过小、过细或者不稳定以及色觉搭配失调或异常等都可能出现视疲劳,最典型的就是视频终端综合征。

(三)精神、心理和全身因素

精神和心理状态及某些全身因素与视疲劳的发生密切相关。精神压力大、神经衰弱或有神经官能症的人更易出现视疲劳。副交感神经与视皮质的高度兴奋也与视疲劳有关。此外,某些特殊时期(月经期、怀孕期、哺乳期、更年期)都可能出现视疲劳。

总体而言,视疲劳的症状和病因多变,对于视疲劳患者应从各种可能引起症状的因素着手,用排除的方法去除诱因,确定相应的治疗方法。屈光不正和隐斜导致的视疲劳临床上比较常见,故为视疲劳患者正确规范地验光非常有必要。

三、视疲劳的临床诊疗流程

视疲劳的临床诊疗流程见图6-1。

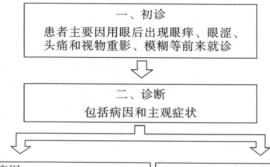

图6-1 视疲劳的临床诊疗流程

四、视疲劳的诊断

患者的主观症状是视疲劳诊断的关键，但在明确诊断视疲劳和给予治疗之前必须通过各种检查找到视疲劳的病因。对患者进行详细的病史采集，仔细记录主诉和感受，询问工作、学习和生活环境。鉴别其病因是源于眼部或眼部之外的因素，若为前者，则需通过各种眼科的一般检查和专项检查（具体检查内容和步骤见"视疲劳的临床诊疗流程"）明确为何种眼部因素；若为后者，则需及时转诊进行相应治疗。

目前常见的视疲劳主观诊断指标：①不耐久视、暂时性视物模糊；②眼部干涩、灼烧感、发痒、胀痛、流泪；③头痛、头晕、记忆力减退、失眠。因此，在明确视疲劳病因的前提下，用眼后出现上述症状即可诊断为视疲劳。

五、视疲劳患者的验光

（一）单眼屈光检查

单眼屈光检查的目的是分析视疲劳患者是否与屈光状态有关，检查后应该达到的效果是最大正镜最佳视力（MPMVA），即对被检者尽可能使用最大的正度数镜片或者尽可能低的负度数镜片使其获得最佳视力。

在进行双眼平衡前，应该保证单眼达到最大正镜矫正的屈光度状态，然后进行双眼平衡。

（二）双眼平衡检查

在确保单眼生理性视觉功能分辨能力达到最佳的最高水平时，尽可能保证左右眼的像清晰度一致；左右眼像的大小、颜色、背景、亮度等也尽量一致；保证戴镜后双眼在看近时左右眼使用等量的调节和集合，在视远时，左右眼都不使用调节，眼位维持正位，在由远到近时，左右眼的调节、集合逐渐增加并且等量，由近到远的时候，左右眼的调节逐渐减少，散开逐渐增加；双眼要有足够大的视野和充分大的融像范围；双眼在使用时能够很好地协调一致，因此需要进行双眼平衡。常用的方法有遮盖分视法、三棱镜分视法、红绿偏振分视法、偏振分视法等方法。通过上述方法视疲劳患者可以获得正确的屈光矫正、最好的视力、协调的双眼视功能，具体操作步骤详见本教材主觉验光。

在上述验光检查之后，有些患者戴上眼镜后视疲劳症状减轻甚至消失，但是有些患者仍然存在不同程度的视疲劳症状。此时在验光过程中需要考虑患者的调节、集合和双眼视觉功能检查，以找出更深层次的视疲劳原因。

（三）调节功能检查

1.调节幅度　利用移近法、移远法或者负镜片法测量患者的调节幅度，测量结果与正常调节幅度相比较，判断其调节功能是否正常。正常调节幅度利用最小调节幅度公式进行计算：最小调节幅度 = 15.00 D−0.25×年龄。例如患者 20 岁，正常调节幅度 = 15.00 D−0.25×20 = 10.00 D。如果患者实际所测量的调节幅度为 7.00 D，即说明患者的调节力比该年龄段正常具备的调节力相比低了 3.00 D，一般临床上相差超过 2.00 D 即可以诊断为调节不足。

2.正负相对调节

(1)正相对调节:测定正性相对调节时,患者的集合保持不变,在患者眼前加上负球镜,为了看清楚近处的物体,晶状体变凸,屈光力增大,此时患者的调节增大从而导致调节性集合介入使得眼球内转,随着内转程度的加大,外界物体在非对应点上成像,会形成复视,为了维持清晰的影像,融像性开散使得眼球外转克服内靠程度,形成双眼单一视。即在矫正基础上加负镜至模糊,该增加的量为正相对调节。一般来讲,正相对调节的正常值为(−2.37±1.00)D。

(2)负相对调节:测定负性相对调节时,患者的集合保持不变。在患者眼前加上正球镜,为了看清楚近处的物体,晶状体放松,从而会使调节性集合介入逐渐减少,使得眼球外转。随着外转程度加大,外界物体在非对应点上成像,会形成复视。为了维持清晰的影像,融像性集合使得眼球内转形成双眼单一视。即在矫正基础上加正镜至模糊,该增加的量为负相对调节,一般来讲,负相对调节的正常值为+2.25 ~ +2.50 D。

由于在 40 cm 处进行检查,如果患者的负相对调节值大于 2.50 D,说明调节未能完全放松,原来的验光结果不准确,即近视过矫、远视欠矫。对于配戴眼镜后主诉有注视性疲劳,不能持久视近者,可以考虑测试正相对调节。若正负相对调节降低,或正相对调节小于负相对调节,则调节因素可能是注视性疲劳的诱因。

3.调节滞后、超前检查 双眼采用±0.50 DC 交叉柱镜,将交叉柱镜置于已屈光矫正的患者眼前,交叉柱镜的负轴固定在 90° 方向上,使被检查者人为产生散光。令被检查者观察非亮环境中 40 cm 处的十字视标,若被检查者调节良好,在视网膜前为横线,距离视网膜的位置为 0.50 D,纵线落于视网膜后面,距离视网膜的位置为 0.50 D,最小弥散圆刚好落在视网膜上,故对于被检眼来讲横线和纵线具有相同的清晰度。

若被检眼调节不足(即调节滞后或者已经产生老花),则横线聚焦较纵线更接近于视网膜,故横线清晰;此时在被检眼前增加正球镜片,直至横线和垂直线清晰度一样。此时正球镜片度数即为调节滞后的量。反之,若被检眼调节超前时,则纵线较横线更接近于视网膜,纵线较清晰;此时增加负镜片于眼前,使得横线和纵线一样清晰。

如患者无老视,BCC 检查结果可以说明调节滞后和调节超前,结合隐性斜视和 AC/A 的检查结果可考虑是否给予下加光,从而为视疲劳诊断提供一定的依据。

4.调节灵活度 是指人眼对不同的调节刺激所做出的调节反应速度,即调节紧张和调节放松切换的容易程度。正常的测量是在双眼屈光矫正的基础上,用±2.00 D 的球镜翻转拍,测定一分钟内的循环周期数。正常测试结果是单眼不低于 11 cpm/min,双眼不低于 8 cpm/min。

5.近附加度(ADD,下加光) ADD 可根据 BCC 检查结果,根据工作距离,初步给予近附加,以满足日常生活和工作的需要。老视患者近附加度随着年龄的增加而增大。

(四)双眼视觉检查

从双眼视觉的角度去寻找眼睛疲劳的原因,了解患者在静态和动态环境下双眼视存在的情况下,以及在自然条件下是否使用双眼视,了解在动态环境中,双眼融合和散开的能力,双眼融合范围代偿的能力。

1.隐斜 是指两眼有偏斜的倾向,但能够被大脑良好的融合功能控制而保持双眼正位和双眼单视,是一种呈潜在性眼位偏斜的疾病。隐斜引起的临床症状,绝大部分来自大脑持续紧张以保持双眼固视而引起的视觉干扰,可引起肌性眼疲劳。其主要的症状是:头痛、畏光、近视力下降,有时远视力也下降,大多数症状在闭上一眼后解除。如隐斜度数较小,患者仅仅使用融合储备就可以克制而不出现疲劳症状。如隐性斜视度数较大或融合储备明显不足,可产生肌性视疲劳。在临床上,水平隐斜比垂直隐斜较容易控制,主要是水平方向的融合储备比较大的缘故。

2. **集合幅度** 根据被检眼的瞳孔间距和集合近点距离,可以计算出在维持融像的条件下,双眼所能付出的最大的集合力,称为集合幅度。通过集合近点的测试获得。

3. **聚散力** 双眼注视一定距离的目标,采用基底朝内的棱镜可以测定双眼最大的散开能力,称为负聚散能力,又称眼睛外展能力;采用基底朝外的棱镜可以测定双眼内聚的能力,即双眼最大的集合能力,称为正向聚散储备,又称内收储备;正负聚散力的和为聚散储备。

远距离:BI:X/7/4　标准差 X/3/2
　　　　BO:9/19/10　标准差 4/8/4
近距离:BI:13/21/13　标准差 4/4/5
　　　　BO:17/21/11　标准差 5/6/7

在测定聚散力的过程中,近距离 BI 模糊点出现的临界三棱镜值表示负相对集合(negative relative convergence,NRC),近距离 BO 模糊点出现的临界三棱镜值表示正相对集合(positive relative convergence,PRC)。正常情况下,正相对集合和负相对集合相互协调,使得近距离工作持久、舒适、目标清晰。若因屈光异常或矫正眼镜的干涉作用导致双眼正、负相对集合失调,可能导致聚散性疲劳。按照 Percival 法则,将正负相对集合总量的中 1/3 区域定位为近注视舒适区,在注视距离固定的条件下,注视点若位于"舒适区"则很少发生聚散性疲劳。

举例1:假设戴远用矫正眼镜,检测距离为 40 cm,负相对集合为 $10^\triangle$,正相对集合为 $20^\triangle$,问患者在 40 cm 近距离工作是否发生聚散性疲劳,如果发生该如何进行矫正?

解:负相对集合为正相对集合的一半,故无须进行矫正。

举例2:假设患者戴远用矫正眼镜,检测距离为 40 cm,负相对集合为 $6^\triangle$,正相对集合为 $20^\triangle$,问患者在 40 cm 近距离工作是否发生聚散性疲劳,如果发生该如何进行矫正?

解:负相对集合不足为正相对集合的一半,故需进行矫正。补偿方法是将 $4^\triangle$ 底朝外的缓解棱镜平均分至双眼,进行矫正消除症状。

同时此参数还可以根据近距离隐斜,测定或计算负融像性集合、正融像性集合,以帮助判断聚散功能。通过棱镜分离法测定近距离隐斜,以近距离隐斜为起点,进行聚散能力检查,近距离 BI 模糊点出现的临界三棱镜值表示为负融像性集合(negative fusional convergence,NFC),近距离 BO 模糊点出现的临界三棱镜值表示为正融像性集合(positive fusional convergence,PFC)。

举例3:假设患者戴远用矫正眼镜,检测距离为 40 cm,外隐斜 $6^\triangle$,近距离检测聚散力为 BI:12/16/11,BO:17/24/10,试计算 NFC、PFC。

解:$NFC = NRC + H = 12 + (-6) = 6^\triangle$

$$PFC = PRC - H = 17 - (-6) = 23^{\triangle}$$

（H 为隐斜量的值，以内隐斜为正值，外隐斜为负值。）

4. 集合灵活度　利用集合反转拍进行集合灵活度的测定，采用 $12^{\triangle}BO/3^{\triangle}BI$ 棱镜反转拍测定双眼集合灵活程度，灵活程度正常值为 15±3 周期/分钟（cpm/min）。

5. AC/A　AC/A 是指调节性集合与调节的比率，即 1.0 D 的调节反应，就会产生一定的调节性集合，利用梯度法和计算法获得 AC/A，其正常值为 $4±1^{\triangle}/D$。

此检测可为诊断和解决由于青少年近视、调节性内斜视、聚散功能异常导致的视疲劳症状提供帮助。

6. 感觉性融像测量　例如四孔灯检查、立体视检测等，四孔灯检测主要是利用红绿分视手段，检测双眼视的方法。它是利用红绿互补原理，在分视条件下，检查患者的双眼视。这两项检查为感觉性融像测量提供参数，辅助诊断视疲劳。

7. Bagolini 线状镜检查　线状镜检查是在自然条件下唯一的双眼视检查方法，优势在于不破坏双眼融合。可以判断正常视网膜对应或异常视网膜对应，以及是否发生抑制和抑制部位。检查结果即患者日常双眼使用情况。

8. 注视视差检查　利用注视差异检查结果绘制的注视差异曲线图形的分型判断视疲劳的可能原因，并进行相关训练。

通过科学的验光和相关视功能检查，必要的时候还可考虑对比敏感度视力、光视觉、色视觉等检测，综合各项检查结果并结合环境因素、全身因素、职业因素必然能找到视疲劳的原因。

六、视疲劳的治疗

视疲劳的治疗原则是首先对因治疗消除病因，然后进行对症治疗。

（一）对因治疗

视疲劳的治疗必须在明确病因的情况下进行。因此，消除病因疗法是治疗视疲劳的关键。比如，对于各种原配镜不准确或尚未屈光矫正的患者，给予准确验光配镜；对于双眼视功能异常者，给予相应的视功能训练或者眼位矫治；对于视频终端综合征引起的视疲劳，则需建议其少用或者停用视频终端设备；对于有精神心理因素的患者，必须先进行相关精神心理治疗和疏导；对于某些眼病者及时给予相应治疗；对于其他全身因素，需及时转诊等。

（二）对症治疗

对症治疗包括药物治疗和非药物治疗两大类。

1. 药物治疗

（1）改善眼调节功能药物：由于大部分视疲劳患者是由于眼调节功能异常所致，因此对于这类患者需要首先解决最根本的问题——改善眼调节功能。主要代表性药物：七叶洋地黄双苷滴眼液。它能作用于睫状肌，通过增强睫状肌的功能和增加睫状肌的血流量来改善眼的调节功能，从而达到治疗视疲劳的目的。

（2）人工泪液：主要有如下几类。①玻璃酸钠滴眼液：此类药物具有保水性，防止结膜干燥,眼睛干涩。②羟甲基纤维素钠滴眼液:可缓解眼部干燥等刺激症状,补充泪液中的电解质,具有一定的润滑作用。③右旋糖酐羟丙甲纤维素滴眼液:能缓解眼球干燥、过敏及刺激性症状,消除眼球灼热、疲劳及不适感。④聚乙烯醇滴眼液:主要成分为高分子聚合物,具有亲水性和成膜性,在适宜浓度下,能起到改善眼部干燥的作用。

(3)睫状肌麻痹药物:例如复方消旋山莨菪碱滴眼液和山莨菪碱滴眼液等。其主要成分及作用与阿托品相似或稍弱,具有明显的外周抗胆碱能作用,能使乙酰胆碱引起痉挛的平滑肌松弛,并解除血管(尤其是微血管)痉挛,改善微循环。

(4)中药:可以尝试使用一些具有养肝明目、补肾益精或补血安神等功效的中药,可能也会起到改善视疲劳的效果。

(5)其他药物:例如含有小牛血去蛋白提取物的滴眼液,能促进角膜上皮细胞代谢和对氧的利用,达到改善眼部组织营养的作用;还有含维生素类的滴眼液,可营养视神经,缓解视疲劳。

2.非药物治疗　主要指一些物理治疗如雾视法、远眺法和眼保健操等,能放松睫状肌、改善眼周血液循环,可能会起到一定的辅助作用。此外,可以对患者的生活习惯、饮食、生活方式、工作量和身体锻炼等给予合理建议。

七、视疲劳患者的日常保健

1.环境因素的调整　选择辐射较小的视频,例如液晶屏,可以避免荧屏强光闪烁、炫目、各种射线、辐射等对眼的刺激;同时也可以使用电脑屏保,防反光视保屏可有效减少90%~95%的屏幕反射光,消除99.9%的电磁辐射。室内的照明要适度,屏幕上的亮度和背景的明暗反差不要过大。电脑位置与窗户呈直角,不要面向窗户或背向窗户,避免阳光直射荧光屏。一般要求显示屏的亮度要比周围环境亮度略高,因此,注意补充局部照明,一般采用日光灯,照明水平为300~500 lx。VDT屏幕的亮度和背景的明暗反差不可过大,以不出现字符跳跃或抖动为宜。电脑房间要经常通风,在室内安装换气扇或空调。调校屏幕距离及高度,屏幕的上端稍微低于视线10°~15°或屏幕最高点应与视线平行,屏幕与眼的距离要保持在60 cm以上。电脑房间要保持清洁卫生,经常清洁屏幕,减少屏幕上的污迹造成的清晰度下降。安装过滤镜,以防止反射光。桌椅的高度要和电脑的高度相匹配。

2.形成良好的用眼习惯　荧光屏、文件夹在同一平面同一高度,视屏顶部与操作者眼睛在同一水平。操作VDT的时间不宜过长,最好每隔60 min离机休息10~15 min,远眺5 m以外的景物,以利于养眼及视力恢复,缓解视疲劳。保证舒适的协调体位,眼与14英寸屏幕距离最少要保持在60 cm,15英寸最好要有70 cm的缓冲距离,屏幕越大,所需要的距离越大。头、颈、背、臂、腕、手及脚应自然舒适,座椅、台面高度可调适,根据需要可加背垫、臂垫及脚垫,务必做到坐姿规范舒适。强化眨眼意识,使用电脑时,要有意识地多眨眼,一般每分钟眨眼应在25次左右,至少不低于15~20次,否则会使眼睛产生干涩感。

3.眼病的矫正　有屈光不正、斜视者要验光配镜,原已配镜不合适者要重新验光配镜,以消除由屈光不正导致的视疲劳。配戴眼镜可以根据需要采取渐变镜或者双光眼镜。如有青光眼、高眼压者应避免电脑作业,对于有其他眼疾的患者,先对症治疗。出现视疲劳等症状时,应注意用眼休息,同时可以做眼部热敷或按摩。可以经常做眼保健操,必要时可以适当使用人工泪液,或者其他缓解视疲劳的药物滴眼。

4.饮食指导　补充多种维生素等营养物质,VDT操作者因长时间的坐姿及用眼,活动量较少,加之电磁辐射对机体可能产生的不良影响,使机体能量及维生素A消耗较大。患者可出现眼疲劳、食欲欠佳、便秘等不适症状。因此,VDT操作者饮食宜清淡、易消化,选择富含维生素A、蛋白质的食物,如瘦肉、动物肝脏、牛奶、鸡蛋、胡萝卜、韭菜、菠菜、西红柿、豆类、新鲜水果、果仁、花生及瓜子等。还须注意补充水分,饮用绿茶能有效预防电磁辐射引起的VDT综合征,因其含茶多酚等天然抗氧化物。

5.健康生活指导　长期操作VDT者,可出现精神紧张、失眠多梦、头昏、头痛、肩颈腰部酸痛等症状。故指导患者科学安排工作,提倡健康合理的生活方式,规律的饮食起居,良好的人际关系,多做户外活动,定期体育锻炼,适当减压放慢生活节奏等,对缓解精神压力和紧张情绪,减轻VDT综合征症状有积极的作用。

6.其他　工作间歇休息时看看立体视觉图,作为放松双眼的方式,必要时可以进行身体局部按摩来进行保健。

八、案例教学

【案例1】高三学生,男,19岁,因"头晕、眼胀痛、视力下降半个月余"为主诉就诊,应如何处理?

病史了解:患者系高三学生,学习压力较大,经常连续近距离用眼到深夜。近期发现视物模糊,严重时出现恶心、呕吐。曾怀疑过脑病,经过CT检查并未发现异常,遂到眼科就诊,眼科检查:双眼前节无明显异常、角膜透明,房水正常、瞳孔对光反应正常、眼底正常。右眼眼压在19 mmHg,左眼眼压在17 mmHg(非接触式眼压计),视野检查正常。由于没有明显的眼部器质性病变,故考虑屈光问题,前来就诊。

屈光检查:通过客观+主观验光,发现患者裸眼视力:右眼0.8,左眼0.7。眼位基本在正常范围内,通过快速验光后:

R:+1.00 DS　1.2

L:+1.50 DS　1.2　　PD＝64 mm

诊断:患者因为远视未矫正,看远、看尽均需要调节,尤其是近距离需要更大的调节力,导致患者睫状肌持续紧张收缩,引起了肌性疲劳,加上患者左右眼度数存在差别,所付出的调节不等量,也会导致视疲劳。故诊断患者为双眼远视伴有调节痉挛、视疲劳综合征。

治疗方案:配戴全矫眼镜,尤其是近距离,注意用眼卫生、劳逸结合,并给予0.5%托吡卡胺滴眼液,每晚睡前滴眼一次和±2.00 DS的反转拍进行调节功能训练。治疗1周后复查:裸眼视力左右眼均1.0,阅读时间明显增长,目前能够正常书写作业。

分析:该例患者由于远视存在长期使用调节,导致调节过度使用引发视疲劳。在日常生活和工作中,由于长期电脑工作和近距离工作,睫状肌长期持续收缩,形成调节痉挛,就会引发视疲劳。其中中老年人群因眼调节力逐渐减弱,看电脑更容易发生视疲劳。

【案例2】女,30 岁,视近时间长了模糊,眼睛容易疲劳。到视光门诊就诊。

裸眼视力:右 0.8 左 0.5,原来有一副眼镜,不常戴,仅间断使用。原镜光度:右眼+1.75 DS—0.8

左眼+2.00 DS/+1.00 DC×86—0.8。

检查:眼位正,双眼前后段检查正常。

全矫主观验光:

R:+4.25 DS/+0.75 DC×105—1.0

L:+3.50 DS/+1.00 DC×75—1.0

计算性 AC/A:7.9/1

调节灵活度:(±2.00 D)双眼4.5 cmp;负镜通过困难。

治疗方案:和患者充分沟通和解释后,最后同意采用框架眼镜。由于是远视眼,考虑到成像质量,首选非球面镜片,要求经常戴镜。

处方:

R:+2.75 DS/0.75 DC×105——1.0

L:+2.25 DS/+1.00 DC×75——1.0

视觉训练:

±1.50 D 双面镜,视力卡 20/30;练习 10 d 后能达到正常,继续巩固至 1 个月;1 个月后做±2.00 D 双面镜维持训练,持续 1 个月;再复查。

分析:中度远视散光眼,平时很少戴镜。视物时需要大量使用调节,在看近距离时特别明显。按全矫主观验光结果分析,看远时需要付出 4.00～4.50 D 的调节,看近则要付出 6.00～6.50 D 调节。33 岁的最小调节幅度是 15−33/4=6.75 D,按一半的调节储备原则,看远刚够使用,看近时则明显调节储备不够,所以表现为视近疲劳不能持久阅读的问题。

另外调节灵活度差,双眼 4.5 cmp(正常应该 8 cmp 以上),负镜通过困难。说明需要配合做调节训练。

【案例3】王小姐,26 岁,公司文员,已近视多年,她每天近距离用眼的时间相当长,除了工作中要使用电脑外,下了班,她也喜欢用手机刷微博、微信。这 1 年多来,她每天一到下午,就觉得眼睛特别疲劳,看完近处再抬头看远时,刚开始看到的人影都是模糊的,要过一会儿才能看清。

屈光检查 R:−6.25 DS　1.2

　　　　　　L:−6.50 DS　1.2　　PD=60 mm

　　　　　　NRA +1.50 DS

　　　　　　PRA −3.50 DS

近方眼位8$^{\triangle}$exo,远方眼位1$^{\triangle}$exo

诊断：双眼近视、集合不足继发调节过度。

治疗方案：屈光全部矫正，长戴眼镜；视觉训练：推进训练、Brock线训练、反转拍训练15~20 min/d，坚持1个月后复查。

分析：王小姐双眼都有6.00多度的近视，近方眼位外隐斜且明显大于远方，为集合不足表现，导致视近出现视疲劳。集合不足继发调节过度，故NRA低。NRA代表睫状肌能放松调节的能力，若该项指标偏低，证明患者睫状肌不能放松，对看远的影响比较大。PRA是正相对调节，代表调节储备是否足够。如果PRA偏低，对于成年人来说会容易造成阅读困难或视疲劳，对于青少年儿童来说会导致近视度数增长过快。

知识点巩固练习

选择题

1. 视疲劳的临床症状有（　　　　）
   A. 近距离工作或阅读不能持久　　　　B. 暂时性视物模糊或重影
   C. 眼胀、眼痛、眼干　　　　　　　　D. 易疲劳，头痛、头晕，记忆力减退

2. 下列哪项不是导致视疲劳的因素（　　　）
   A. 屈光参差　　　　　　　　　　　　B. 高度远视未被矫正
   C. 隐性内斜视　　　　　　　　　　　D. 显性斜视

3. 常见的视疲劳主观诊断指标有（　　　　）
   A. 不耐久视、暂时性视物模糊　　　　B. 眼部干涩、灼烧感、发痒、胀痛、流泪
   C. 头痛、头晕　　　　　　　　　　　D. 记忆力减退、失眠

4. 视疲劳患者的调节功能检查包括（　　　）
   A. 调节幅度　　　　　　　　　　　　B. 正负相对调节
   C. 调节灵敏度　　　　　　　　　　　D. 调节滞后、调节超前

5. 视疲劳患者的双眼视觉检查包括（　　　）
   A. 隐性斜视　　　　　　　　　　　　B. 集合幅度和集合灵活度
   C. 聚散力　　　　　　　　　　　　　D. AC/A

任务三　高度屈光不正验光

【任务目标】

掌握高度屈光不正患者的屈光检查；熟悉高度屈光不正患者的处理方法；了解高度屈光不正患者的医学治疗；能为高度屈光不正患者提供合理处方、制定合理治疗方案。

【岗位实例】

患者,女,23 岁,双眼近视多年,主诉旧眼镜模糊不清晰,任何一副新眼镜都需要较长时间适应,平均半年需要更换一次眼镜,近距离阅读较困难。主、客观相结合验光结果:OD:-12.75 DS/-1.75 DC×90,OS:-12.25 DS/-1.00 DC×90。

请问:该患者应该如何验光更为精确? 应进行哪些方面的检查? 如何下处方?

高度屈光不正会对眼部造成各种各样的损害,尤其是高度近视,可以引起后巩膜葡萄肿、视网膜变性、脱落、出血等严重并发症,甚至会导致失明。所以近视防控是目前我国的一项艰巨任务。作为未来的视光工作者,我们肩负着重要而神圣的责任,我们要为维护全人类的眼健康而努力! 高度屈光不正患者的验光方法和常规的验光方法没有大的区别,但是只有充分考虑患者的特殊病情才能大大提高验光的准确性。高度屈光不正的矫正比较特殊,明显的问题是矫正镜片很厚、重量增加、像差问题明显、放大率变化,视野限制等,因此特殊的镜片设计和镜架选择,对于高度屈光不正者舒适地配戴眼镜非常重要。

在临床上,一般认为近视大于-6.00 DS,或远视大于+5.00 DS,或散光大于 5.00 DC 为高度屈光不正。在屈光不正超过+10.00 D 的患者中,很多是无晶状体眼患者,因外伤、晶体脱位、白内障被摘除晶状体或先天性晶状体缺如所致。高度近视很常见,临床上-6.00 D 以上的近视患者占比很高,很多先天性近视或病理性近视的矫正处方常常超过-10.00 D。因此高度屈光不正矫正在临床上比较重要,应予以重视。

高度屈光不正可以单独存在,但是更多的是由眼部或全身性疾病所致,如白化病、圆锥角膜、角膜移植术后、核性白内障等。眼镜学的许多原理与临床特殊问题处理有关,包括低视力助视器、角膜接触镜、人工晶状体等。

一、高度屈光不正验光的影响因素

(一)双眼视觉

1. 双眼棱镜差异　综合验光仪或试镜架中镜片的光学中心应该与被检者的单眼瞳距和瞳高一致。根据棱镜移心法则,对于高度屈光不正患者,即使瞳孔中心与镜片光学中心有细微的区别,也会产生显著的棱镜差异。在临床上,一般水平方向的棱镜差异容易适应,垂直方向的棱镜差异较难适应。因此,在眼镜制作过程中,一定要注意光学中心位置的准确性。垂直方向棱镜差异的产生一般有两种情况:第一,镜片度数基本一致,但是眼镜架戴在患者脸上不平衡,造成两只镜片对应于两只眼的瞳孔高度不一致;第二,镜片度数不一致,当患者双眼同时向下注视时,两眼在垂直方向上产生棱镜差异。因此,当验配一副新眼镜时,对于高度屈光不正患者一定要测量单眼瞳距、瞳高,切勿随意装配镜片光学中心。

2. 双眼像差　当双眼高度屈光不正度数不等时,配戴框架眼镜可导致双眼视网膜成像大小不一,影响正常融像功能。

(二)散光轴向

对于高度散光的患者,新镜架在鼻梁上是否水平会对散光轴向造成较大的影响。因此,在验光过程中要注意试镜架的水平角度和新眼镜的水平角度。临床上,常见情形为患者度数没有发生变化,在试戴过程中,患者视力清晰,无任何不适;但是患者配戴新配眼镜却出现视力下降,甚至重影等。

(三)配镜因素

高度屈光不正的眼镜需要重点考虑垂直棱镜效应、散光轴向、屈光力及镜片基弧大小等验配因素。在配戴眼镜时,需要定期检查眼镜的形状。发现变形,需要立即进行整形,以确保光学矫正效果。

二、高度屈光不正的验光方法

(一)检影验光

片上验光:如果患者原来眼镜的矫正视力正常,那么可以直接戴上此眼镜进行片上检影验光,只需要将检影中和的度数与原来眼镜度数进行联合,就可以得到新的屈光不正度数。

(二)主觉验光

1.综合验光仪验光 对于高度数患者进行屈光检查时,可以预先加上一部分度数,通过粗调来调整,这样有利于减轻高度数患者的心理压力,提高视力,提高验光过程中配合程度。对于散光度数较高的患者也可先预加一部分度数,如果患者散光度数超过6.00 DC,可以在综合验光仪视窗处安装一只-2.00 DC辅助散光镜片,测量散光的范围就可以扩大到-8.00 DC。

2.试镜架插片验光 如果患者的屈光不正度数球镜超过-20.00 DS、柱镜超过-6.00 DC,那么可以选择试镜架来进行检影验光和主觉验光。试镜架验光是高度屈光不正患者有效的屈光检查手段。在验光过程中,一定要先预加度数较大的镜片,让患者的裸眼视力提高,有助于提高患者的配合程度。通过长期的临床实践,该方法可以达到和综合验光仪一样的效率和精准度。

3.散光检查 散光的检查可以用手持交叉柱镜来矫正。如果患者视力低下,可选用度数较大的交叉柱镜,随着患者的视力提高,再选用度数较低的交叉柱镜进行精确;在精确散光的轴位时,轴位旋转幅度不宜过大。

4.镜眼距测量 镜眼距测量仪是最可靠的瞳距测量工具,而试镜架或综合验光仪颞侧的附属镜眼距毫米测量尺容易受到观察者双眼视差的影响产生误读。在临床上,一般患者度数超过6.00 D或者某一子午线超过6.00 D,都需要考虑镜眼距。

三、高度屈光不正的处理

(一)无晶状体眼

1.无晶状体眼的矫正 虽然植入眼内人工晶状体已成为白内障手术后主要的矫正方式,但仍有相当多的患者由于多种原因无法植入人工晶状体,框架眼镜是重要的选择。现代眼镜材料和技术的进展使白内障术后矫正用的"无晶状体眼镜片"获得了很大的发展。

(1)矫正时机:白内障术后无晶状体眼患者术后需要暂时配戴一副单光眼镜进行矫正,度数大约为+11.00 D。待术眼基本恢复、角膜曲率稳定后,此时可以进行配镜矫正。

(2)预测镜片屈光力:一些公式可以用来推算无晶状体眼所需矫正镜片的屈光力。对于原先屈光状态为正视眼的无晶状体眼,所需眼镜度数为+10 D ~ +11 D,近距离阅读时用的眼镜度数应增加约+3 D。对于原先有屈光不正的患者,其所需眼镜的度数可根据Ostwalt 公式估算,即 $R_2 = K + R_1/2$。R_2 为眼镜度数,K 为+10 D 或+11 D,R_1 为原屈光不正度数。

根据这条公式,如果术眼是远视+2.00 D,术后需要的眼镜度数应为+12.00 D 左右。术前为近视−4.00 D,则需要在术后配戴大约+9.00 D 的矫正眼镜。如果原先为近视−22.00 D 的患者,术后就近似成为正视。

2. 主要光学问题和解决方法 使用框架眼镜矫正无晶状体眼,对配戴者产生的视觉差异很大。眼镜片须装配在镜架上,镜框平面和眼睛之间存在具有光学效应的顶点距离,且镜片无法随同眼球旋转。尽管如此,通过合适的镜片设计和镜架选择,以上问题可以在一定程度上得到控制。

(1)放大率的影响

1)视网膜像增大:根据 Gullstrand 的模型眼,正视眼屈光力为+58.64 D,前焦距为17.05 mm,而无晶状体眼屈光力为+43.05 D,前焦距为 23.23 mm。如将矫正镜片放置在眼光学系统前焦点上,则视网膜像的大小和前焦距成正比,而与眼屈光力成反比。即无晶状体眼视网膜像尺寸/有晶状体眼视网膜像尺寸 = 23.23/17.05 = 58.64/43.05 = 1.36,也就是说,视网膜像增大了 36%。实际上,镜片距离眼睛远远近于 23.23 mm,距离越近则视网膜像越小。但即使这样,无晶状体眼所成的视网膜像的尺寸比正视有晶状体眼视网膜像的尺寸大。

2)解决办法:减小放大率变化的措施是减小镜片厚度或使镜片前表面变平坦。使顶点距离尽可能小,也能使放大率差异变小,同时使环形盲区位置移向周边,对视觉的干扰程度下降。

(2)视野的变化:镜片视野就是通过镜片所能看到的范围,表示为通过透镜能看到的最大角度范围。高屈光力正镜片的底朝光心棱镜效应使得配戴者通过镜片获得的视野缩小,高屈光力负镜片的底朝边缘棱镜效应则使视野变大。镜片视野的变化如下。

1)实际视野的变化:安装镜片后,实际视野发生变化。光锥经过透镜折射后发生变化,通过正镜片光锥缩小,通过负镜片光锥扩大(图 6-2)。如果配戴直径为 40 mm、度数为+10.00 D 的圆形镜片,对应的实际视野就是 57°;如果是圆形孔径为 32 mm、度数为+12.00 D 的缩径镜片,则实际视野只有 44°。

2)环形盲区:由于度数很高,无晶状体眼镜片在设计时不得不更加重视这一问题。例如,镜片度数为+12.00 D 时,直径为 40 mm,视觉视野有 73°,实际视野只有 53°。镜片边缘存在 10° 的环形盲区,这里的光线不能进入眼睛。10° 相当于 18$^\triangle$,所以这个环形盲区在相距 1 m 的 Bjerrum 屏上对应的线性范围是 18 cm,在 10 m 远视野损失则达 180 cm。这里的数据还忽略了镜架和球差的影响,这二者都会增加盲区的范围。

3)忽跳现象:当头位保持不动时,环形盲区相对静止。如果头转动,环形盲区也会围

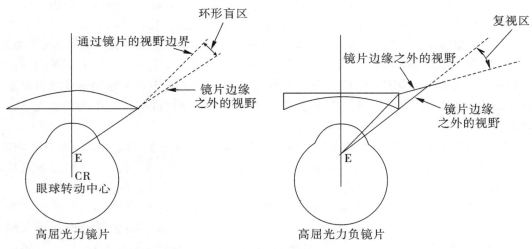

图 6-2　镜片视野变化

绕视场转动。高度数正镜片配戴者遇见的另外一个视野问题就是物体经过环形盲区会突然消失或出现忽跳现象。在配戴眼镜的无晶状体眼患者身上,我们经常可以发现特征性的转头动作来看位于旁边的物体,很明显他们是在尽量避免因环形盲区的运动而带来的视觉干扰。

4)泳动现象:当高度正镜片配戴者保持眼睛不动而转头看非直视的物体时,周边视野呈现明显的反向运动。因为镜片周边部与头位运动方向相同的底朝内棱镜效应,使得周边视野产生反向运动的感觉。如果眼睛随同头位一起运动,泳动现象即可消失。但是眼睛转动往往会使视线进入周边区而产生更多的畸变。折中的解决办法就是相对减少头和眼睛的转动幅度。

(3)解决办法:要获得最大的视野,不管镜片直径如何,验配时镜片必须尽可能地接近眼睛,以不接触睫毛为准。同时由于顶点距离的缩短,可以减小视网膜像的变化,和眼睛被正镜片放大的程度,或增大近视眼视网膜像的大小,对于高度近视视网膜敏感性较低的情况比较有意义,也可以增加镜片直径,但同时带来镜片厚度、重量、放大率增加的问题。

虽然缩短顶点距离和增加镜片直径都会使环形盲区增加,但由于同时会使盲区更往周边移动,因此实际干扰并不增加。采用非球面设计,使镜片周边屈光力下降,也是增加视野的一种手段。

3. 像差的增加

(1)主要像差种类:镜片的像差随着镜片屈光力的增加更加明显。影响视觉质量的主要像差包括球差、慧差、斜向像散、场曲(度数误差、平均斜向误差)、畸变和色差(轴向色差和横向色差)。

(2)球差和慧差:在大孔径光学系统中较明显,而在眼镜片设计中常可忽略。且无晶状体眼瞳孔直径往往较小,所以影响甚微。

(3)斜向像散和场曲:明显影响视力和对比敏感度,是影响像质的主要像差,但可通过镜片设计减小影响。

消除斜向像散,我们可以利用 Tscherning 椭圆,根据前、后表面屈光力与镜片总屈光力之间的函数关系来确定球面镜片设计形式。用 Percival 椭圆,也可以消除场曲,使镜片所成的像的最小弥散圆落在眼睛远点球面,最终在视网膜上聚焦。但是这种方法仅限于−23.00 D ~ +8.00 D 的范围,并受镜片材料折射率、物距和镜片到眼转动中心的距离等多种因素影响。超出上述度数范围,斜向像散或场曲都不能被完全消除,但可以通过适当选择非球面设计尽可能减小。

如果镜片屈光力在+8.00 D 以上,可以将镜片表面设计成非球面而消除像散和场曲,但同样不可能同时消除二者。因此,当场曲为零时,镜片仍有较显著的斜向像散;当斜向像散为零时,镜片场曲比较明显。作为镜片设计者,需要综合考虑两种像差的影响,试图在二者之间寻找合适的平衡点。

(4)畸变:原因是镜片视野的放大率不一致,致使物体形状和大小不能被如实反映。无晶体眼镜片产生的畸变为"枕形"畸变。要减少畸变需要使镜片曲率变陡,不仅外观难看,而且不易生产加工。所幸消减斜向像散和场曲的设计样式往往也在一定程度上减少镜片的畸变。畸变在眼镜片设计中的重要性仅次于像散和场曲的像差,即使在现代非球面设计中影响仍不可忽视。

(5)色差:一般来说,当镜片只是单一折射率材料制成时,色差并不能被消除。横向色差比轴向色差对视觉影响更大。由于影响的主要是斜向像散的切向误差,当后者得以控制时横向色差也被减少。

4. 外观

(1)镜片厚度:高屈光度正镜片的中心厚度是需要着重考虑的。除了采用高折射率材料、减小镜片直径、改变镜片形式以外,加减反射膜、适度染色和倒边也都可以从外观上掩饰镜片厚度造成的外观不佳。

(2)眼镜重量:从舒适矫正的角度来说,配戴者的眼镜必须要尽可能轻。当眼镜配戴在脸上,镜片所在的镜框面的重量主要以压力的形式作用在镜架与配戴者鼻梁的接触面上。一般而言,接触面越大,压力分布越均匀。由此标准大镜框、玻璃片、小鼻托,显然是最不好的组合。

眼镜重量包括镜架和镜片重量。镜架重量主要受材料影响,如无框架、钛金属架较轻,醋酸纤维架较重。镜片重量受体积和材料比重影响。减小镜片体积,可相应降低镜片重量,原则和控制镜片厚度相似:成片尽可能地小、形状对称,镜框几何中心距离和配戴者瞳距尽可能接近(即移心量尽可能少)。

(3)配戴者外观:对配戴者外观显著的改变是无晶状体眼镜片不易被广泛接受的重要原因之一。主要包括两方面:一是配戴者眼睛被镜片显著放大;二是患者因镜片对视觉的影响而举止迟钝。原因是镜片的放大率和畸变效应。

如果镜片是缩径设计,则外观更不寻常,光学区局限于中央 30 ~ 40 mm 范围,周围载体并无实际光学作用,所以配戴者的眼睛常常被放大,如"牛眼"或"煎蛋"样。

(4)解决办法:全孔径镜片,现在大部分全孔径无晶状体眼镜片都将前表面设计成非球面,减少像差,亦减少镜片厚度和重量。采用比重较轻的树脂镜片,配合使用小镜架,重量减轻程度则益发明显,使镜片变薄有一举两得之功效,既可以使镜片重量由于体积减小而下降,又因控制形式因子而使放大率差异变小。

缩径镜片光学区直径比全孔径镜片小,周边是镜片载体,承载光学区。因为对镜片厚度和重量起影响作用的只是光学区,所以缩径镜片可以使厚度明显下降。当镜架较大又无法使用足够直径的全孔径球面或非球面高屈光力镜片时,缩径设计是很好的选择。缩径镜片的主要缺点是视野缩小,为了获得尽可能大的视野,镜片往往需要配适得尽可能接近眼睛。正缩径镜片外观似煎蛋或者草帽,所以俗称"草帽镜"。

5. 眼球转动 和没有配戴镜片时比较,镜片后的眼睛改变注视点,从一个物体转移到另一个物体的角度发生变化。正镜片使转动角度增加,而负镜片则减少。该变化归因于镜片的棱镜效应,受镜片屈光力和注视点之间距离的影响。

由于矫正无晶状体眼的镜片屈光力均很高,眼转动的增加幅度因而显著。因为角放大率参考点在眼近轴入瞳和出瞳的位置,而眼转动参考点在眼球转动中心,从数量上来看角放大率增幅超过视网膜放大率。

6. 屈光力效用的变化 一般当镜片度数大于±4.00 D,需要考虑顶点距离对镜片屈光力效用的影响。对于近视眼来说,镜片和眼睛越近,镜片屈光力需要下降以保持效果不变;而对于远视眼来说则相反,需要更多的屈光力保持等效。

7. 对调节的影响 负镜片使调节需求增加,正镜片使调节需求减小。

8. 对集合的影响 如果无晶状体眼镜片光学中心按照配戴者远瞳距验配,看近物时视线内转到视近点,镜片产生底朝外棱镜效应,眼睛集合幅度增大,导致视觉疲劳。验配时将光学中心间距略加缩短,在看远时镜片存在底朝内棱镜效应,但近阅读时会轻松许多,当配戴者视远为外斜视时,这种选择更好。

9. 眩光和紫外线辐射 镜片对无晶状体眼镜片配戴者产生的视觉干扰包括视野缩小和眩光。白内障患者已经适应了晶状体混浊导致可见光透过率下降的状态,手术摘除晶状体后透光率忽增,再如手术损伤瞳孔使之对光反射功能减弱,眩光就很明显。使用浅染色镜片可以有效改善症状。

晶状体不仅过滤可见光,所含色素还阻挡紫外线,防止损伤视网膜。摘除晶状体后,角膜聚集辐射能量,使每单位面积视网膜接收到的辐射量增加,而视网膜对紫外线的吸收系数高,视网膜受紫外线损害的危险急剧增加。

一般来说,防护无晶状体眼紫外线辐射,镜片要阻断波长在400nm以下的辐射光线,光线透过率在波长400~500nm逐渐增加。

10. 镜架和装配 无晶状体眼患者配戴的镜架应当牢固、质轻、容易调整,在眼前才能保持正确的顶点距离、维持正常的前倾角度。一般要求是金属材料或金属/塑料复合材料镜架。镜框边缘不宜过粗,否则会增加环形盲区的范围。镜架应有可做调整的鼻托。

为减小镜片厚度,应尽可能选择有效直径(ED)小的镜架,镜框形状尽可能对称,无明显转角和突兀。ED通常不超过镜框尺寸2 mm,这样可以确保割边后镜片厚度差异小,且薄、轻。

增加镜片移心量会增加所需镜片毛坯直径,而使镜片变厚。对于高度数正镜片,影响尤其显著。由于镜片移心方向多向鼻侧,所以移心使镜片鼻侧和颞侧厚度差异悬殊,影响外观。选择镜架时,尽可能使镜架几何中心距离(FPD)和配镜瞳距接近。如果配戴者瞳距很小,主要通过使镜架鼻梁宽度(DBL)缩短使镜架 FPD 变窄,而如配戴者瞳距较大,则依靠增加 DBL 使 FPD 变宽。

(二)高度远视

除无晶状体眼之外的高度远视的矫正与之类似,根据屈光状态分布,高度远视者很少达到无晶状体眼的+10.00 ~ +14.00 D 的范围。

随着树脂镜片的逐渐广泛使用,高度远视者无须忍受玻璃镜片带来的重量。通过选择镜架减少移心量,可以减小镜片厚度,即所谓刃缘镜片。非球面前表面的应用,使得镜片重量、厚度、弯曲度和放大率差异下降。高折射率材料的引入可以进一步使镜片厚度下降。

从正面看,正镜片前表面通常起着一个反射面的作用,掩藏配戴者的眼睛,也使配戴者通过镜片的视觉受到干扰。这些镜片常常需要镀减反射膜。另外一种方法就是通过限制物方视野而减少这种反射。球面镜片的反射面大小与物方视野成正比,与曲率半径成反比。所以通过选择小尺寸镜架可以减少物方视野,并在保证光学像质的前提下选择尽可能浅的基弧,可以减小物方视野。小镜架还可以同时降低镜片厚度和重量,浅基弧可以减小放大率差异。

(三)高度近视

1. 主要光学问题　用来矫正高度近视的高屈光力负镜片的主要光学问题和矫正高度远视、无晶状体眼的高屈光力正镜片有所不同。

(1)镜片重量和厚度:由于体积的因素,镜片重量对高度负镜片的影响不如对高度正镜片的影响大,尤其是使用树脂材料。而镜片边缘厚度却是一个需要多加考虑的问题。

(2)放大率改变:高度负镜片使配戴者眼睛看起来变小、视网膜像变小。配戴者眼睛表观大小和视网膜像大小可以通过缩短镜片和眼睛的距离(顶点距离)而增大。从外观来看,配戴者眼睛的表观大小和镜片的边缘厚度及边缘反射具有同样重要的意义。配戴接触镜时可以将这种影响减少到最小。

(3)视野:负镜片增加周边视野和黄斑视野,近视者通过矫正眼镜所获得的视野比镜框所限定的要大。随着黄斑视野的增大,高度负镜片出现的视野问题是存在环形的复视区,通过镜片获得的清晰像和未经过镜片的模糊像在此重叠。

2. 改善负镜片光学性能的方法

(1)减小镜片边缘厚度:镜片边缘厚度和中心厚度之间关系如下。

$$t_c - t_p = F_A h2/[2(n-1)]$$

其中 t_c 是镜片中心厚度, t_p 为边缘厚度, F_A 为镜片近似屈光力, h 为镜片直径的一半, n 为镜片材料折射率。

上述公式中镜片屈光力一定时,要想减小镜片最终边缘厚度,可以:①减小镜片直径;②使用与配镜瞳距接近的镜架,减少移心而控制边缘厚度;③使用高折射率材料镜片。

（2）减少边缘反射：高度数负镜片的表面和边缘都会产生反射。表面反射干扰配戴者视觉，影响配戴者外观。高度负镜片的"近视环"，是镜片边缘因内反射而产生的像，这种边缘反射在视角倾斜时比视线正视时对配戴者的视觉干扰更大。

减反射膜可以有效减小视线正视时的镜片边缘反射，但由于近视环多是在斜向时出现的，最有效的方法还是进行边缘处理，如边缘加膜、边缘染色、使用半透明边缘、镜片染色等。镜框边缘稍厚也能减小镜片内反射。

（3）缩径镜片：负缩径镜片的光学区直径通常为 30 mm，周边载体为平光或低度数正镜片边缘。一般度数在 -12.00 D ~ -15.00 D 以上的镜片可采用这种设计。载体改用低度数正镜片，可使光学区稍大，光学区和载体之间更加容易进行磨合，外观相对改善。由于光学区曲率受屈光力的限制，所以采用高折射率材料的话可以进一步使外观得以改善。改善镜片的外观除了控制镜片厚度以外，还有镀减反射膜及适度染色可以使边缘厚度感觉较薄。

 知识点巩固练习

选择题

1. 下列不属于高度屈光不正的是（　　　）
   A. -8.00 DS　　　B. +5.50 DS　　　C. -5.50 DS　　　D. +5.50 DC×90
2. 下列关于镜片视野的变化描述正确的是（　　　）
   A. 通过正镜片光锥缩小　　　　　　B. 通过负镜片光锥扩大
   C. 正镜片使视野扩大　　　　　　　D. 负镜片使视野缩小
3. 下列关于高度屈光不正及检查叙述正确的一项是（　　　）
   A. 检影验光是高度屈光不正最有效的验光方法
   B. 高度屈光不正配镜要考虑垂直棱镜差异
   C. 高度散光患者如果视力低下，可采用更加精密的交叉柱镜精确，如±0.25 D
   D. 高度屈光不正患者不需要考虑镜眼距的影响
4. 高度数镜片容易产生（　　　）
   A. 环形盲区　　　B. 忽跳现象　　　C. 泳动现象　　　D. 跳跃现象
5. 配戴高度数镜片外观问题的解决办法有（　　　）
   A. 全孔径镜片　　　B. 半孔径镜片　　　C. 缩径镜片　　　D. 扩径镜片

任务四　圆锥角膜验光

【任务目标】

掌握圆锥角膜患者的屈光检查;熟悉圆锥角膜患者的处理方法;了解圆锥角膜患者的医学治疗;能为圆锥角膜患者提供合理处方、制定合理治疗方案。

【岗位实例】

患者,男,26 岁,因双眼戴镜视力逐渐下降 1 年来我院就诊。2007 年在眼镜店配镜时双眼度数为-7.50 D,2011 年初在培训时发现投影屏幕字体模糊。2011 年 5 月检查后诊断为进展性近视。经配镜后视力恢复(右眼-8.50 D,左眼-9.50 D,左右眼各有 0.75 DC 的散光)。几个月后感觉戴镜视力又差了。于 2011 年 10 月 16 日再次验光。医学验光:右眼为-8.75 DS/-0.50 DC×170→1.2,左眼为-10.25 DS/-1.25 DC×150→1.0。眼部检查:右眼角膜透明,左眼下方角膜可见较淡的“Fleischer 环”。双眼晶状体透明,眼底检查视神经乳头界清,黄斑反光存。特殊检查:眼轴长度为右眼 25.36 mm,左眼 25.53 mm。Pentacam 三维眼前节分析系统检查显示:左眼角膜曲率最高 51.2,角膜厚度最薄处 475 μm、角膜前表面高度最大值+25 μm,后表面高度最大值+41 μm。

请问:根据上述检查结果,该患者应该诊断为什么?给出治疗方案。

角膜是眼屈光系统的重要组成部分,圆锥角膜是角膜的一种特殊病变,可导致高度近视、高度不规则散光、视力严重下降等。晚期圆锥角膜只能通过角膜移植进行治疗,但角膜移植并非人人可行。目前我国因角膜病致残需行角膜移植手术者有 400 万～500 万人,而移植所需供体角膜来源困难,国内多个角膜库呈现“有库无角膜”的“空库”状态。

一、圆锥角膜的病因、分类及症状体征

在临床上不能用框架眼镜矫正的散光称为不规则散光。不规则散光主要是由于角膜外伤、角膜屈光手术、角膜塑形术、角膜严重感染或营养不良等引起角膜前表面形态不规则而产生的。下面以圆锥角膜为例,讲述不规则散光的验光方法。

圆锥角膜(keratoconus 或缩写为 KC)是以角膜中央区变薄、呈圆锥形前突为特征的一种眼病。它常造成高度不规则散光和不同程度的视力下降,不伴有炎症。本病多发生于 20 岁左右的青年,通常为双眼先后发病,原因不明。有人认为可能是遗传性发育异常,也有人报告本病与内分泌紊乱、揉眼和变态反应性疾病有关,如图 6-3 所示。

1.病因　确切病因不清,可能为多因素所致,如遗传因素、内分泌因素等。

(1)遗传学说:Ammon 等人认为,圆锥角膜属于隐性遗传,但也有些病例可连续 2 代或 3 代出现症状,对这样的病例,应考虑是规律或不规律的显性遗传。

该理论的拥护者认为,圆锥角膜常合并其他先天异常,如视网膜色素变性、蓝色巩

膜、无虹膜、虹膜缺损、马方综合征、前极白内障、角膜营养不良、唐氏综合征等，也是此病包含有遗传因素的佐证。

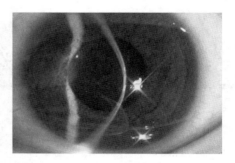

图6-3　圆锥角膜

较多学者认为本病为常染色体隐性遗传，如Ammon报告6个家系均有不规律的病例，高桥报告一家同胞3人均患此病，还发现这些病例的亲代往往有近亲通婚史，但有些病例可连续2代或3代出现，有时发生中断现象，提示为外显不全，这些应考虑为规律或不规律的显性遗传，常染色体显性遗传的圆锥角膜致病基因位于染色体16q22和3q23，在某些遗传性疾病如视网膜色素变性、Downs综合征、蓝色巩膜病和马方综合征等都可能合并圆锥角膜。

（2）发育障碍学说：Collins等和δарьелъ提出，此病是由于角膜中央部分抵抗力下降，坚韧度差不能抵抗正常的眼内压所造成的。Mihalyhegy发现圆锥角膜不仅仅改变角膜的弯曲度，巩膜也有明显的改变，因此他提出，圆锥角膜的病因还应从间质发育不全上去找。

（3）内分泌紊乱学说：Siegrist等均认为，甲状腺功能减退与本病发生有重要关系。Siegrist提出甲状腺功能减退是发生圆锥角膜的一个重要因素，这种说法也被Knapp和Stitcherska所推崇。Hippel特别强调过胸腺在圆锥角膜发生上的作用。

（4）代谢障碍学说：Myuhnk发现本病患者的基础代谢率明显降低。Tntapeho报告本病患者血液中锌、镍含量明显降低，钛铅和铝的含量升高，而锰的含量正常。因此认为这些微量元素的变化对本病的发生有一定的影响。Yukobckaa等报告在本病患者的血液和房水中，6-磷酸葡萄糖脱氢酶的活性明显下降。

（5）变态反应学说：圆锥角膜常与春季卡他性角结膜炎等变态反应性疾病同时发病，其特点是IgA反应降低，IgE反应增高，细胞免疫也有缺陷。Boland统计本病患者中有32.6%患过花粉症，有33.3%患过哮喘病。Ruedeman报告本病86%的患者有过敏反应病史。

（6）戴角膜接触镜可以诱发圆锥角膜：Hartstein报告4例戴角膜接触镜后发生圆锥角膜者，认为戴接触镜可能诱发此病。眼球及角膜硬度降低可能是戴接触镜后发生本病的危险因素。

（7）PRK、LASIK等准分子激光角膜切除术后继发圆锥角膜。

（8）慢性眼部干燥性疾病及泪液缺少时会使下方角膜变陡并产生高度角膜散光形成继发性圆锥角膜。

2. **疾病分类**

（1）按疾病的进展程度分为早期、中期、晚期、水肿期。

早期：发病缓慢，表现为近视度数不断加深，患者需要频繁更换眼镜，没有明显的其他自觉症状。

中期：角膜前突、进行性角膜变薄导致角膜形状不规则，患者出现视力明显下降、单眼复视、暗影、畏光以及眩光等不适。

晚期:角膜前弹力层破坏,基质有瘢痕形成,视力严重下降,框架眼镜矫正不理想。

水肿期:在某些诱因下可能发生后弹力层破裂,房水进入角膜基质,角膜出现急性水肿和进一步前突,基质纤维层出现断裂,称急性圆锥角膜。数周后开始,角膜水肿逐渐消退,遗留全角膜瘢痕,此种分类方法在临床上较常用。

(2)按发生部位:角膜前表面向前突出和角膜厚度进行性变薄称为前部圆锥角膜,大多数的圆锥角膜属此种类型。角膜后表面逐渐向前变突,而前表面的角膜弧度正常称为后部圆锥角膜,后部圆锥角膜比较少见。

(3)按圆锥的形状:分为圆形、椭圆形两种形态。圆锥直径在 5 mm 左右的圆形锥称为小型锥,小型锥圆锥角膜的角膜接触镜验配比较简单。圆锥直径大于 6 mm 的圆锥称为大型锥,约75%的角膜受到影响,角膜接触镜验配比较困难。椭圆形锥的位置往往偏低,此类圆锥角膜的角膜接触镜验配比较困难。

(4)按病变区角膜弧度大小分为轻度、中度、高度、极度。

轻度:角膜病变区弧度在+45.00 D 以内。

中度:角膜病变区弧度在+45.00 ~ +52.00 D。

高度:角膜病变区弧度在+52.00 ~ +62.00 D。

极度:角膜病变区弧度在+62.00 D 以上。

3.症状体征 一般在青春期前后双眼发病,视力进行性下降。初期能用框架眼镜矫正,后因不规则散光而需配戴角膜接触镜。典型特征为:角膜中央或旁中央圆锥形扩张,基质变薄。半数病例圆锥底部可见泪液浸渍后,铁质沉着形成的褐色 Fleischer 环。角膜深层基质的板层皱褶增多,引起垂直性 Vogt 条纹。患眼下转时,可见锥体压迫下睑缘形成角状皱褶,此即 Munson 征。角膜后弹力层破裂、发生急性圆锥角膜时,角膜中央区急性水肿,视力明显下降。一般 6 ~ 8 周急性水肿消退,遗留中央区灶性角膜混浊,后弹力层也有不同程度的混浊瘢痕。

二、圆锥角膜及不规则散光验光的影响因素

(一)角膜扭曲

影响圆锥角膜最常见的因素是角膜扭曲,也是造成不规则散光的直接原因。对于轻度的圆锥角膜患者,常规的验光流程和正常人没有什么区别。但是对于中度或者重度圆锥角膜患者,验光将会非常困难,因为此时检影验光的影动严重扭曲,中和影动非常困难,只能进行屈光度数的预估。

(二)角膜瘢痕

随着圆锥角膜的病情加重,检影验光剪动现象越来越不规则和难以观察,并且角膜接触镜和框架眼镜矫正的效果也越来越差。此时散瞳检影,可观察到角膜的圆锥区域和瘢痕组织。

圆锥角膜瘢痕组织如果在中央光学区,那么将阻止光线的进入,故无法进行主觉验光或客观验光。为了解决此问题,可以应用散瞳剂将瞳孔扩大,让光线从周边的光学区

域进入瞳孔区,再应用检影验光或主觉验光进行屈光检查。如果角膜瘢痕零散地分布在整个角膜光学区域,那么将无法进行客观验光,患者只能通过瘢痕组织的缝隙观察物体,故只能进行主观验光或应用激光干涉视网膜视力仪来检测患者的视力。

三、圆锥角膜验光方法

(一)客观验光

应尽量避免采用电脑验光仪,改用检影验光。几乎所有的电脑验光仪都只是在瞳孔处选取很少的区域,并在有限的一些主子午线方向上进行屈光检查。而圆锥角膜所造成的角膜损伤恰恰阻碍了电脑验光仪的测量,从而严重影响了电脑验光仪检查结果的准确性和有效性。不过对于轻、中度圆锥角膜患者,电脑验光仪可能会测出屈光度,对于重度圆锥角膜患者将无法进行测量。

大部分圆锥角膜患者伴有高度近视和严重的散光,所以需要用负球镜和散光镜片进行矫正。随着圆锥角膜的病情加重,近视和散光日趋增加。如果检影过程中发现影动变暗,可以通过每次递增 -2.00 DS 球镜来中和或者增亮影动。同时可通过角膜曲率计确定患者角膜散光的光度和轴位。

(二)主观验光

当客观验光检查圆锥角膜不可行时,需要改用单眼主觉验光。在患者眼前每次增加的度数一般选用 -2.00 DS 来判断视力是否提高,初始的散光可以通过角膜曲率计来测定。

随着圆锥角膜病情的逐渐加重,患者辨认视力的难度越来越大,所以验光时需仔细、耐心,反复确认最佳矫正视力。对于重度圆锥角膜患者,由于角膜严重扭曲,可造成双眼或单眼复视,患者主诉有鬼影现象,严重影响验光,此时可配戴 RGP 进行片上验光。

对于不规则散光,也可采用裂隙片法验光,详细操作见本教材相应的章节。

四、圆锥角膜的治疗

(一)药物治疗

1. 局部治疗　局部滴用毛果芸香碱滴眼液可使瞳孔收缩增进视力;夜间应用压迫绷带,抑制圆锥角膜的发展,此法疗效很低,但简单易行。
2. 内分泌功能紊乱者　可谨慎使用适量甲状腺素、百里香片。
3. 抗氧化治疗　如生育素和维生素 P。
4. 前房注射自家血液　适用于角膜后弹力层发生破裂、内皮不完整的急性阶段,依靠血液的凝结作用堵住缺损,以完成"生物充填"作用。当血液凝块逐渐被吸收后,会留下灰白色纤细膜样瘢痕。

(二)光学矫正

1. 框架眼镜　圆锥角膜早期引起的近视,用一般框架眼镜即可获得满意的效果。
2. 软角膜接触镜　1972 年 Tragakis 对 17 例圆锥角膜的高度散光和不规则散光配戴了软性角膜接触镜后,再用一般框架眼镜矫正剩余散光,获得了很好的效果。但也有其缺点,即由于软性角膜接触镜镜片柔软,镜片的曲率容易变得和角膜表面曲率一致,所以在矫正圆锥角膜引起的高度散光时,视力改善常不理想。

3.硬性角膜接触镜　当患者出现不规则散光时,框架眼镜矫正效果差,需要选择合适的接触镜。矫正圆锥角膜的高度不规则散光适宜应用角巩膜接触镜,但此镜有许多缺点:比较笨重,配戴不便;角膜前泪液不能经常更换,对角膜需氧化代谢影响较大,可造成角膜上皮水肿,使患者难以接受。Gasset提出一种新的戴接触镜的方法,他把接触镜的重量均匀分布于两个区域,一个是圆锥的顶点,另一个是角膜上缘,取得了比较满意的效果。但在1978年他又发现,配戴角膜接触镜可以引起圆锥角膜或促进其进展。

4.软、硬混合角膜接触镜　有一些圆锥角膜患者,对于硬性角膜接触镜不能耐受或者配适不良,软性角膜接触虽可耐受,但矫正视力差。应用软、硬结合的角膜接触镜可获得较好视力。这种软、硬接合的角膜接触镜是一种较大的软性接触镜,直径13.5～15.0 mm,曲率半径为8.0～8.5 mm。在镜片中心有一凹,直径8.2～8.5 mm,深0.2 mm,用于放置硬性接触镜片。这种联合体兼有软、硬角膜接触镜的优点,患者感觉比硬性接触镜舒适,视力矫正比单一软性接触镜好。但验配比较困难,也可出现角膜上皮水肿。

(三)手术治疗

目前国际上公认的治疗圆锥角膜的方法如下。

1.Intacs角膜环植入手术　世界上广泛采用的一种可逆、可调的手术方法。植入的部位在角膜的旁中央区,不伤及中央角膜,不损失任何的角膜厚度,不影响后续的治疗。手术原理是通过角膜环的植入,给薄弱的角膜有力的"支撑",稳定角膜,改善不规则的角膜形态,同时降低角膜曲率,提高视力,改善视觉质量。

2.角膜移植手术(PKP)　是适合于晚期圆锥角膜的解决方案,但存在诸多问题,如供体角膜比较稀缺,术中、术后可能出现诸多严重并发症,以及无法克服的术后不规则散光和高排斥反应等。

3.核黄素交联治疗(CLX)　主要是通过紫外光联合核黄素的治疗,增强角膜胶原纤维的机械强度和抵抗角膜扩张的能力,阻止圆锥角膜的进一步发展,并且,可以解决100～150的屈光度数,临床常用于配合角膜环植入的治疗,巩固其治疗效果。

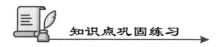

知识点巩固练习

选择题

1.圆锥角膜可能与下述哪些因素有关(　　　)

　A.发育障碍　　　　B.内分泌紊乱　　　　C.代谢障碍　　　　D.变态反应

2.下列圆锥角膜分类正确的是(　　　)

　A.轻度:角膜病变区弧度在+45.00 D以内

　B.中度:角膜病变区弧度在+45.00～+52.00 D

C. 高度:角膜病变区弧度在+52.00~+62.00 D

D. 极度:角膜病变区弧度在+62.00 D 以上

3. 圆锥角膜的特征性体征有(　　　)

A. 垂直性 Vogt 条纹　　　　　　　B. Fleischer 环

C. 角膜中央或旁中央圆锥形扩张　　D. Munson 征

4. 下列关于圆锥角膜的叙述错误的一项是(　　　)

A. 圆锥角膜患者常常容易出现不规则散光

B. 角膜扭曲是影响不规则散光的验光因素

C. +60.00 D 的角膜屈光力患者属于中度圆锥角膜

D. 圆锥角膜患者在验光时,每次增幅的度数应该在−2.00 D 左右

5. 圆锥角膜的光学矫正方式有(　　　)

A. 框架眼镜　　　　　　　　　　　B. 软性角膜接触镜

C. 硬性角膜接触镜　　　　　　　　D. 软、硬混合角膜接触镜

任务五　屈光参差验光

【任务目标】

掌握屈光参差患者的屈光检查;熟悉屈光参差患者的处理方法;了解屈光参差患者的医学治疗;能为屈光参差患者提供合理处方、制定合理治疗方案。

【岗位实例】

青年教师到眼科就诊时诉:"以往在几个地方,无论怎么配,从未看到正常视力。"该教师原框架镜双眼均为−8.00 DS,矫正视力右眼4.4,左眼4.5;经详细检查,右眼−13.00 DS,左眼−7.50 DS/−2.50 DC×70,双眼矫正视力均为5.0。

请问:根据上述检查结果,该患者应如何诊断? 治疗方案应如何制定?

屈光参差是指两眼的屈光度不相对称,不论是屈光性质不同还是屈光度数不等都称为屈光参差。其形成原因是在眼球发育过程中,两眼的进展程度不同。

两眼存在轻微的屈光参差是极为普遍的现象。当两眼屈光参差低于1.50 D时,一般配戴框架眼镜即可。当屈光参差超过2.50 D且用框架眼镜矫正时,由于双眼视网膜上物像大小相差悬殊,发生融像困难,难以形成正常立体视觉,患者会出现头晕、眼胀、视地面不平,重者伴有恶心等。为了消除不适症状,常采用的处理方法是照顾低度数或视敏度高的一眼,而度数高的或视敏度差的一眼不全矫正。这种高度屈光参差的人,如果长期配戴一眼不全矫正的眼镜,不但不能获得最佳矫正视力,而且易出现视疲劳,重者可产生交替视或单眼视。交替视是两眼自行交替使用其中一只眼,如两眼是近视,看近时用度数高者,看远时用度数低者。单眼视是两眼中仅依赖视敏度高的一眼行使功能,另

一眼逐渐废用并产生外斜视和弱视。

一、屈光参差验光的影响因素

屈光参差患者由于双眼的焦点或最小弥散圈的位置不一致,其中一眼的焦点或最小弥散圈落在视网膜上,另一眼的焦点或最小弥散圈必然在视网膜之前或之后。当两者的位置差异不大于 2.00 D 时,通常可以同时使用双眼而不出现抑制,视中枢同时接收双眼的像并产生融像,可具有一定的立体视功能,这种用眼方式为双眼单视。但由于双眼视网膜像的清晰度和大小存在一定差异时会导致融像困难,故容易发生视疲劳,且双眼视力可能低于视力较好眼的单眼视力。

1. 抑制 当双眼的视网膜成像清晰度及大小差异较大时,大脑中枢不能产生融像,通常会抑制其中一眼的像以避免出现复视。有以下两种抑制方式:双眼交替抑制和持续性单眼抑制。

(1)双眼交替抑制:视远时抑制其中一眼,视近时抑制另一眼。这种情形最常出现在一眼为正视或轻微的近视或远视,而另一眼为 2.50 ~ 3.00 D 的近视。

由于视远时使用度数浅的眼,而视近时使用近视度数较高的眼,这样视远和视近都不需要使用或仅需使用很少的调节,故通常不会出现视疲劳症状,合并老视者也通常不需配戴视近眼镜。但这种情况由于不能获得正常的双眼单视,立体视功能很差。

(2)持续性单眼抑制:无论视远或视近,始终抑制同一眼。例如一眼为正视,另一眼等效球镜度为中高度远视,则无论视远或视近都倾向于使用正视眼,而另一眼被持续抑制,患者同样不会出现视疲劳症状。但如果这种情形出现在婴幼儿时期,将有可能导致失用性弱视。而无论小儿或成人,同一眼长期被抑制,均有可能出现失用性外斜视。

2. 调节异常 根据 Hering 双眼相同神经支配法则,双眼的调节反应是大致相等的,未被矫正的单纯性或者复合性屈光参差患者会因为双眼不同的调节需求而造成双眼视疲劳。调节异常是造成双眼屈光差性弱视的重要因素,远视性屈光参差患者在矫正仅仅 1 个月后,60% 患者的调节异常能够得到有效矫正。

3. 集合异常 在双眼同向运动时,由于双眼镜片度数不同,产生的棱镜度也不同,双眼出现明显棱镜差异,眼睛会出现疲劳与不适。

4. 融像 双眼物像清晰度的差异同样可以造成双眼融像功能的异常。立体视与屈光参差有着密切的关系,仅 1.00 D 的屈光参差就可能造成立体视功能显著下降。

屈光参差也是造成斜视的主要因素。有 39% ~ 42% 的屈光参差患者合并有斜视。

5. 弱视 当屈光参差较大时,长期只用视力较好的眼睛,另一只视力差的眼睛长期不用,很可能产生失用性弱视。为了避免产生弱视,应及时配镜矫正。弱视的程度与屈光参差的大小、治疗时间有着密切的关系,无论儿童或成年人,早发现、早治疗都将有效提高患者视功能。

6. 对比敏感度 远视性屈光参差患者的双眼单眼对比敏感度通常一致,而双眼对比敏感度出现下降。当远视性屈光参差得到矫正后,其双眼视功能的叠加效应很快恢复正常,这说明屈光参差患者双眼对比敏感度的下降,是由于双眼视觉下单眼的离焦。

7. 阅读障碍 未被矫正的屈光参差患者的阅读效率明显偏低,而屈光参差矫正后患者的阅读速度将明显提高。视觉效率降低将导致患者产生头痛、视疲劳、复视、阅读文字变形等症状。

二、屈光参差的验光

(一)操作准备

检影镜、镜片箱、试镜架、视力表、交叉圆柱镜、散光盘、裂隙片。

(二)操作步骤

屈光参差的验光与常规验光并无区别,只是屈光参差患者可能出现弱视、斜视和抑制,在验光时需要注意以下几个方面。

1. 屈光参差合并失用性斜视

(1)测量瞳距时,应先遮盖被检查者的左眼,将瞳距尺零位对准被检者右眼的角膜反光点,再遮盖被检查者的右眼,读出左眼角膜反光点对应的刻度。对于屈光参差患者,从眼肌、调节、集合方面考虑,除测量双眼瞳距,还需要分别测量左右眼的单眼瞳距。

如何计算棱镜效应,光线投射到离镜片(屈光度F)的光学中心点 H cm 的地方时,所产生的棱镜作用量。根据普伦第斯公式为:$P=F×C$[P 为棱镜度、F 为屈光度、C 为偏光心距离(单位为厘米)],下面举例来证明一下。

【案例1】有位顾客验光配镜单:

OD:-3.75 DS　　1.0

OS:-4.00 DS　　1.0

瞳距 PD=68 mm(RPD=31 mm　LPD=37 mm)

如果我们把两眼的 PD 平均后,左右分别为 34 mm,这样制作眼镜的话,左右眼都有棱镜产生,根据普伦第斯公式,为:$P=F×C$

右眼棱度为:3.75 DS×(3.4 cm-3.1 cm)=1.125$^{\triangle}$,因此有1.125$^{\triangle}$(BI)。

左眼棱度为:4.00 DS×(3.7 cm-3.4 cm)=1.20$^{\triangle}$,因此有1.200$^{\triangle}$(BO)。

根据眼肌运动方向的同向性,右眼与左眼的棱镜相减,就只有0.075$^{\triangle}$的 BO,这种情况下怎么配戴都不会出现任何问题。

【案例2】有位顾客配镜验光单:

OD:-1.50 DS　　1.0

OS:-4.00 DS　　1.0

瞳距 PD=68 mm;(RPD=31 mm　LPD=37 mm)

如果我们把两眼的 PD 平均后,左右分别为 34 mm,这样制作眼镜的话,左右眼都有棱镜产生,根据普伦第斯公式,为:$P=F×C$

右眼棱度为:1.50 DS×(3.4 cm-3.1 cm)=0.45$^{\triangle}$,因此就有0.45$^{\triangle}$(BI)。

左眼棱度为:4.00 DS×(3.7 cm-3.4 cm)=1.20$^{\triangle}$,因此就有1.20$^{\triangle}$(BO)。

根据眼肌运动方向的同向性,右眼与左眼的棱镜相减,依然还有0.75$^{\triangle}$的 BO 棱镜误差,除非内斜视,一般难以适应。因此,这种情况应单眼分别进行 PD 测定。

在临床上,屈光参差在两眼相差 1.00 DS 以上时,就需要测量单眼瞳距和瞳高(如果悬殊,比瞳距还重要)。此外,斜轴散光、渐进多焦点镜片都应该测量单眼瞳距和瞳高。

(2)检影验光时,由于双眼不能同时注视远处视标,需要遮盖未检眼,让被检眼注视远处视标,检查者从被检者颞侧 10°~15°进行检影。

(3)由于斜视通常被深度抑制,很难进行棱镜分视的双眼平衡,可改用交替遮盖进行双眼平衡。

2. 屈光参差合并弱视

(1)如果度数高的眼矫正视力低于 0.5,在进行主观验光时,比较 0.25 D 的度数差别可能较困难,可以让被检者对加+0.25 D 与加-0.25 D,或加+0.50 D 与加-0.50 D 做比较。

(2)如果度数高的眼散光较明显,可以使用±0.50 D 的交叉圆柱镜,或使用散光盘和裂隙片联合进行主观验光。

(3)进行双眼平衡时,常规的交替遮盖或棱镜分视都不能进行,可考虑进行棱镜分视+红绿平衡,具体的方法在验光中详述。

(4)如果被检眼的视力很差,可能通过主观验光得出的结果并不非常可信,应以客观验光的结果作为基础,通过主观验光作适当的调整。

三、屈光参差的矫正

(一)双眼视功能正常

对于具有双眼单视功能的屈光参差患者,在配镜时应尽可能达到双眼最佳视力,以维持良好的双眼视功能。对于此类屈光参差的配镜矫正应注意以下两方面。

1. **垂直方向的差异棱镜效应** 在配镜时,一般是将镜片的光心对准视远时的瞳孔中心,在视正前方远处目标时,双眼都通过透镜的光学中心注视,不会受到棱镜效应的作用。但侧视时,由于双眼镜度相差大,故会产生较大的水平方向差异棱镜效应,只是水平方向融合力大,该差异棱镜效应容易被适应。然而戴用这样的眼镜视近时,双眼通过光学中心下方和内侧特定位置进行注视,就会产生较大的垂直方向差异棱镜效应,而人眼在垂直方向上的融像范围较小,超过 $2^{\triangle}$ 即无法融像,出现复视等不适,以致戴镜者不能忍受。故对于度数差异大的屈光参差,双眼的差异棱镜效必须考虑。

2. **戴镜后双眼视网膜像的大小差异** 戴凸透镜使视网膜像放大,戴凹透镜使视网膜像缩小,这种效应称为眼镜的放大作用。但这种放大作用是比较同一眼戴镜前和戴镜后的像的大小差异而言,对于屈光参差患者戴镜后是否能适应,应考虑戴镜后双眼视网膜像的大小差异,正常情况下人眼能耐受的双眼像差≤5%。

基于上述两种情况,考虑两眼的调节作用是相等的,出现屈光参差致使两眼视网膜成像不能同样清晰,难以维持双眼单视。加之配戴框架眼镜时,有三棱镜效应:视物发生移位、偏位、偏斜,视物更加不适。为解决这些问题,近年来采用隐形眼镜与框架组合形式对高度参差者进行矫正。此法缩小了双眼像差差异,减轻了三棱镜效应,实现了屈光参差全部矫正,取得了满意效果。

具体方法:给度数高的眼睛配戴隐形镜,其度数为能将两眼参差降至 1.50~2.00 D 以下。如右眼 -10.0 D,左眼 -4.00 D,两眼单眼足矫视力均为 5.0,框架眼镜双眼足矫无法形成双眼单视,故右眼配戴 -5.50 DS 软性隐形镜,双眼同时配戴 -4.00 DS 框架眼镜,双眼矫正视力都可达到 5.0,外配框架眼镜无屈光参差又达到了双眼镜片重量相等,更重要的是双眼视物自然舒适。若两眼是散光性屈光参差,用隐形眼镜和框架镜组合,更显其独到的优势。

上述例子还可用其他度数软性隐形眼镜与框架眼镜组合。临床选择并不绝对,视具体情况而言。不过在临床的实际配镜工作中,应遵循下列原则:①12 岁以下儿童,应尽早矫正其全部屈光不正,巩固其双眼视力,防止斜视和弱视的出现和发展。②成人有双眼单视的可全部矫正。③有交替视力并伴有视疲劳的青年人可予以全部矫正。若为老年人,无视力疲劳的可不予全部矫正。④应同时进行周密的眼肌平衡检查,凡有隐斜后肌力不平衡者均应酌情给予治疗。

(二)双眼视功能异常

对于成人严重的屈光参差,如度数高的眼视力差,并没有提高视力的希望,可维持现状。如度数高的眼矫正视力好,在维持正常双眼视力的情况下,应尽量给予足度配镜。有斜视的进行手术矫正,并进行适当的双眼视功能训练。

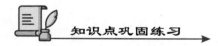

知识点巩固练习

选择题

1. 下列属于有临床意义的屈光参差的是(　　　)
   A. OD:-3.00　OS:-3.50　　　　　　　B. OD:-3.00　OS:-6.50
   C. OD:-3.00　OS:+3.50　　　　　　　D. OD:+3.00　OS:+3.50

2. 屈光参差可引起(　　　)
   A. 双眼交替抑制　B. 持续性单眼抑制　C. 斜视　　　　　D. 弱视

3. 下列关于屈光参差概述正确的是(　　　)
   A. 较大屈光参差患者常常容易出现视觉疲劳
   B. 低度屈光参差患者不容易出现视觉疲劳
   C. 屈光参差患者容易出现融像能力困难
   D. 双眼屈光参差不一定产生双眼不等像

任务六 眼球震颤验光

【任务目标】

掌握眼球震颤患者的屈光检查;熟悉眼球震颤患者的处理方法;了解眼球震颤患者的医学治疗;能为眼球震颤患者提供合理处方、制定合理治疗方案。

【岗位实例】

患者,15 岁,主诉 4 岁左右出现外斜视、眼球震颤,现视物模糊并且出现视疲劳,原镜丢失,现要求配镜改善眼球震颤,检查:分别检查单眼、双眼远、近视力,包括头正位及代偿头位时视力,结果 R 0.3,L 0.4,面向左转时视力提高。

请问:该患者存在什么问题? 该如何进行处理?

一、眼球震颤的分类

任何原因导致感觉系统缺陷或者运动系统缺陷或影响两者之间复杂的互动关系,就可以发生非自主眼球运动,眼球发生节律性非自主眼位摆动称眼球震颤。眼球震颤的分类如下。

1. 摆动型眼球震颤

(1)表现:眼球呈左右摆动,双向速度和幅度大致相同,无快慢相之分。

(2)原因:主要为感觉缺陷诱因所致,黄斑成像质量不良,视觉信息传入冲动障碍,依赖于传入信息的反馈来控制眼球运动的功能丧失,导致眼球注视紊乱。

常见原因:先天性白内障、先天性青光眼、先天性无虹膜、高度近视、白化病等。

2. 抽动型眼球震颤

(1)表现:眼球以较慢速度向一侧摆动,摆动所向一侧称慢相或生理相;忽又快速返回,返回所向侧为快相或代偿相。双眼向快相转动,眼球震颤的频率和幅度下降,甚至完全消失,视力因之改善,故常取代偿头位。头偏向慢相,双眼注视快相,称静止眼位或中性带。

(2)原因:由运动缺陷所致,可能与中枢同向运动控制机能障碍有关,以至于双眼做同向无目的性运动,眼部没有器质性病变。

3. 隐性眼球震颤

(1)表现:双眼共同注视,在双眼视觉的控制下,眼球震颤表现极为轻微,对视觉基本无影响,但遮盖一眼后,可诱发眼球震颤,表现为抽动型,快相总是向着未遮眼。

(2)原因:目前认为,遮盖一眼后,消除了双眼融合,发生了双眼内斜视(集合反应),可以看到未遮眼向内摆动。中枢为纠正这种偏斜,发出快速扫视冲动,使眼位快速回复注视位,故快相向着未遮眼。

二、眼球震颤的检查

(一)一般检查

1.视力检查　分别检查单眼和双眼远、近视力,包括头正位时及代偿头位时视力。

2.眼球运动检查　以确定眼球震颤类型、幅度、频率及方向。

3.中间带检查　对于抽动型眼球震颤者,需确定中间带。嘱患者注视 33 cm 及 5 m 远视标,以发现视野中眼球震颤减轻或消失的部位。注意某些患者有多个中间带。

4.代偿头位检查　嘱患者注视 5 m 远处视标,观察患者有无面转、头倾、下颌上抬及内收。

5.测量眼震值　患者距视标 33 cm,将直尺置于患者下睑缘。如果中间带在右侧,可以右眼角膜缘内侧作为“0”,再令患者向右注视至眼球震颤减轻或消失位置,此时直尺所指刻度即为眼震值。

6.测量头位扭转角　患者坐在弧形视野计前,注视 5 m 远处视标,患者可采取代偿头位,以获得最佳视力。此时用一长尺,从患者头顶中央对应于弧形视野计上相应之刻度,此刻度即为头位扭转角的大小。

7.三棱镜耐受试验　双眼戴用等量度数的三棱镜,其尖端指向中间带方向,观察头位变化,头位明显改善者视为阳性。

8.明确注视性质　参见本套教材《双眼视与低视力》中弱视相关章节。

(二)特殊检查

通过眼科医生或神经内科医生检查或者一些测试,排除或确定眼部问题。

1.裂隙灯显微镜检查　排除眼部器质性病变。

2.CT 断层或 MRI　即通过磁场或者电波形成脑部图像,排除脑部问题。

3.眼底检查　以排除其他眼部疾病。

4.斜视检查　遮盖试验。

5.同视机检查　双眼单视功能、弧形视野计测量头位扭转角度和中间带位置。通常通过这些检查可获得一些更为详细的检查结果。

6.眼震电流图等器械检查　详细检查结果见本套教材《双眼视与低视力》中眼球震颤相关章节。

三、眼球震颤患者验光

为了避免调节的干扰,增加检查的精确程度,通常采用 1% 阿托品麻痹睫状肌后进行检查。

1.眼球震颤患者,在黑暗环境时,眼球震颤程度将减弱,甚至消失。所以验光室最好选择暗室验光,而且越暗越好,但是有一个前提就是不要影响视标的亮度。

2.眼球震颤患者,遮盖一眼后眼球摆动的幅度将更大。因此验光过程中,为了减少因震颤加重导致的客观检影困难,尽量避免单眼被遮盖状态。需要时可考虑放置一个 +2.00 ~ +6.00 D 球镜片来替代遮盖黑片,这样可以让检查过程中一只眼睛产生模糊,起到遮盖的效果,又可以避免因为遮盖黑片导致的震颤加重现象,从而检查另外一只眼睛更为方便。

3.眼球震颤患者的双眼视力优于单眼视力,尤其是当处于中间带位置时,视力相对最好,眼球震颤程度也相对最轻。所以验光时,既要测量正常头位的视力,也要考虑中间带眼位的视力。

4.客观验光:电脑验光比起检影验光,其缺陷主要是多数的电脑验光仪不能双眼同时视,而检影验光因为可以在双眼能同时视状态下检查,所以其结果的精确度比电脑验光更好。因为中间带眼位震颤程度比较轻,所以我们做客观检影时,可以在不影响注视视角的前提下,让患者采用偏中间带眼位检影。

5.单眼主觉验光:根据眼球震颤患者的特殊性,单眼验光时,为了避免震颤加重导致验光精度受影响,依然可以像检影验光一样,使用雾视片替代常规的遮盖黑片。单眼视力检查,完全可以采用中间带眼位检查。一定要综合正常头位和中间带位置的视力(通常两者视力不会相差太大)。

6.双眼平衡测试:双眼平衡测试常用方法有3种。

(1)棱镜分离法:详见本教材相关章节。

(2)交替遮盖法:详见本教材相关章节。

(3)偏振分离法:根据眼球震颤的特殊性,尽量避免遮盖法和棱镜分离法,而使用偏振视标配合偏振片进行双眼平衡测试。经验证明,偏振片双眼平衡效果的确更佳。

四、眼球震颤的治疗

(一)病因治疗

在多数情况下,通过治疗原发病可以减轻眼球震颤的症状,但是不能治愈。

(二)视光学矫正

最关键的是要矫正到最佳视力、最佳眼位。因此,使用框架眼镜和角膜接触镜来矫正眼球震颤患者的屈光不正,提高视物的清晰度是主要的办法。

1.**对于无斜视的眼球震颤患者**　在调节足够的前提下,可以考虑近视轻度过矫,远视轻度欠矫,这样可以产生微量的调节性集合,来减轻眼球震颤,相对改善双眼视力。

2.**三棱镜矫正**　对于无斜视,但是有双眼视的眼球震颤患者,可以配戴低度的 BO 三棱镜,目的是通过刺激融像性集合,来减轻眼球震颤,提高视力。

使用三棱镜可以矫正异常头位,同时也可以预测手术结果,而此处放置三棱镜底向跟矫正斜视的三棱镜底向不同。矫正水平斜视的三棱镜底向都是底朝内或底朝外,而用于改善眼球震颤的三棱镜在两眼的底向应该左右眼一致,比如说同时向左或者同时向右。三棱镜的尖端应该指向中间带方向,使中间带移向正前方,以相对减轻代偿头位。一般眼球震颤的代偿头位都是要依靠手术矫正的,三棱镜因为其光学缺陷,矫正效果比起手术相对要差。而术后的残余异常头位,还可以用三棱镜矫正。对于冲动性眼球震颤,三棱镜的尖端应该指向慢相方位。

3.**透镜组合墨镜法**　在闭眼或者在暗室中睁眼时,眼球震颤程度将减弱甚至会消失。因为暗的视觉环境可以相对减轻眼球震颤,所以患者在带上原屈光矫正镜的同时,还可以将其染成灰色的墨镜,来减轻眼球震颤。但是前提是弱视治疗期的患儿,要综合考虑是否适合配戴墨镜,因为墨镜也可以作为一种光觉剥夺形式。墨镜通常同矫正镜片和三棱镜一起组合。

4.**角膜接触镜矫正** 角膜接触镜与框架眼镜相比矫正效果更好,角膜接触镜可以与眼球震颤同步转动,使视轴与镜片的光学中心相对保持一致,可以较好地提高患者的视力。有资料记载,有些患者配戴角膜接触镜之后,眼震会明显好转。有虹膜缺损、白化病的患者,还可以配戴有人工瞳孔的角膜接触镜。

5.**眼球震颤患者的视觉训练** 可以通过训练调节、集合、散开能力来提高眼球震颤患者的双眼视觉水平,从而间接达到抑制震颤的目的。

眼球震颤患者验光配镜时,需综合考虑上述因素。

 知识点巩固练习

一、选择题

1.眼球震颤的分类包括(　　　)

    A.摆动型眼球震颤　　　　　　　　B.抽动型眼球震颤

    C.跳动型眼球震颤　　　　　　　　D.隐性眼球震颤

2.眼球震颤的治疗方法有(　　　)

    A.病因治疗　　　　　　　　　　　B.视光学矫正

    C.透镜组合墨镜法　　　　　　　　D.视觉训练

二、案例分析

张同学,11岁,小学生,家长主诉发现小孩眼球水平震颤已有3年,最近更为明显。电脑验光结果:OD:−1.50 DS/−1.25 DC×180,OS:−2.25 DS/−1.25 DC×180。综合验光结果:OD:−1.25 DS/−1.50 DC×180,OS:−2.00 DS/−1.25 DC×180。

请问还需要提供哪些检查的数据?为张同学制定一套详细的处理方案。

任务七　屈光介质混浊验光

【任务目标】

掌握屈光介质混浊患者的屈光检查;熟悉屈光介质混浊患者的处理方法;了解屈光介质混浊患者的医学治疗;能为屈光介质混浊患者提供合理处方、制定合理治疗方案。

【岗位实例】

患者,男,65岁。中度白内障,患者主诉远距离视物模糊、近距离也模糊,希望通过配镜解决,不想手术,电脑验光测试不到结果。

请问:患者该如何进行屈光检查?

一、屈光介质混浊的种类

(一)角膜混浊

角膜的透明性主要依靠其组织结构的光学一致性,具备完整的角膜上皮和内皮、角膜基质纤维板层排列整齐、角膜组织含水量适当及角膜组织无血管等条件,才能维持其透明性。故凡是破坏上述基本条件者,均可造成角膜混浊。如炎症细胞浸润或不透明物质沉着、过多的水分通过损害的角膜内皮渗入角膜实质,某些病变引起的角膜新生血管或瘢痕组织破坏了角膜板层排列的规则性等。

1.临床表现　任何原因引起的角膜混浊均会出现视力下降,角膜炎引起者还会出现眼红、眼痛、畏光、流泪、眼睑痉挛等。

2.分类

(1)先天性:为常染色体隐性或显性遗传,有人认为与妊娠早期母体子宫内膜炎有关;可因胎儿期晶状体泡未能或延迟与表面外胚叶分离所致,或是中胚叶瞳孔膜与角膜粘连的结果。

(2)感染性:包括细菌、真菌、病毒所致的角膜炎、角膜溃疡。

(3)外伤性:角膜穿孔伤、顿挫伤、爆炸伤、化学烧伤、热烫伤等。

(4)变态反应性:如泡性角膜炎。

(5)变性或营养不良性:如角膜老人环、角膜带状变性、格子状营养不良、角膜软化等。

(6)瘢痕性:角膜薄翳、斑翳、白斑、粘连性血斑、角膜葡萄肿等。

(7)角膜肿瘤:原发者少见,绝大多数起源于结膜或角膜缘。

(8)其他:角膜混浊属其他眼病的体征之一,如角膜水肿、角膜后沉着物、角膜新生血管、角膜血染、Fleischer环、翼状胬肉等。

角膜混浊一般视诊即可检查,轻者似纱幕样略呈灰白雾状,重者呈磁白色。而极轻微的混浊需裂隙灯显微镜检查才能发现。角膜混浊可以是全部或局限性。只要发现混浊,应进一步了解其性质。

3.治疗　去除病因、积极控制感染、促进溃疡愈合、减少瘢痕形成。

(二)晶体混浊

晶状体是位于虹膜后玻璃体前的透明、无血管组织。它的主要功能是屈光,此外,还有滤光、吸收紫外线以保护视网膜免受辐射损伤等。白内障是最常见的晶状体疾病。它是因老化、遗传、免疫、辐射、局部失调及代谢紊乱等原因造成晶状体蛋白质变性而发生混浊。50岁以上的人常发生晶状体点状或楔状皮质性混浊,称为老年性白内障。此病的发生与衰老和功能减退有关。

1.临床表现　单或双侧性,两眼发病可有先后,早期出现雾视、色调改变、眼球黑点、晶状体性近视。随着病情加重,视力进行性减退,由于晶状体皮质混浊导致晶状体不同部位屈光力不同,可有眩光感,或单眼复视。

2. 分类

(1)根据病因:分为外伤性、老年性、并发性、药物及中毒性白内障等。

(2)根据发生年龄:分为先天性、婴儿性、青年性、成年性、老年性白内障。

(3)根据晶状体混浊程度:分为初发期、膨胀期、成熟期、过熟期白内障。

(4)根据发展速度:分为静止性、进行性白内障。

(5)根据混浊部位:分为核性、皮质性、囊性、囊下白内障。

(6)根据混浊的形态:分为板层状、冠状、点状及其他形态白内障。

3. 治疗

(1)药物治疗:白内障药物治疗没有确切的效果。一些早期白内障,用药后发展减慢,视力也稍有提高,但这不一定是药物治疗的结果。

(2)手术治疗

1)白内障超声乳化术:为近年来国内外开展的新型白内障手术。使用超声波将晶状体核粉碎使其呈乳糜状,然后连同皮质一起吸出,术毕保留晶状体后囊膜,可同时植入后房型人工晶状体。老年性白内障发展到视力低于 0.3,或白内障的程度和位置显著影响或干扰视觉功能,患者希望有好的视觉质量,即可行超声乳化白内障摘除手术。其优点是切口小,组织损伤少,手术时间短,视力恢复快。

2)白内障囊外摘除:切口较囊内摘出术小,将混浊的晶状体核娩出,吸出皮质,保留晶状体后囊以便植入后房型人工晶状体,术后可立即恢复视力。

(3)配镜:可以利用框架眼镜和隐形眼镜进行矫正。早期核性白内障造成的近视可以配镜矫正。白内障摘除后的无晶状体眼为高度远视状态,可以用框架眼镜和角膜接触眼镜矫正。

(三)玻璃体混浊

正常玻璃体是一种特殊的黏液性胶样组织,呈透明的凝胶状态,其本身无血管及神经组织。新陈代谢极其缓慢,它的营养和代谢是通过邻近组织的扩散来完成的。玻璃体混浊是指玻璃体内出现不透明体。它不是一种独立的眼病,而是眼科临床常见体征之一。

1. 分类

(1)生理性飞蚊症:正常人注视白色物体或蓝色的天空时,可发现眼前有飘动的小点状或细丝浮游物,有时闭眼亦可看到,但客观检查却不能发现任何玻璃体的病变。此种现象称为生理性飞蚊症。一般认为是由于玻璃体皮质的细胞或行走于视网膜血管内的血细胞在视网膜上投影所致。一般可分为以下 3 种:先天性生理性飞蚊症、老年性生理性飞蚊症、近视性生理性飞蚊症。

(2)病理性飞蚊症:病理性飞蚊症患者症状通常比较明显,甚至呈进行性加重,影响患者的视力。病理性飞蚊症多因眼部的炎症、出血、外伤及退行性病变引起,好发于老年人、高度近视或合并其他眼底病的患者。

研究发现,70% 的飞蚊症患者是由于玻璃体后脱离引起的,目前仍无特殊治疗手段,主要是要注意日常的用眼保健,避免眼睛的过度疲劳,并要定期复查。临床上引起飞蚊症的常见疾病如下。

1)视网膜裂孔和视网膜脱离:发生玻璃体后脱离或其他原因时,通常导致视网膜上出现裂孔,并且液化的玻璃体会逐渐渗入裂孔,从而引起视网膜脱离。因此,视网膜脱离的初期症状就是眼前"浮游物"数量急剧增多,对于这种病理性飞蚊症,放任不管将会导致失明。一般情况下,视网膜裂孔的治疗可以采用激光将裂孔的周围凝固(激光凝固法)以防止视网膜脱离,这种疗法可以在门诊治疗;如果已发生视网膜脱离,则必须住院并进行手术治疗。

2)玻璃体出血:眼底出血常见的原因有糖尿病、高血压和眼外伤。这些情况会导致血液进入玻璃体,患者会突然出现飞蚊症或眼前好像有红色幕布感。因出血量和部位不同,可以引起不同程度的视力下降。这种情况下,少量出血可自行吸收,常用止血药和促进血液吸收的药物来治疗。出血量多时,可使用激光和手术治疗。

3)葡萄膜炎:葡萄膜炎是由于感染、免疫、外伤等引起的葡萄膜炎症。炎性渗出物进入玻璃体可产生飞蚊症。炎症加重时,"浮游物"增多,视力下降。一般多采用抗感染治疗。

2. 检查 使用裂隙灯前置镜可观察混浊物的位置及性状,必要时可以做眼超声检查及眼电生理检查。

3. 治疗 治疗原则:生理性飞蚊症无须治疗。病理性混浊要针对原发病进行治疗。如控制炎症,用激光或药物治疗眼底出血性疾病,混浊较重、病程较长、有纤维增生性改变者可做玻璃体切割术。

二、屈光介质混浊验光特点

屈光介质混浊的验光一般在排除眼部活动性病变的情况下进行,例如角膜混浊验光应注意在眼部无活动性病变情况下进行。屈光介质混浊验光中,日常主要以白内障验光为多见,具体特点如下。

(一)白内障验光特点

1. 儿童先天性白内障 先天性白内障是出生后第一年发生的晶状体部分或全部混浊。本病是造成儿童失明和弱视的重要原因,我国先天性白内障的患病率是0.05%,在儿童的失明原因中占第二位。

晶状体混浊比较轻,不影响视力者暂无须治疗。如果晶状体混浊严重,明显影响视力,应尽早手术,避免形成严重弱视。

单眼白内障在生后2个月以内手术最好,因为此期是注视反射发育期,延缓手术将导致眼球震颤和难以恢复的弱视,所以一经确诊,即应手术。术后及时戴镜,遮盖健眼,或是配戴角膜接触镜,可以达到比较好的视力。

2. 成人白内障 成人白内障若矫正视力不佳,在各项条件许可的情况下进行白内障摘除联合人工晶状体植入术,再行验光配镜。白内障术后无论手术效果如何,验光配镜都是必需的。这是因为:①手术可能导致角膜的曲率发生改变,引起角膜源性散光。②植入的人工晶状体可能会发生偏心和倾斜,引起晶体源性散光。③人工晶状体的度数是通过A超测量或计算来确定的,不可避免地存在误差。④部分人工晶状体不具备调节能力,视近时仍然需要验光配镜。

3.不同类型白内障表现不同 白内障常双眼发病,但发病可有先后,严重程度也不一样。主要症状为眼前暗影和渐进性、无痛性视力减退。混浊部位不同临床表现多样。

(1)皮质性白内障:早期不影响视力,发展后视力出现不同程度下降,患者喜强光下看书报。中央区混浊为主的患者暗光下视力较好。

(2)核性白内障:在视力减退的过程中可能出现屈光力增强,即原有的近视增加或原有的老花减轻,有些平时需戴老花镜的人甚至去掉眼镜也能看清报纸书籍。

(3)可出现单眼复视或多视、虹视、畏光和眩光等症状。强光下对比敏感度下降,夜间车灯照射下产生眩光。

一般而言白内障发展缓慢,但患者如伴有全身疾病如糖尿病或伴有眼局部疾病如高度近视、青光眼术后、视网膜色素变性、葡萄膜炎等,白内障的发生就会较早,进展较快。

4.双眼白内障程度不等的矫正

(1)一眼视力正常,另一眼为进展性白内障,一般不影响视力,可暂时不予配镜。

(2)双眼白内障进展程度不等,白内障较重眼影响较轻眼视物,尤其视力下降较重眼是主视眼,需要配镜,如屈光参差不大,需要足度矫正。若屈光参差较大,患者不能接受差异较大的处方,可以考虑放弃双眼视,只对主视眼进行验配。

5.多视症 主要是指单眼复视或多视,原因见于白内障晶状体不规则混浊,眼部其他屈光介质密度不均匀等。多视症主要以白内障患者常见,需要耐心向患者做好解释工作,目前无良好矫正方法,可以考虑配戴有色眼镜使复视像变淡。

(二)成人白内障术后验光配镜

1.配镜时机 如果患者施行的是白内障超声乳化术,则在术后 1~2 个月先尝试进行初步验光,以了解当前的屈光状态。最佳配镜时间为术后 3 个月,此时手术切口已完全愈合,达到一个稳定的屈光状态,配镜会比较准确。但是在临床上有部分患者的散光轴位在术后 6 个月甚至 3 年以后仍可能发生显著的变化,故配镜后最好每 3 个月复查1 次,观察 1 年以上,如有变化,需作必要的调整。总之,选择术后 3 个月验光配镜是比较合适的,且尽量不要超过 6 个月。

2.客观验光 晶状体摘除后,若植入人工晶状体,由于人工晶状体的反光影响,检影验光会影响观察。因此,可结合电脑验光得到相应的客观检查结果。若未植入人工晶状体,则处于高度远视状态,同时可能伴有较大的散光,此时需在无禁忌散瞳情况下进行散瞳验光,以便获得精确的屈光度数。检影时,如果影动不清,可在眼前放置+10.00 D 左右镜片进行检影,以便看清影动。再结合常规检影验光,找到中和点,确定屈光度数。

3.主观验光 患者多为高龄人群,很多情况下不适合使用综合验光仪进行验光,可采用插片法验光,确定度数后,需试戴 20 min 左右,患者视物清晰、感觉舒适,方可配镜。

4.老视处理 无晶体眼和植入非调节性人工晶状体者,其调节功能完全丧失,存在老视现象,近距离阅读需要附加阅读镜,一般根据患者的阅读习惯来确定,患者可验配远、近两幅眼镜,条件允许者可以考虑渐进多焦点眼镜。

5.处理屈光参差 单眼白内障手术后未安装人工晶状体,如对侧眼为正常眼或轻度屈光不正,此时双眼相差较大,如配戴框架眼镜,左右像差远远超出 5%,且左右眼镜片重量悬殊,配戴者会出现不适症状。此时可考虑配戴角膜接触镜,不仅像差小,且没有框架眼镜的棱镜效应、周边视力比框架镜好。若一眼有晶状体,一眼为人工晶状体,有晶状体眼白内障逐渐发展,视力不能很好矫正或者矫正视力低于人工晶状体眼的视力,可将白内障眼遮盖或使其雾视,用戴矫正眼镜的人工晶状体眼视物。

6.高度近视 术前近视度数较高的患者,因白内障摘除后屈光不正度数与术前接近,可以考虑无须要人工晶状体植入。

(三)儿童白内障摘除术后配镜

1.配镜时机 儿童白内障应在术后 1 ~ 2 周验光配镜为宜,及早戴镜使视网膜成像清晰,促进视觉正常发育,防止儿童弱视发生。

2.验光方法 人工晶状体植入是儿童无晶状体眼最佳屈光矫正方式。因为 IOL 术后视网膜像放大率仅为 0.2% ~ 2.0% 。一般来说,2 岁后植入人工晶状体安全有效,某些情况下,未能及时植入 I 期人工晶状体者,只要条件成熟,可进行二次手术植入晶状体。

儿童白内障摘除术后检影验光需用阿托品散瞳,瞳孔散大后影动清晰,尤其是第一次验光。对于不配合的儿童可先进行心理沟通,请求患儿父母帮助,吸引患儿注意力,迅速检影验光,并检查眼底,给出眼镜处方。无经验者,检影不够准确,可给无晶状体眼患儿戴上+12.00 DS ~ +13.00 DS 凸透镜,比不戴镜后果好得多。有经验者,也可考虑借助眼科检查数据进行相应度数调整,例如患儿是高度近视眼,A 超眼轴测量有助于诊断,眼轴大于 25 mm,疑似为轴性近视,则所配镜应偏负。

3.近用矫正 由于无晶状体眼患儿没有调节能力,需要为其验配一副近用眼镜,并配合弱视治疗,促进其视觉发育。

4.复查注意事项 术后 3 周复查,患儿戴原镜重新验光,为了缩短验光时间,可戴原镜检影验光。术后 3 个月复查,原镜复验光,必要时重新散瞳验光,更换眼镜。

5.正视化的考虑 配镜后仍要定期检查,以便按照正视化进展调整度数。

(四)视网膜视力在屈光介质混浊患者中的应用

视网膜视力目前主要常用的是干涉条纹视力(interference visual acuity,IVA),干涉条纹视力是随着激光技术和人眼空间调制传递函数的深入研究而产生的测定视网膜功能,尤其是黄斑部及视神经功能的一种新方法。其原理是利用特定的光学系统,将两束激光投射到眼睛的视网膜上形成干涉条纹,被检者就能感觉到干涉条纹。通过干涉条纹的宽窄,依据被检查者能分辨的程度,就可以测出视网膜的视觉敏锐度。

视觉系统成像包括两个过程,即物体经过人眼屈光系统成像在视网膜上和视网膜上的成像信息经光感受器传至大脑枕叶视中枢。全视觉系统成像质量的分段评价非常重要,因为当人眼视物清晰度降低时,只有准确定位影响视觉质量下降的环节是视觉系统的客观光学成像过程,还是图像信息经视网膜传递到大脑的加工处理过程,才能够做到合理的诊断和正确的矫治。视网膜视力计应用干涉原理直接在视网膜上形成光栅条纹作为视标,避开人眼屈光介质的影响,了解视网膜-大脑的视功能,以进行定量评价视感系统对图像信息的传递和处理的质量,从而实现分段评价整个视觉系统的成像质量,如图6-4 所示。

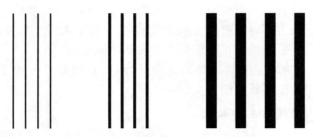

图6-4 代表不同视网膜视力的干涉条纹

知识点巩固练习

选择题

1. 屈光介质包括(　　　)
   A. 角膜　　　　　　B. 房水　　　　　　C. 晶状体　　　　　　D. 玻璃体
2. 下列关于白内障术后验光配镜时间描述正确的是(　　　)
   A. 先天性白内障术后1~2周配镜为宜
   B. 先天性白内障术后3个月配镜为宜
   C. 成人白内障术后1~2周配镜为宜
   D. 成人白内障术后3个月配镜为宜

参考文献

[1]杨智宽.临床屈光学[M].2版.北京:科学出版社,2014.

[2]瞿佳.眼视光学理论和方法[M].3版.北京:人民卫生出版社,2018.

[3]徐亮.同仁眼科手册[M].北京:科学出版社,2017.

[4]魏文斌.同仁眼科诊疗指南[M].北京:人民卫生出版社,2014.

[5]呼正林,袁淑波,马林,等.基础验光规范与配镜[M].北京:化学工业出版社,2016.

[6]徐良.验光技术[M].北京:中国轻工业出版社,2017.

[7]尹华玲,王立书.验光技术[M].北京:人民卫生出版社,2017.

[8]肖国士,谢立科.验光与配镜必读[M].郑州:河南科学技术出版社,2017.

[9]刘念,李丽华.验光技术[M].北京:人民卫生出版社,2022.

[10]林顺潮,金晨辉.医学验光技术教程[M].南京:南京大学出版社,2020.

[11]中国就业技术培训指导中心.眼镜验光员[M].北京:中国劳动社会保障出版社,2021.